레저스파 개발

: 찜질방, 사우나, 온천장

레저스파의 새로운 대안을 제시한다

레저스파 개발과 운영전략:

찜질방, 사우나, 온천장, 스파랜드 창업 및 운영

한영준 김진완 지음

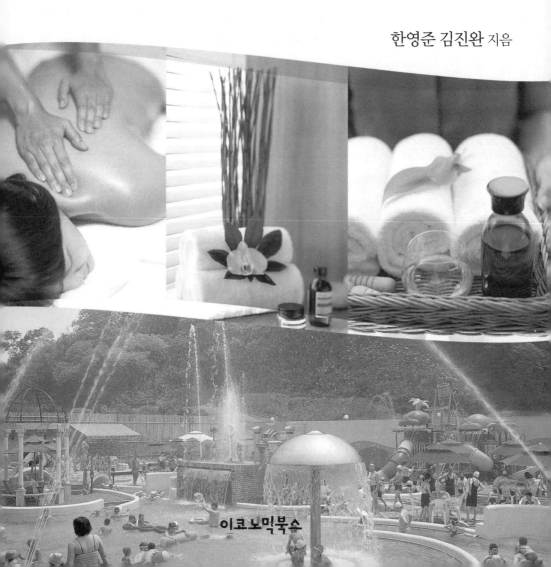

이코노믹북스

목간통沐間桶이라는 말이 참 정겹다.

한국스파산업연구소의 한영준 소장이 그 동안의 현장경험과 강의를 통하여 체득한 제대로 된 '레저스파업'에 관한 성공비법서의 출간을 먼저 축하한다.

일전에 저는 가족과 함께 일본 큐슈지방의 '료칸여행'을 아주 비싼 값을 치루면서 아름다운 경험을 한 기억이 떠오른다.

우리나라의 정겨운 동네 목욕탕보다도 작은 가정집 같은 규모의 작은 여관旅館방에 딸린 노천탕에 맛깔스런 밥상까지 대접받았던 기억에 흐뭇한 미소로 반응한다.

한영준 소장은 이 책에서 현재 우리나라 스파업계가 시설과 물량 위주의 하드웨어 측면에 머물고 있음에 매우 안타까움을 느끼고, 레저스파업에 창조적인 '맛'을 내는 방법과 독특한 아이디어 및 아이템들을 아낌없이 그 '비법'을 들려주고 있다는 점에서 이 분야 최초라고 본다.

부동산개발업자가 상업용시설 또는 업무시설을 개발하여 MD를 구성할 때면 꼭 지하층에 레저스파를 한 유형으로 구성하고 있다.

그러나 이와 같은 레저스파업은 대표적인 '시설설치업종'으로 금융권에서는 대출을 억제하고 있을 뿐만 아니라 설치 후 그 수명을 오래 유지하고 있는 경우가 상당히 드물다.

이러한 문제점의 해결을 한 소장은 유명한 '맛집 음식점'에서 그 해답의 실마리를 찾아내어 우리에게 명쾌하게 보여주고 있다는 점에서 이 책은 단순히 읽고 버릴 책이 아니라 소장할 가치가 충분히 있는 경영비법서라고 감히 추천한다.

독자 여러분의 성공을 기원하는 간절한 마음! 진심으로 보낸다.

한국부동산금융연구소 소장 장 대 섭
겸)명지대부동산대학원 겸임교수

한영준 소장과의 만남은 2000년 초 나의 선친께서 제주시 최초로 거대한 규모의 해수사우나(법인: 정암레저) 사업의 자문을 구하는 데서 시작되었다. 당시 30대의 나이에 전통목욕은 물론 대중사우나, 외국의 아쿠아, 스파 등에 관한 지식만 아니라 실전의 시설, 영업 전략의 경험까지 갖추고 있어서 이런 전문가와의 만남은 진정 행운이 아니었나 싶었다.

한소장의 크고 작은 조언과 협력 덕분으로 해수사우나는 제주최고의 규모로 호텔 수준급의 시설, 서비스관리와 고객관리의 프로그램을 구축하여 지금도 성업중이다. 그 후로 제주에는 수십 개의 사우나가 생겼으나 강력한 경쟁대응력인 마케팅으로 앞서 국내외 관광객을 유치하여 세계로 뻗는 한국 목욕업의 대표주자가 되었다.

때는 대·중소도시, 관광지 곳곳에 온천, 대중사우나, 찜질방 사업이 열전을 벌였고, 당시와 이후 한소장은 동서분주하여 서울과 전국으로 많은 업체의 자문과 컨설팅을 해오면서 목욕관련 서적출판, 방송연출, 칼럼리스트로서 활약을 하여 무릇 오늘날에 이 분야의 최고라는 베테랑의 위치에 다다랐다고 본다.

이미 한소장은 전통목욕과 대중사우나를 넘어 최근의 레저스파에 관한 관심으로 요양, 휴양과 관광의료차원의 진료사업까지 몰두하며 연구하기까지 이르고 있지 않았는가 싶다.

그의 수십 년의 열정은 목욕, 목간통, 대중사우나의 유일한 전문인으로서의 탄생이 아닌가 한다.

그간 목욕업은 영세한 편이었고 또한 대중사우나는 대박으로 상업성을 탐내는 식견에서 벗어나지 못하였다. 한소장은 대중적 목욕/스파의 시대가 올 것을 예견하여 고난의 역경 속에 숱한 체험, 연구, 활약으로 모든 것 하나하나를 소중히 여기며 고군분투하는 희생정신에 더욱 빛을 보이고 있다. 이런 속에서도 꿋꿋하게 하나만을 고집하며 버티어 온 그 자세는 칭송하지 않을 수가 없다.

이런 점에서 이번에 한소장의 출간하는 도서 〈레저스파 개발과 운영전략〉은 보다 의욕에 찬 진일보한 면을 보이고 있다고 여겨진다. 대중여가시대에로 진전은 개개인의 자아실현의 가치적 존재임을 중시하는 사회와 환경의 이바지가 우선돼야 한다. 이 점에서 본 책은 공·사기업을 비롯하여 스파산업과 관련 업계에 새 시대의 콘셉트로 포지셔닝 마인드를 가지게 하는 텍스트이자 혁신경영을 기하는 이정표가 될 것이다. 이제 저자들은 이를 계기로 호스피탈리티 서비스 시대의 스파사업이 일취월장하여 세계를 아우르는 아름다운 면모의 바이블이 되었으면 하는 마음이다.

안양대학교 관광경영학과 교수 강 남 국

머리말

약 8년 전인 월드컵이 개최되었던 2002년 목욕레저신문(현 레저산업신문) 4월호에 '맛있는 목간통 만들기' 라는 제목으로 전문가 칼럼을 기고한 적이 있다. 그때 당시에 본 칼럼과 관련하여 전국의 목욕레저신문 독자들로부터 업무를 볼 수 없을 정도로 문의전화가 쇄도하였고, 업소방문 요청을 받아 필자가 거주하는 지역과 지리적으로 인접한 수도권 지역 가운데 몇 개의 업소를 방문하여 시설과 전체분위기를 살펴보고 관련 상담을 한 적이 있었다.

문의전화 및 방문요청을 하신 분들은 대부분 300평 미만의 중소형 목욕장을 운영하고 있는 사업주들로서 지리적으로 양호한 입지여건 때문에 과거에는 장사가 꽤 잘되었던 업소였으나, 최근 인근에 대형업소(찜질방)가 들어서면서 급격히 이용객이 줄어들고 있어 영업에 매우 큰 타격을 받고 있는 업소와 인근에 대형시설이 들어설 예정이어서 영업에 큰 타격이 예상되는 업소의 사업주들이었다.

내가 상담한 업소들의 공통적인 특징은 입지여건상 안정적인 사업영위를 위해 주거밀집 지역을 배후에 가지고 있고, 접근편의성 또한 매우 뛰어나 과거에 영업실적이 매우 우수한 업소였다는 사실이다. 그러나 시설규모가 과거 약 10여 년 이전(1990년대초)에 설치되었던 관계로 그 당시에는 그래도 규모가 꽤나 큰 대형업소로 취급받았으나 최근의 규모로는 아주 작은 소규모 목욕업소인 관계로 영업이 매우 어려운 실정에 처해 있어 업종변경 등의 특단의 조치를 취하지 않고서는 생존하기가 어려운 지경에 당면해 있었다. 그래서 목욕레저신문을 보고 상담을 요청하고 했던 것이다.

어느덧 세월이 흘러 약 8년여가 흐른 현 시점에 보니 소규모 업소는 대부분 정리가 되어 겨우 명맥만 유지하고 있고, '찜질방'이라는 업종이 그 자리를 차지하고 규모도 어느새 1,000평 이상은 되어야 그저 평범한 시설로 평가받을 정도로 되었지만 찜질방 사업의 생명력은 약 5년을 고비로 어느새 사양斜陽산업으로 전락하고만 현실이 그저 안타까울 따름이다.

2000년대 중반까지만 해도 찜질방은 정말 최고의 문화상품으로서 국내뿐만 아니라 해외까지도 널리 알려지는 등 국내 최고의 성장산업 중에 하나였다. 저렴한 비용으로 남녀노소, 가족 모두가 집 근처의 찜질방에서 건강과 가족의 화목을 도모하며 행복한 여가생활을 할 수 있는 최고의 레저상품이었다. 그러나 그때의 무절제한 시설개발에 따른 공급과잉으로 인해 질적수준을 높인 서비스차별전략이 아닌 업소간 무절제한 가격경쟁으로 지금의 현실은 찜질방 등 레저스파산업은 더 이상 최고의 대박상품이 아닌 쪽박상품으로 전락하고 말았다.

이러한 현실에서 약 10년 전에는 소규모 입욕시설(대중목욕탕)이 대형시설(찜질방)에 밀려나는 형상이었다. 2010년 찜질방 등의 레저 스파산업의 형상은 규모의 문제가 아닌 공급과잉에 따른 무한경쟁에서 오는 제살깎기와 서비스산업이라기보다는 10년 전처럼 아직도 장치산업으로 인식하고 있는 사업주들의 아집과 고집, 무지에서 오는 결과로 지금의 현상을 만들어 내지 않았나 생각한다.

2002년 내가 소개한 대구 팔공산의 Y목욕탕은 160평이지만 아직도 성업중에 있고 그 생명력을 건강하게 유지하고 있다. 여기서 Y목욕탕에 대한 당시의 4대 놀라움을 표현한다면 첫째는 입구에서 시설외관을 보고 놀라게 되고, 둘째는 내부시설의 규모 등을 보고 놀라게 되고, 셋째는 내부 마감재 등을 보고 놀라게 되고, 넷째는 독특한 운영방식을 보고 놀라게 된다. 여기서의 놀라움은 기존의 목욕탕에서 가지고 있던 입욕사업의 기준(시설의 대형화, 마감의 고급화, 부대시설의 다양화 등)에 대한 고정관념을 완전히 탈피한 것으로, 기존의 고정관념을 깨고서도 이용객 수가 증가하고, 별도의 홍보활동 없이 구전口傳을 통해 찾아오는 고객이 꾸준히 늘고 있는 것은 최근의 우리나라 입욕행태가 달라지고 있는 것과 무관하지만은 않다고 할 수 있다.

과거 우리나라의 전통 목욕행태는 세신洗身중심이었으나 최근에는 세신보다는 건강/보양 및 휴식을 찾는 고객이 증가하고 있다는 사실이다. 이러한 추세에 따라 최근에 생겨나는 입욕장은 찜질방이라 하여 시설의 고급화를 위해 고가의 마감재가 사용되고 있고, 다양한 문화시설과 체육시설, 편의시설을 복합적으로 설치해 예전의 목욕탕과는 개념이 완전히 다른 문화여가시설로 발전하였지만 그 생명력은 오래 가지 못하고 주저앉은 모습이 나를 안타깝게 하고 있다.

　본 도서는 이러한 현실을 직시하고 그 동안 내가 현장에서 경험하고 느껴던 내용을 나름의 철학을 가지고 미흡하나마 정리해 보았다. 나는 지금의 찜질방 등의 레저스파산업이 하향곡선을 그리게 된 원인을 운영컨텐츠(S/W)없이 시설중심(H/W)의 개발에서 찾을 수 있다고 본다. 소프트웨어없는 컴퓨터는 깡통과 같으며, 사양이 낮은 소프트웨어 또한 고급사양의 컴퓨터에서는 무용지물인 것처럼 이제는 레저스파(찜질방 등) 개발시 운영컨텐츠(S/W)의 중요성을 인식할 시기가 왔다고 느껴 본 도서 출간을 결심하게 되었다. 이미 약 4년 전에 원고를 완성하였지만 개인사정으로 그동안 미루어왔지만 출간을 요청하는 많은 지인과 독자분들에 힘입어 지금에야 겨우 출간할 수 있게 되었다. 레저스파사업의 변화속도는 가는 세월 이상으로 빠르게 변화하고 있어 혹시 그런 부분을 대처하지 못해 내용이 다소 미흡한 부분이 있더라도 너그러운 마음으로 이해해 주기 바라며 추후 지속적으로 내용을 보완할 예정이다.

끝으로 도서를 출판하는데 있어서 우리나라의 목욕 및 스파문화를 새롭게 인식하고 우리의 목욕문화를 한 단계 더 올려놓자는 뜻에 동참해 흔쾌히 도서출간을 허락해주신 도서출판 이코노믹북스의 유창언 사장님께 진심으로 감사의 말씀을 드린다. 또한 본인에게 항상 많은 관심과 격려를 아끼지 않으신 남한산성문화관광사업단 이광희단장님, 안양대학교 강남국교수님, 명지대부동산대학원 장대섭교수님, 한국레저산업연구소 서천범소장님께 말씀을 올리며, 항상 자기 일같이 적극적으로 도와주던 친구 TS코리아 스포츠연구소 장철춘소장과 한결같은 마음으로 새로운 레저스파문화를 만들어보겠다는 목표를 가지고 각자의 분야에서 최선을 다하며 지금까지 함께하고 앞으로도 계속 함께할 박시영 실장에게도 정말 고마움을 전하며, 레저스파 이벤트분야에 개척자로서 본서의 이벤트분야를 함께 저술해준 김진완실장에게도 감사함을 전한다. 기타 지면으로 일일이 언급해야 하지만 너무나 많은 분들이어서 언급 못함을 죄송스럽게 생각하면서 도움을 아끼지 않으신 많은 분들께 머리숙여(꾸벅) 깊은 감사를 드린다. 마지막으로 목욕/스파라는 분야에 빠져 있는 나를 조용히 지켜봐주신 부모님과 형제자매, 그리고 항상 용기를 잃지 않도록 마음으로 지원한 아내(최훈미), 두딸(가람, 예지), 아들(재웅)에게도 고마움을 전한다.

차례

제1장

맛과 떼돈의 관계

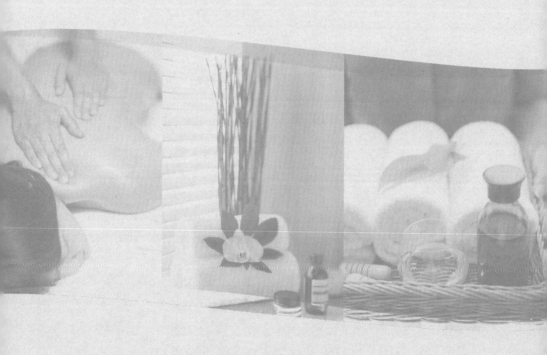

1. 떼돈의 찜질방

벤처기업 및 사행성이 높은 복권, 로또 등에서는 '대박' 을 기원하고, 목욕을 업業으로 하는 사람은 '떼돈' 을 번다고 흔히들 말한다. 엄밀히 말해서 목욕에서 사용하는 '때' 는 피부의 각질과 피지와 같은 피부 분비물과 노폐물 등이 피부에 붙어 있는 상태를 '때' 라고 표현하면서 목욕에서 사용하는 '때돈' 과 우리들이 일반 경제학 용어로서 사용하는 '떼돈' 과는 의미가 다소 차이가 있다.

글자부터 '때' 와 '떼' 가 서로 다르고 그 의미도 '때' 는 '탈락脫落된 피부 표면의 각질층角質層과 땀·피지皮脂, 외계의 먼지가 섞인 것' 이라는 두산동아 백과사전의 해석이다. '떼' 는 국어사전상 표현을 보면 '목적이나 행동을 같이하는 무리' 로서 사람들이 떼를 지어 간다는 등의 무리의 의미가 강하므로 대박의 의미로 많은 돈을 의미한다면 '떼돈' 이 맞는 표현인 것 같다. 또한 양떼, 돼지떼 등과 같이 여러 무리를 일컬을 때 '떼' 라고 쓰며, 그런 의미에서 '돈을 뭉치로 벌다' 와 같은 뜻으로 쓰일 때 '떼돈 번다' 라는 표현을 쓰게 된다. 그러나 일부에서는 '때돈' 이라고 하시는 분들도 있는데 그건 잘못된 표현이다. '때돈' 이라고 표현하시는 분들은 때를 밀지 않다가 갑자기 때를 밀면 때가 많이 나오는 것을 보고 일이 잘 안 풀리다가 갑자기 잘 되면 '때돈'을 번다고 표현하는 것 같다. 어찌하였든 간에 '때돈'이든 '떼돈'이든 두 단어 모두가 공교롭게도 '목욕'하고 밀접한 관계가 있어서 정말로 떼돈을 벌고 있다면 우리들이 관심을 가지지 않을 수가 없다.

그러나 최근에는 고유가와 공급과잉에 따른 과당경쟁으로 인하여 과거 정말 떼돈을 벌던 목욕 및 찜질방 사업이 점차 하향곡선을 그리면서 잘못하면 폐가망신하는 사업으로 전락하고만 것이다. 불과 몇 년 전만 하더라도 '복잡한 마케팅이다', '독특한 시설이 있어야 한다', '효율적인 인력관리가 필요하다', '차별화된 서비스가 있어야 한다' 등 서비스니 마케팅이니 이런 것 몰라도 알아서 잘 운영되어 왔기 때문에 가만히 있어도 떼돈을 벌었던 사업이 '목욕 및 찜질방 등의 레저스파 관련사업'이었다. 그러나 어느 때부터인가 찜질방 등 레저스파업계에 보통 경영학에서 사용되던 '마케팅'이라는 용어가 등장하기 시작하더니, 조직관리, 차별화 전략 등 단순 장치사업으로 알았던 찜질방 등의 레저스파업이 어려운 경영/경제용어를 사용하면서 이제는 살아남기 위한 전략을 펴고 있는 상황으로 바뀌었다.

최근에는 스파마케팅, 차별화 포인트, 인력관리, 후불제시스템, 다양한 이벤트, 고품질 서비스 등에 힘쓰지 않으면 돈이 되기보다는 도리어 어려움에 처하게 되는 사업이 찜질방 등의 레저스파업이 되었다. 그러므로 이제는 제대로 알고 목욕 및 찜질방 등의 레저스파업에 뛰어들어야 한다. 모개그프로에서 모개그맨이 말하는 '1등만 기억하는 더러운 세상'처럼 무한 경쟁시대에 이제는 1등만 살아남는 시대에 도래하였기에 1등을 하기 위한 레저스파의 맛을 내는 방법과 독특한 아이디어 및 아이템들을 가지고 필자가 그 동안의 현장에서 경험한 바와 기획운영, 입욕 및 온천이론을 가지고 조리하여 '맛을 내는', 즉 나름의 '비법'을 소개코자 한다

브랜드로서의 목간통에 대한 생각

필자는 개인적으로 목욕과 관련하여 아주 좋아하는 단어 두 가지가 있는데 바로 '목간통'과 '찜질방'이다. 왜냐하면 목간통이라는 단어는 우리나라 사람들 중 모르는 사람이 없다는 것이고, 목간통이라는 용어를 들으면 자기도 모르게 아주 친숙한 느낌을 받게 되고, 그 의미 또한 아주 확실하게 전달되기 때문에 좋아하는 편이다. 그러나 많은 분들은 목간통이 실질적으로는 그렇지는 않지만 소시민적이고, 스케일이 작은 아주 초라한 느낌을 주어 경원시하는 분들도 많이 있기는 하지만 그래도 필자는 무척 한국적 이미지를 주기 때문에 아주 좋아한다.

다음은 '찜질방'이라는 단어로 찜질방이라는 용어가 본격적으로 나타난 시기는 1990년대 후반으로 불과 10여 년밖에 지나지 않았지만 전 국민에게 가장 친숙한 단어가 되었고 어쩌면 대한민국 최고의 문화상품이 된 시설이기도 하다.

'목간통'이라 하면 조선시대 양반들이 목욕을 하던 '정방'이라는 곳에 목재로 만든 목욕통을 목간통이라 하였는데 목간통은 나무로 만든 둥근 욕조로서 하인들이 운반해온 물을 끼얹는 방법으로 목욕을 하는 곳을 의미하는데 현대에 와서는 이러한 의미보다는 다소 작고 볼품없는 목욕탕을 지칭하는 경우가 많아졌다. 일반 대화중에도

목간통은 천한 의미로 표현이 많이 되곤 한다. 그래서 필자가 운영하는 사이트명이 목간통닷컴이다. 그래서인지 많은 지인들께서 이름을 바꾸라는 충고를 하는데 아직도 필자는 목간통닷컴을 고수하고 있다.

몇 년 전 필자는 알고 지내던 외국인 몇 분에게 '목간통'을 영어로는 'traditional bathtub' 영어표기로는 'MOKGANTONG'이라 하여 목간통의 의미를 설명해주고 브랜드로서의 이미지가 어떤지 물어본 적이 있다. 이때 이들의 반응이 의외로 상당히 좋고 한국적 이미지에 적합한 목욕탕의 표현이라며 외국의 사우나sauna나 스파spa와 같이 세계적인 브랜드로서의 역할도 가능할 것 같다는 말을 들을 수 있었다. 세계적인 명품브랜드 중에 '베네통BENETTONG'이라는 브랜드가 있다. 처음 한국에 들어왔을 때 한국사람들의 반응이 별로였다. 왜냐하면 발음에 한국사람이 듣기에 좀 어색한 '똥'이라는 발음이 나오기 때문이었다. 그러나 지금은 전혀 어색함이 없고 도리어 세계적인 명품으로서 인정하고 한국사람들에게 엄청난 인기를 얻고 있다.

우리의 목간통도 지금 한국사람에게는 이미지상 조그만 목욕통 정도의 낡고 허름한 이미지를 가지고 있지만 이 브랜드가 세계화된다면 정말 엄청난 브랜드 가치를 얻을 수 있다고 생각하고 있다. 목간통은 이름에서 바로 목욕이 연상되고 기억하기 좋고 발음도 외국 사람들이 부르기에 전혀 어색함이 없으므로 목간통 브랜드를 세계화시키는 데 전력을 기울이고 싶다. 사우나라는 용어는 핀란드 특유의 증기목욕을 의미하는 단어로 이 용어가 세계화되어 우리나라에서는 목욕이라는 표현보다는 그냥 '사우나'라고 하고 목욕탕도 사

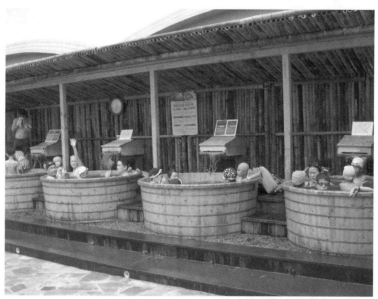

목간통에서 목욕하는 사람들

우나라고 하는 등 사우나라는 표현이 목욕의 대명사격이 되었다.

최근에는 벨기에 광천지 도시 SPAU라는 지방이름이 고급목욕의 의미로 전환되어 스파SPA라는 용어가 전 세계의 목욕시장을 잠식하고 있다.

아직까지 세계적으로 '스파'에 대한 정확한 개념이 정립되어 있지 않지만 대중에게는 고급형 목욕서비스를 '스파'라고 하고 '사우나'는 그저 중저가 목욕 이미지로 전략한 느낌으로 사용되고 있다. 그래서인지 간판에 'ㅇㅇㅇ불가마사우나'는 중저가의 목욕시설로 이미지가 정해지고 있고 'ㅇㅇㅇ스파'는 중고가의 목욕시설 이미지로 보여지고 있다. 그러다 보니 최근에는 '스파'라는 단어를 붙여서 찜질방 등의 목욕시설 상호로 이용하는 업소가 크게 늘어나고 있다.

그래서 필자는 '목간통'이라는 용어를 무척 사랑하고 있으며 목
간통을 세계적인 브랜드로 키우고 싶은 것이 필자의 꿈이며 희망이
다. 그래서 본 도서의 제목도 처음에는 〈맛있는 목간통 만들기〉였
지만 주변 지인들의 충고를 받아들여 현재의 〈레저스파 개발과 운
영전략〉으로 변경하게 되었고, '찜질방, 사우나, 온천장, 스파랜드
창업 및 운영'을 부제목으로 사용했다. 지난 2002년 발간된 도서의
제목에도 〈재미있는 목욕, 맛있는 목간통〉이며 필자 도메인 주소 또
한 http//www.mokgantong.com이다.

그러나 아쉽게도 '목간통'이라는 용어는 점점 기억에서 지워지고
는 있으나 한국의 최고의 문화상품인 '찜질방'이 세계인에게 점차
알려지고 있어 다행이라고 생각하고 있다. 이러한 찜질방도 공급과
잉으로 인한 과당경쟁으로 인해 점차 왕성했던 기세는 어느덧 사그
라지고 있어 아쉽기만 하다. 이제는 시설보다는 시설은 기본이고 여
기에 고유한 맛을 내는 컨텐츠 개발이 시급한 시기가 도래한 것이다.

레저스파 Leisure Spa 란?

'레저leisure'라는 용어는 세계적으로 1800년대
후반부터 사용되기 시작하여 1930년대부터 일반화되었다. 레저는
생계를 위한 필요성이나 의무가 따르지 않고 스스로 만족을 얻기 위
한 자유로운 활동으로서 활동을 행하는 일 자체가 목적이다. 생활시
간은 생리적 필수시간·노동시간 등으로 구별한다. 생리적 수면·
식사 등의 필수시간은 모든 사람에게 있어서 생리적으로 필요한 최
소한의 시간이란 뜻으로 '생리적 구속시간'이다. 노동시간은 인간

이 사회적 존재가 되기 위하여 최소한으로 필요한 시간이란 뜻에서 '사회적 구속시간'이라고도 한다. 구속시간을 빼고 난 시간이 자유시간인데, 이것은 각자가 자유롭게 선택하고 쓸 수 있는 시간으로 선택시간·자유재량시간이라 한다. 자유시간을 어떻게 이용하는가에 따라서 의미는 여러 가지로 변화한다. 자유시간에 펼쳐지는 활동의 질質은 개인의 사회적·문화적인 배경에 따라서 규정된다는 의미에서 단순한 시간적 개념을 초월한 의미가 있다. 산업사회에서는 노동시간의 감소와 레저시간의 증대가 모든 사회층에 공통으로 나타나는 추세이며, 새로운 사회문제로 관심을 모으고 있다. '레저'라는 용어는 현 세대에서 너무나 친숙한 단어로 사전적 의미로는 '생활시간 이외의 자유로운 여유시간'을 의미하여 과거에는 레저보다는 한국적 의미로 '여가餘暇'라는 표현을 더 많이 사용했다.

또한 최근 웰빙트랜드가 사회문화의 한축으로 여겨지면서 '스파'라는 용어가 아주 흔하게 사용되고 있고 웰빙의 한 분야로서 스파가 일익을 담당하고 있는 것이 사실이다. '스파'란 용어도 더 이상 낯선 단어가 아닌 하나의 일반명사화되어 사용되고 있다. 그러나 스파란 단어가 아주 다양하고 폭넓게 사용되고 있어 정작 어떤 것이 진정한 '스파'인지 혼동될 때도 많다. 온천, 사우나 등 입욕업소에서도 '스파'란 단어와 조합하여 사업명으로 사용하는 경우가 많다. 호텔 등의 고급 맛사지업소도 스파란 단어는 빠지지 않고 사용하고 있다. 피부미용 분야에서도 스파란 용어는 더 이상 낯선 단어가 아니며, 심지어는 욕조제조업체에서도 고급 자쿠지 욕조를 스파라고 호칭하고 있다. 이러한 스파라는 개념이 우리나라뿐만 아니라 세계적으로도 명확하게 정립된 것 없이 여기저기 정신없이 사용되고 있다.

이렇게 다양한 의미에서 스파라는 단어를 사용하고 있는데, 세계 최고의 영어사전인 옥스퍼드사전에는 "'스파'란 치유력이 있는 미네랄온천수가 있는 장소를 말한다"라고 정의하고 있다. 또한 '스파'의 어원을 보면 두 가지 설이 있다. 로마 시대부터 광천 온천으로 유명한 리조트인 스파우SPAU라는 벨기에의 리게 근처 마을 지명이 영어의 온천, 광천이라는 보통명사로 변했다는 설과 목욕이 가장 발달한 로마시대에 아주 화려한 분수를 둘러본 네로황제가 외친 '시나타스 페르 아쿠아스sanitas per aguas, 즉 '물을 통한 건강을'의 첫글자를 따서 만든 것이 오늘날 스파가 되었다는 설이 있다. 여하튼 이 '스파'란 단어가 공통점이 있다면 바로 '물'과 아주 깊은 관계가 있다는 사실이다. 입욕업소에서도 물은 기본으로 사용한다. 에스테틱업에서도 물을 이용한 피부관리, 체형관리, 맛사지 등의 요법을 스파요법라고 부른다. 자쿠지 욕조에는 당연히 물이 이용되고 있으므로 물과 스파는 불가분의 관계가 아닐 수 없다. 그러나 물도 사용목적 및 이용방법에 따라 다양하게 표현되는데 물에 포함된 성분, 물의 용출온도, 용출하는 지역, 정수 방법 등 이런 화학적인 반응을 이용하여 온천수, 자화수, 삼다수, 육각수 등 다양한 명칭으로 사용되고 있다. 또한 물의 부력과 수압, 온열효과 등의 물리적 작용을 이용하여 다양한 형태로 이용되고 있는 게 또한 물이다.

'스파'라고 국제적으로 통용되는 5가지의 기본 요소가 있다. 하이드로테라피hydro Therapy, 피부관리 및 처치Esthetic Treatment, 운동관리Fitness, 스트레스관리Stress management, 체중조절Diot. 이런 5가지 요소가 포함되어 있어야 진정한 '스파'라고 이야기들을 한다. 이중 가장 중요하고 비중있게 다뤄지는 요소가 바로 하이드로테라피이기 때문에 스파가 '물' 하고는 아주 밀접한 관계를 보이는 것도 이런 이유 때문일 것이다.

결국 '스파'란 '물을 통한 건강 활동'을 의미하는 것이다. 이러한 스파를 개인적으로 이용하는 것과 대중이 함께 이용하는 것으로 구분할 수 있다. 개인이 개별서비스를 통한 스파활동을 프리이빗 private 스파라고 하며, 일반적인 데이스파, 리조트스파, 데스티네이션스파, 메디칼스파, 스파테리피 등이 이에 속한다. '레저스파'는 다양한 대중이 건강과 레저를 목적으로 이용하는 스파시설을 필자는 '레저스파'라고 칭하였고 여기는 온천탕, 찜질방, 목욕탕, 워터파크 내 시설 등 대중이 이용하는 시설이 이에 속한다고 할 수 있다. 일부 '스파레저'라는 표현을 하는 사람들도 있지만 스파의 범위를 너무 지협적으로 본 것 같고 우리가 '스포츠레저'라는 표현보다는 '레저스포츠'라는 표현을 하는 것과 같이 레저스파가 그 뜻을 명확하게 해주는 것 같아 '레저스파'라고 표현하게 되었다.

본 도서의 '레저스파'라는 용어는 바로 찜질방 및 대형온천리조트를 중심으로 소개하였고 더 구체적으로 말한다면 찜질방, 온천탕 등의 입욕업소를 말한다고 할 수 있다. 다시 정리한다면 '레저스파'란 물이나 증기steam, 열기hot air를 이용하여 건강을 증진시키는 시설과 서비스를 스파라 하고 이러한 시설과 서비스를 일반대중이 쉽게 접근하여 이용하는 스파시설을 총칭하여 레저스파Leisure Spa라 하며 목욕탕, 찜질방, 온천장, 사우나, 한증막, 워터파크 등이 이에 속하고, 여기서는 대형온천장, 대중목욕탕과 찜질방을 주요대상으로 하였다.

레저스파에서의 '맛'

        우리나라 속설에 의하면 '목욕탕에는 단골손님이 없다' 란 말이 있다. 다른 모든 업종에는 단골손님이 있어 어느 정도 안정적인 영업이 가능하도록 지원해주는 고객층이 단골손님으로 단골고객을 확보하기 위하여 전력을 기울이고 있는 게 현실인데, 유독 우리나라 목욕탕에는 왜! 단골이 없을까? 가장 큰 원인은 음식으로 예를 들면 가장 기본적인 맛이 없기 때문이다. 여기서 맛은 바로 소프트웨어(S/W)를 의미하는 것으로 소프트웨어가 없는 컴퓨터는 깡통취급을 받는 것과 같다고 보면 이해가 빠를 것 같다. 이제는 건강 보양을 추구하는 시대 조류에 맞춰 각자 자기 업소마다 나름대로의 독특한 맛을 내는, 즉 독창적인 운영컨텐츠를 개발하여 사업에 적용해야 할 시기라고 생각한다. 스파산업 선진국으로 대접받고 있는 일본의 사례를 보면 이러한 추세에 신속히 대처해야 하는 이유를 알 수 있다.

    일본도 처음부터 목욕 및 온천 등의 레저스파 선진국은 아니었다. 일본에서 '온천붐' 이라는 것이 떠들석하게 일어난 때는 1980년대 초로 쿠어하우스Kur Haus가 본격 등장하면서부터라고 할 수 있다. 일본이 입욕사업 선진국으로 올라설 수 있었던 것도 건강/보양을 요구하는 시대흐름에 맞춰 운영 컨텐츠를 개발하여 상품화했기 때문이다. 80년대 초는 일본의 버블경제가 걷히는 시기로 우리나라로 치면 IMF 시기와 비슷한 분위기의 시기에 쿠어하우스는 일본에 온천붐을 일으키며 일본 경제 회생에 많은 영향을 끼치며, 입욕 선진국으로 올라서게 되는 계기가 된다. 여기서 쿠어하우스란 독일어의 의료, 보양, 치료를 의미하는 쿠어KUR와 집을 의미하는 하우스HAUS를 조합한 단어로서 다목적 온천보양관을 뜻한다. 처음 쿠어하우스는 독일에서 온천보양기지(쿠어오르트)에 있는 자유로운 활동과 문화관련 행사 개최에 사용하던 다목적 홀을 의미했었다. 이것을 일본의 교통공사가 모체가 된 (재)일본건강개발재단에서 독일의 쿠어시스템을 도입하면서 일부를 가공해 독자 운영컨텐츠를 개발했고 쿠어하우스라는 명칭으로 1983년 상표등록을 하고 독점적인 사용권을 주장하고 있다. 쿠어하우스의 특징은 운영시스템과 시설기준, 설비조건 등을 표준화했고, 관련하여 완벽한 운영프로그램, 즉 운영컨텐츠를 갖추었다는 점이다. 이러한 쿠어하우스가 본격 개발되면서 일본은 온천붐이 일어났다. 심지어는 독일에서 배워온 쿠어시스템을 가공한 독특한 운영컨텐츠(쿠우스)를 독일로 수출까지 하게 되는 결과를 가져오게 하였고 현재의 온천 및 목욕 선진국으로 올라서게 되었다.

최근 우리나라의 목욕행태는 과거 세신洗身 위주에서 건강지향의 휴식과 레저중심으로 전환되고 있는 과도기라고 볼 수 있다. 앞에서 언급한 대구의 Y목욕탕 성공사례도 바로 이러한 시대의 조류에 맞춰 건강지향의 목욕탕으로 컨텐츠를 개발하였기 때문에 160여 평이라는 아주 소규모에 불리한 입지조건을 가지고 있으면서도 사업으로 성공했다. 이제는 목욕사업의 성패는 운영컨텐츠 개발이 매우 중요하다고 할 수 있다.

과거 목욕장 시설개발방식은 시설업체가 제시하는 시설방안에 일부 사업주의 의견을 반영해 시설을 개발하는 방식으로 사업의 성패가 모두 사업주 책임이었다. 사업의 책임감이 없는 공사업체 입장에서는 심도 있는 목욕장 개발이 되지가 못했던 것이 사실이다. 목욕사업은 일정한 시설과 용역을 제공하고 이에 따른 비용을 받는 서비스업으로 서비스가 사업의 성패를 좌우하는 사업이다.

서비스란 운영컨텐츠가 중요한 사업이다. 사업 초기인 기획단계부터 컨텐츠 개발 등 철저하게 기획되어져야 하고 공사시 완벽한 품질관리와 운영시 철저한 직원교육 등이 완벽하게 이루어져야 성공할 수 있는 사업으로 전환되어가고 있다. 그러므로 과거 사업주의 단순사고에서 출발한 사업방식보다는 전문적으로 입욕을 연구 및 기획하여 운영컨텐츠를 제공할 수 있는 전문기관에 아웃소싱 outsourcing하여 찜질방 등의 레저스파를 개발해야 되지 않을까 생각한다.

목욕과 떼돈

과거 수년 전만하더라도 목욕사업은 떼돈을 버는 사업으로 통했다. 왜 목욕사업을 떼돈 버는 사업이라고 생각하게 되었는지에 대하여 알아보고, 떼돈이라는 말은 언제부터 사용되었는지 그 기원에 대하여 알아보고자 한다.

떼돈의 기원은 한강의 기원인 강원도하고 아리랑으로 유명한 정선에서 시작해 영월을 거처 한강에 유입되는 동강에서부터 그 유래를 찾아볼 수가 있다. 이 시기는 조선 말기로 조용하기만 하던 동강이 북적되기 시작한 것은 1867년 대원군이 임진왜란 때 불타버린 경복궁의 중건을 위해 건축에 필요한 목재를 얻고자 지천으로 널려 있는 동강 상류의 소나무를 떼로 엮어 서울로 수송한 때부터이다. 그 후 60년대까지 뗏사공들의 숱한 애환과 사연을 싣고 서울로 땔감이나 목재로 떠내려 갔다. 이 시기는 동강 여울의 위험을 무릅쓰고 한 밑천을 잡기 위해 각지에서 몰려드는 뗏꾼으로 흥청거렸으며 '뗏돈을 벌다' 라는 말도 이때 생겼다고 한다. 이처럼 동강은 60년대 초반까지 정성에서 나는 목재를 서울로 뗏목으로 엮어 나르는 물길이었고 뗏목 운반은 당시로선 제일 나은 벌이여서 강마을 사람들에겐 솔깃한 유혹이 되곤 했다. 뗏꾼들이 운목으로 받는 운행삯(고전)이 큰돈이었기에 동강 물길에서만큼은 남부러울 게 없었다고 한다. 이 말이 현재 우리들이 사용하는 뗏돈이 된 것으로 보인다.

그런데 목욕에서도 때돈이라는 표현을 하게 되는데 지금은 '목욕관리사' 라는 명칭으로 사용되고 있지만 과거 몇 년 전에만 하더러도 '나라시' 라고도 부르고 호텔쪽에서는 '세신사' 라고도 하는 '때밀이' 는 우리 사회에서 아주 천한 직업 가운데 하나로 취급을 받았다. 그래서인지 자기 자식에게도 알리지 않았고 또한 떳떳하게 직업인란에도 차라리 때밀이를 '노동' 이라는 표현을 했지 함부로 말도 못 꺼내는 직업이었다. 그러나 IMF 이후 정말 뗏돈을 버는 직업의

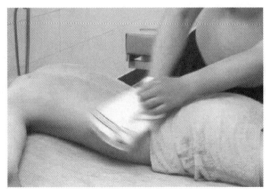

때 미는 장면

하나로 떳떳하게 수면 위로 부상하면서 최근에는 '목욕관리사' 라는 직업으로 많은 사람들이 전문학원에서 때밀이를 배우고 있다. 학력 또한 대학까지 나온 사람뿐만 아니라 심지어는 고급인력의 대명사인 대학원 출신과 증권회사, 교사 출신까지도 때밀이를 배우려고 올 정도로 인기있는 직업으로 발전하였다. 이렇게 변하게 된 계기는 목욕관리사가 때를 밀어서 버는 돈이 장난이 아니기 때문이다. 수입이 좋은 사람은 대기업 임원급 이상의 수입을 올릴 정도이며 심지어는 고급외제차를 끌고 다니는 사람들도 있을 정도다. 그래서인지 찜질방 및 사우나 등의 레저스파업에서 외부 전문인력에게 임대/용역을 하게 될 때 임대보증금이 가장 비싼 용역이 바로 '남/여 세신' 이며, 특히 여자세신이 남자세신보다 1.5~2배 정도 높은 가격에 임대계약이 이루어지고 있다. 여기서 목욕탕에서 때밀어 번돈이 많다 보니 떼돈으로 발전한 것으로 보여지며 그리고 실제로 목욕탕업으로 단기에 떼돈을 벌어들인 분들이 많다는 것도 사실이다.

레저스파 사업 환경

우리나라는 IMF 체계하의 경제적 곤란을 겪은 이후, 찜질방 등의 레저스파 산업은 정부정책 등의 변화로 비약적인 발전을 했다. 이러한 발전의 직접적인 계기가 된 것은 경제 활성화를 위해 정부에서 그 동안 묶어두었던 숙박업소 및 위생업소에 대한 금융기관의 여신금지를 해제하면서부터이다. 이후 찜질방 등의 레저스파업은 황금기를 맞게 되고, 시설수준 또한 업그레이드되어 호텔급의 마감재를 가지고 내부를 장식하고 웰빙트렌드에 맞춰 건강

소재를 이용한 레저스파가 등장하게 된다.

과거 우리나라는 70년대 후반부터 경제가 확장되고, 80년대를 통하여 경제의 고도성장과 사회의 대중화도 진전되었다. 1990년대는 경제의 안정권을 유지해왔고 2000년대에는 주5일제 근무가 시작되어 정착되면서 국민 레저산업도 급성장을 이루고 있다.

이와 더불어 최근 1인당 국민소득이 2만달러를 회복하면서 국민 건강분야에서는 '웰빙well-being'이라는 신조어를 만들어 내면서 '잘 먹고 잘 사는 법'에 관심이 높아졌다. 반신욕이 웰빙의 한 장르로서 2004년도 상반기에는 반신욕 열풍이 전국을 강타했다. 반신욕의 경우에는 가정에서 간편하게 남여노소가 시행할 수 있다는 장점 때문에 한동안 반신욕 관련 제품까지 큰 호황을 누렸다.

〈우리나라 레저시장 규모〉

구분	레저시장 규모		가계의 최종 소비지출액(B)	레저지출 비중 (%A/B)	총인구 (천명, C)	1인당 연간 레저비용 (원, A/C)
	금액(A)	증가율				
1995	16,993	19.9	398,838	4.26	45,093	376,850
1996	18,695	10.0	448,596	4.17	45,525	410,654
1997	19,615	4.9	491,135	3.99	45,954	426,852
1998	16,443	△16.2	484,103	3.40	46,287	355,233
1999	19,280	17.3	529,500	3.64	46,617	413,577
2000	23,827	23.6	578,665	4.12	47,008	506,876
2001	26,109	9.6	622,123	4.20	47,354	551,355
2002	30,007	14.9	684,264	4.39	47,615	630,201
2003	29,162	△2.8	724,675	4.02	47,849	609,465
2004	28,310	△2.9	779,381	3.63	48,082	588,792
2005	29,508	4.2	806,622	3.66	48,294	610,996

자료: 레저백서 2006, 한국레저산업연구소

레저스파 산업도 이러한 사회환경에 함께하여 외형적으로 급성장하고 있다. 최근 장기적인 경기침체에도 불구하고 불가마사우나, 찜질방 등의 레저스파시설을 이용하는 사람들의 수가 부쩍 늘어나고 있다. 이것은 최근 경기 불황에 따른 대량실업과 고용의 불안정에 따른 실업자들의 심신心身의 이완弛緩과 스트레스 해소와 건강 증진을 요구하는 수요가 증가하고 있기 때문이다. 더불어 고가의 레저생활보다는 저렴한 비용에 가족이 함께 간단하게 레저생활을 즐길 수 있다는 장점 때문에 최근의 사회 분위기를 반영한 행태라 할 수 있다.

일본의 경우도 1980년대 초 경제의 거품이 빠지는 시기에 독일에서 쿠어하우스KURHAUS를 도입, 상표를 등록하고 입욕상품을 개발하면서 일본의 '온천붐'을 조성하였고 이를 통해 레저스파 산업을 발전시켰던 것과 같은 현상이라고 할 수 있다.

우리나라 레저스파 산업의 시장규모는 전체 인구의 약 20%가 월 1회 정도 레저스파를 이용한다면 약 1조800억원의 시장규모를 가지고 있다. 외형적으로도 큰 발전이 있었음을 보여주는 예로서 2000년

〈우리나라 대중목욕탕등록업체 현황〉

년도	계	서울	부산	대구	인천	광주	대전	울산	경기	강원	충북	충남	경북	경남	전북	전남	제주
2000년	9,950	2,075	1,308	560	478	342	256	271	1,325	336	271	287	600	925	349	411	156
2001년	10,098	2,039	1,327	548	491	365	262	278	1,375	338	269	290	606	955	348	446	161
2003년	9,997	1,820	1,359	562	501	358	277	287	1,378	334	274	302	604	989	373	415	164
2005년	9,502	1,643	1,343	543	409	315	223	291	1,279	325	241	305	619	1,013	355	421	177
2006년	9,315	1,524	1,318	521	402	300	228	273	1,228	325	238	317	643	1,043	356	414	185
2007년	9,146	1,524	1,318	521	402	300	228	273	1,228	325	238	317	643	1,043	356	414	185
2008년	8,852	1,360	1,235	482	353	281	200	257	1,197	342	228	338	635	1,003	364	396	181

자료: 복건복지부통계

도 이전 규모가 약 300평에서 500평 정도의 규모면 대형으로 분류
되어왔던 입욕장의 규모가 약 4, 5년 사이에 비약적으로 발전해
1,000여 평의 규모는 중형에 포함시켰고 최소 2,000~3,000평 규모
는 되어야 찜질방으로서 기능이 가능게 되었다. 최근에는 연면적 약
5,000평의 대형빌딩 전관이 레저스파시설인 건물까지도 생겨나는
등 규모는 초대형화되었다. 시설 또한 호텔급 이상으로 고급화되었
으며, 세신중심의 시설은 건강/보양을 지양하는 복합형 찜질방 형
태로 발전하였다. 현재 우리나라의 레저스파시설은 규모의 대형화
와 시설의 고급화 등에 초점을 두고 개발하고 있어, 진정한 레저스
파시설로서의 상품개발은 전무한 상태라고 할 수 있다. 또한 대부분
의 대형 레저스파시설들이 건강과 레저를 동시에 추구함을 목적으
로 하여 개발되고 있지만 실질적으로는 레저스파시설에서 충분한
건강과 휴식을 주는 소프트적인 프로그램 등은 전무한 상태이다.

또한 레저스파시설 중 대표적인 시설이 온천장과 찜질방인데 온
천장 또한 대부분의 입욕시설과 마찬가지로 휴양과 보양을 위한 프
로그램은 전무한 상태로서 단순히 온천수의 성질에 의존하는 한계
성을 보이고 있다. 온천수는 물속에 포함된 성분에 따라 다양한 약
리작용藥理作用을 가지고 있으며, 일반적으로 사용하는 상수常水에
도 물의 온도 및 입욕시간, 입욕방법에 따라 인체에 미치는 영향도
매우 크다. 그러나 온천을 이용하는 일반인은 이러한 약리작용을 잘
모르고 있으며 단순히 '물水이 좋으니까' 온천지역에 와서는 좋은
물을 이용한 탕치湯治활동보다는 대부분 신체 세척만을 행하고는 온
천지를 떠나는 것이 오늘날 우리 온천 및 입욕문화의 현실이다.

최근 국민들의 소득과 여가시간의 증대, 편리한 교통 · 통신의 발

달로 인하여 레저인구의 증가와 함께 온천 및 입욕시설 등과 같은 레저스파시설 개발이 도처에 이루어지고 있다. 그러나 실제 개발된 레저스파시설은 불가마사우나, 찜질방 위주의 단순 입욕 시설개발, 즉 하드웨어적 개발과 숙박시설 위주의 단순형태로 구성되어 있어 온천 및 입욕의 본래 기능을 충분히 살릴 수 없는 경우가 대부분이다. 그러다 보니 목욕탕으로 대박을 꿈꾸다 쪽박으로 발전하여 패가망신하는 경우도 발생하곤 한다. 최근에는 레저스파시설이 거리제한도 없는 무한경쟁시설로 발전해 과거 동네나 지역에 1개씩만 있던 목욕시설이 지금은 같은 블록 내에 3~4개 있을 정도로 공급과잉으로 인해 경쟁이 매우 치열해졌다. 속된 말로 제대로 하지 않을 경우 쪽박차기 딱 좋은 아이템이 바로 찜질방과 같은 레저스파업이다. 이 제야 필자가 항상 주장하던 '목욕, 바로 알고 바로 해야 하는 무한 경쟁시대'가 도래한 셈이다. 이제는 목욕탕이나 찜질방과 같은 레저스파를 개발하고 경영하려고 하는 분이 있다면 제대로 알고 준비해야 하는 시대가 왔다.

목욕

웰빙문화에 힘입어 찜질방이 우리나라 대중형 레저스파 문화에 한축을 이루고 있는 것은 사실이나 뭐니뭐니해도 레저스파의 가장 핵심개념은 목욕이라고 말을 해도 과언이 아니다. 목욕沐浴의 뜻은 사전적 의미로 설명한다면 머리감을 목沐과 몸 씻을 욕浴, 즉 '머리감고 몸을 씻어내는 일'이다. 이렇게 목욕의 목적은 몸을 씻어서 깨끗이 한다는 것이다. 오늘날에 있어서는 도리어 부차적인 위치로 밀리고 목욕을 통해 다양한 효과를 얻으려는 인간의 욕구는 복잡한 현대인의 생활과 직결되어 그 내용도 점차 복잡해지고 있다.

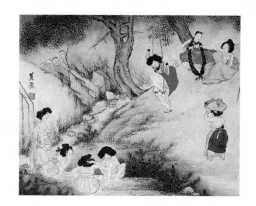

하루의 피로나 스트레스를 해소하려는 가벼운 욕구에서부터 건강이나 미용을 위한 것, 심지어는 고혈압이나 당뇨병 등을 개선해 보려는 치료의 목적에 이르기까지 목욕의 다양한 효과를 기대하는 심리가 일반인들 사이에 널리 확산되고 있다. 목욕은 더 이상 몸을 씻기 위한 수단에 머무르지 않는다. 그보다 적극적인 목적을 달성키 위한 수단으로까지 인식되어지고 있다.

각종 질환의 치료를 위해 물을 사용하는 것은 오랜 역사를 가지고 있는데, 온천요법, 약물치료, 외과적 처방 등의 의학적 방법이 덜 발달되었던 시기에 있어서 '온열치료(수치료)'는 귀중한 가치를 가지고 있었으며, 옛날의 수치료법은 이러한 역사적 배경이 망각된 근대의학의 발달 과정 속에서도 남아서 사용되어 왔다. 또한 가정에서 이용하는 샤워는 수치료법의 기본 중 일부가 사용되고 있는 것으로 지금 가정에서 사용하는 욕조와 샤워는 미용과 건강 만들기의 재충전 공간으로서 주목받고 있다.

그러나 목욕을 할 때 인체가 받게 되는 각종 자극(온열작용, 정수압, 부력 등)은 느낌 이상의 보다 더 복잡한 갖가지의 변화를 우리 몸에 가져다 주기 때문에 올바른 목욕 방법을 채택하여 시행하면 질병의 치료도 가능하지만, 목적에 따라 올바르게 조절되어져야 할 욕탕의 온도, 목욕시간, 목욕간격 등 효과적인 목욕방법에 대해서는 의외로 무관심한 것이 오늘날 우리의 현실이다. 또한 우리나라는 온천지나 대중목욕탕이나 목욕하는 방법이 대동소이하여 개인이 자기 나름대로의 방법을 가지고 목욕을 하고 있어 목욕의 의학적인 효과 및 신체에 미치는 영향 등은 전혀 고려하지 않고 목욕을 시행해 건강을 위해 목욕을 하려고 하다가 도리어 심장마비, 쇼크사 등의 돌이킬 수 없는 결과를 초래하기도 한다.

그러므로 이러한 사고를 미연에 방지하고 또한 건강증진을 위해서는 최소한의 입욕의 기초원리를 통해 인체의 물리·화학적 반응을 알아야 한다. 공급자 또한 보다 적극적인 건강 목욕방법을 제시할 필요가 있다. 이제는 우리나라도 온천 및 목욕 선진국인 일본의 쿠어하우스, 독일의 쿠어테루메, 불란서의 탈라소테라피, 미국의 헬스팜 등과 같이 한국형의 목욕요법을 브랜드화하여 관광상품의 하나로 입욕상품화시켜야 할 때가 되었다.

또한 목욕의 건강 보양기능을 강화하기 위해서는 입욕장의 기능 중심의 탕 구성도 중요한 방안 중의 하나이다. 버블 및 압주욕, 물맞이욕, 바다샤워 등은 목욕 효과를 높여 주는 기능탕과 다양한 약리작용이 뛰어난 입욕제를 활용한 시설을 구성해 개인의 신체상태와 증상에 따라 입욕방법을 달리할 경우 높은 목욕효과를 얻을 수 있다. 여기에 편안하고 안락한 분위기 연출을 하면 목욕의 효과를 증대시킬 수 있다.

2. 목욕사를 알면
미각이 돋는다

서양의 목욕사

　　　　　원래 동물은 태어나면서부터 신체를 깨끗이 하
는 기술을 몸에 익히고 있지만 유감스럽게도 인간은 신체를 청결히
유지하는 것을 배우지 않으면 모른다. 이런 면에서 인간의 목욕하는
행위가 일반화되기까지는 여러 가지 변화가 있었다는 것을 예상하
기는 어렵지 않다.

　지금도 목욕은 우리들 생활에 빠뜨릴 수 없는 것이지만 긴 역사
가운데서는 일반사람들에게 필요한 것이라기보다는 신분이 높은
자의 특권인 경우가 많았다.

　기원전 4세기경부터 공중목욕장이 있었던 그리스는 과학적 사고
가 발달하여 물로 몸을 씻으면 죄나 부정함이 사라진다는 식의 관념
을 믿지 않았다. 히포크라테스는 목욕의 의학적 효능을 밝혀내 치료
에 이용했고 아르키메데스는 욕조에 앉아서 부력의 원리를 발견했
다. 그리스 문화를 이어받은 로마는 건강뿐 아니라 사교와 쾌락의
장으로 목욕을 발전시켜 나갔다. 습식·건식 목욕과 마사지·약
탕·향탕 등 거의 현대에 필적하는 다채로운 목욕 기법들이 개발돼

었으며 발달된 상하수도 시설에 힘입어 지위 고하를 막론하고 현대 보다도 훨씬 많은 물 소비량을 과시했다.

그러다가 혼욕·매춘 등 점차 퇴폐적인 목욕 문화가 번성하고 너나없이 하루 종일 목욕탕에서 시간을 보내는 등, 고대 로마는 목욕으로 망했다는 말이 나올 정도였다. 한때 850군데에 달했던 당시 욕장 가운데서도 '카라칼라' 유적은 12만4000㎡에 목욕객 2000명을 수용하는 엄청난 규모로 잘 알려져 있다. 캄보디아의 앙코르와트 유적 가운데도 300m×700m에 달하는 초대형 목욕탕 겸 수영장 '쓰라 쓰랑'이 남아 있다. 10세기 중엽 돌계단으로 둑을 쌓고 2㎞에 달하는 둘레에 호위병들을 빙 둘러세우고 3000 궁녀와 함께 왕이 목욕을 했다.

보통 '목욕탕' 하면 떠올리는 나라는 아무래도 실크로드의 종착역, 터키다. 한때 우리나라에서 '터키탕' 이 퇴폐 업소의 대명사로 알려져 곤혹스럽기도 했는데, 원래 이름은 '하맘' 이다. 전통 이슬람 도시에는 수크(시장)·칸(여관)·하맘(목욕탕)이 반드시 갖춰져 방문객을 맞는다. 하맘은 높은 반구형 천장에서 자연광과 신선한 공기가 들어오는 원형 구조로 돼 있으며 대리석 찜질·때밀이·마사지·거품 목욕으로 이어지는 풀코스 서비스를 제공한다.

이러한 목욕에 관한 최초의 기록은 청결개념보다는 수치료의 개념이 강하여 기원전 약 1,500년경 쓰여진 힌두교 최고의 경전인 '리그베다Rig Veda' 에 열병치료를 위하여 물을 사용하였다는 기록이 있다. 기원전 850~800년경에 쓰여진 구약의 열왕기에 아랍의 군대장관 나아만이 문둥병에 걸렸을 때 선지자 엘리사의 말에 따라 요단강에서 몸을 일곱 번 씻은 후 피부가 깨끗해졌다는 기록이 있다.

기원전 2000년~기원전 1501년, 고대 이집트인은 나일강으로부터 농경의 은혜를 입은 동시에 강은 또한 목욕의 장소였다. 이집트인들은 수리역학을 발전시킨 지혜를 갖고 있었음에도 불구하고 수로에 의해 운반된 물은 관계용수로만 사용했고 몸을 깨끗이 하는 데는 사용하지 않았다. 그 뒤 이집트인들은 인더스강 유역, 현재의 파키스탄에 훌륭한 문명을 이룩했다. 큰 돔형의 목욕탕이 당시의 풍요롭고 규율있는 안정된 사회의 일면을 말해주고 있지만 반면, 사람들이 탕에 들어가는 것은 몸을 씻으려고 하는 것이 아니라 원래 종교의식의 중요한 수단 중 하나였다.

그들의 수리역학과 위생공학을 이용한 인류 최초의 위생건물, 즉 목욕탕은 지중해의 크레타섬에서 발견되었다. 미노스왕은 코노소스 궁전에 테라코타제의 파이프로 연결된 세면대와 수세식 화장실, 욕조 등을 설치했다. 그 뒤 수백 년간 이 궁전의 로얄배쓰Royal bath의 아름다움이나 배관의 교묘함에 견줄 만한 것은 발견되지 않았다.

그러나 인더스강 유역이나 크레타섬의 유적에서 볼 수 있는 이같은 정기적인 입욕습관은 아테네의 페르시아인에게는 가능하지 않았다. 본질적으로 군국주의 사회였던 아테네시민은 주택내 설치하는 사치스러움을 경멸했다.

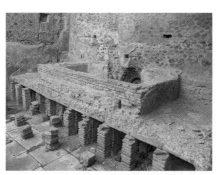

로마 목욕탕 터

이러한 환경에서도 고대 그리스에서는 집 안에 손님이 오면 시녀에게 목욕 시중을 들게 했다. 손님이 옷을 벗고 욕조에 들어가 있으면 시녀가 따뜻한 목욕

물을 그의 몸 위로 부어 주었고, 손님이 몸을 다 씻고 나면 양모를 짜서 만든 목욕 수건을 건네주었다. 손님은 수건을 천천히 몸에 두르고 욕조에서 나왔다. 그러다가 간혹 아주 귀한 손님이 오면 주인의 딸들이 시중을 들기도 했다고 한다.

이때만 하더라도 목욕은 운동경기 후에 하는 것으로 알고 있으며 그것도 항상 냉수를 사용했다. 기원전 315년~서기 476년의 로마시대에 들어와서부터 사용하게 된 더운 물로 인간의 목욕문화는 새로운 전기를 맞이했다고 해도 과언이 아니다. 이러한 전기를 맞이하면서 공중 목욕탕을 제일 먼저 만든 사람들은 기원전 344년경 스파르타인들로 이들은 열기욕hot air bath을 창안해 내어 맨 처음 사용하였으며 현대의 목욕탕에 비하여 조금도 손색이 없을 정도였다. 이후에 로마에 영향을 미치게 된다.

그러나 로마인이 페르시아인으로부터 이어받은 금욕주의를 버리는 데 수백 년의 시간이 필요했다. 로마는 산업사회라고 하기보다는 중상주의重商主義로써 군사력이 강한 사회구조를 갖고 있었다. 평화와 번영으로 국력이 강해지되면서 시민에게 쾌적한 생활스타일이 시작되었다.

집에서 편히 쉬거나 아름다움을 추구하는데 시간을 소비하게 되었고 그러한 사회적 무드가 그들이 지니고 있는 전문지식과 하나가 되어 공중목욕탕이 탄생하게 된다. 로마인에게 있어서 오후에 목욕탕에 가는 것은 사교상 또는 신체를 청결히 한다는 면에서 상당히 주요한 의미를 가진다. 그리고 욕탕은 단순히 사교의 장으로 머물지 않고 새로운 지성을 반영하는 장이 되었다.

로마의 대중목욕탕은 초대 황제인 아우구스투스에 의해 처음 지

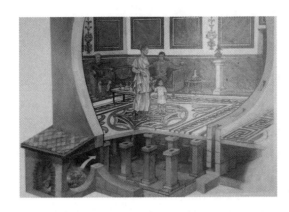

로마 목욕탕 아궁이

어졌는데 제정 말기에 이르자 8백50여 개의 대중목욕탕이 생겨났
다. 그 중에서도 카라칼라, 아그리파, 네로의 대중 목욕탕은 놀랍도
록 호화롭고 사치스러웠다. 카라칼라 대중목욕탕은 부지 12만4천4
백㎡에 2천1백명이 동시에 목욕할 수 있는 광대한 욕실을 갖추고 있
었으며, 욕탕 말고도 도서실과 점포, 경기장 등을 고루 갖추었으니
거대한 사교장이나 다름없었다. 또한 카라칼라 황제와 디오크레티
아누스 황제는 수천인이 한번에 목욕할 수 있는 거대한 공중목욕장
의 설계를 명하였다. 지금까지도 현재 독일에서 가장 유명한 목욕장
으로 지역민뿐만 아니라 관광객에게도 인기있는 카라칼라욕장을
들 수 있다. 그 규모가 11.34㎢에 달하는 거대하고 사치스러운 카라
칼라욕장을 비롯한 11개의 대형목욕탕과 무려 926개의 대중탕이 있
었다고 전해지고 있다. 이 때문에 로마 주변의 숲에서 노새와 나귀
를 동원해 땔감을 운반하느라 사방 100Km 지역의 야산이 거의 황
폐화될 정도였다. 이 공중 목욕장 내부에는 입욕할 수 있는 탕과 휴
게실은 물론 상점, 도서관, 미술관, 다목적홀 등도 갖추고 있었다.
여기서 다목적 홀을 쿠어하우스라 명명하였으며 현대에 들어와 일본에서 이 공간의 홀 이름을 따서 목욕장 브랜드로 사용하여 온천붐을 조성하였다.

　로마황제들은 그들의 선임자를 능가하는 건축물로 자신들의 치세를 빛내고자 했는데 그 대표적인 것이 목욕탕이었다. 마침내 305년 디오클레티아누스 황제는 한꺼번에 3천명의 인원이 함께 목욕할 수 있는 사상 최대의 공중목욕탕을 지었다. 이처럼 목욕을 즐김에 따라 물을 안정되게 공급하는 일이 중요한 문제가 되었다. 그러니 로마에는 일찍부터 상수도가 발달할 수밖에 없었다. 방대한 양의 물을 공급하기 위해 대대적인 수도관 공사가 여러 차례에 걸쳐 이루어졌다. 당시의 목욕탕은 휴식이나 대화는 말할 것도 없고, 수영과 사우나, 향유 바르기, 체조와 같은 경기를 즐길 수도 있는 질탕한 오락장소였다. 특히 지체 높은 남녀는 욕탕의 시중꾼들로부터 각종 마사지를 받았는데, 그 가운데 가장 인기 있었던 것 중의 하나가 '음부 마사지'였다. 로마시대 초기만 해도 풍기를 중시하여 남녀가 따로 입욕하였고, 낮에만 입욕을 허락하였으나 말기에 이르자 남녀 혼탕이 된 것은 물론이고 깊은 밤에까지 목욕을 즐길 수 있게 되었다. 따라서 욕탕은 점차 음탕한 장소로 변질되어 갔다. 가정부인들마저도 남자들 앞에서 아무런 거리낌 없이 노예를 시켜 자신의 몸을 씻게 하였다.

　로마인는 또 공중화장실도 설치하여 기원전 315년에는 이미 144개소의 공중 야외화장실이 있을 정도였다. 복잡하게 얽혀 있는 수로는 복잡한 지형 가운데를 장거리에 걸쳐서 물의 운반을 가능하게 하고 공중탕은 로마인의 새로운 습관을 나타냄과 동시에 황제의 절대 권력의 수단도 되었다. 그 중에는 영국의 배쓰bath와 같은 온천탕을 사용한 곳도 있었지만 로마의 하드리아누스 황제의 욕탕과 같이 테라코크제의 타일 밑에 불을 지펴 물을 데우는 케이스도 있었다.

로마사회의 높은 생활수준은 그들의 자신만만함에 힘입은 바 크다. 이 세련되고 화려했던 그들의 라이프 스타일에 그리스도교의 전파는 단지 종교적인 도전에 지나지 않았다. 그러나 서기 476년의 게르만민족의 로마시대 침입은 로마인에게 치명적인 공격이 된다. 화려한 로마의 문이 서서히 닫히게 되면서 그 후 수백 년간 서유럽에서 목욕이라는 습관이 단절되는 암흑의 시대에 들어가게 되었다. 한편 동로마제국의 수도 콘스탄티노플에는 사치의 나날이 정점에 달해 로마의 공중목욕탕을 모방한 것도 있었다.

서기 550년 중세의 암흑시기가 서방을 덮고 있을 무렵 동로마제국에서는 유스티아누스 1세가 수도, 분수, 저수조의 대규모 시스템을 완성시킨다. 11세기에 들어와 동로마제국이 터키의 침략에 의해 멸망의 위기에 처했을 무렵 침략자인 터키민족은 서방을 침략했던 게르만민족에 비해 더욱 세련된 라이프 스타일을 갖고 있었다.

셀쥬크 터키족은 '캐러밴사라이Caravansarai' —여행자들을 위한 목욕, 휴식, 식사의 장소—를 만든 것으로 알려져 있기 때문에 그 터키의 목욕탕이 동로마의 것보다 뛰어나다고 평한다. 목욕탕 내부에는

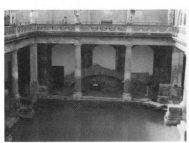
로마 목욕탕

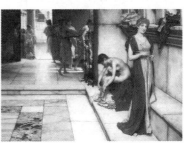
로마시대 목욕장면

따뜻한 방, 뜨거운 방, 증기방이 준비되어 있었다. 그곳에서 목욕의 오락성을 추구했던 그들의 철학을 엿볼 수 있다.

서기 1095~1500년 십자군의 기사들이 성지에서 싸우는 동안 보고 들은 이교도의 습관이 서유럽에 전해지면서 다시 목욕에 관심을 갖게 된다. 그러나 중세에 있어서 그리스도교권의 나라들 거의가 수도나 위생설비의 발달 및 진보는 보이지 않는다. 예를 들어 영국의 봉건제 사회에서는 살아가는 것, 결국 그날 먹고 마실 것을 얻기 위한 것에만 관심이 있고 목욕이라든가 취침을 위해서 신경을 쓸 여유가 없었다. 그러한 상태에서도 식사는 손을 사용했기 때문에 한편으로는 식탁에서의 청결함을 중시하는 의식이 생겼다. 여기에서도 개인의 위생관념의 향상은 신분이 높은 사람들로부터 시작된다. 식사 전에 하녀들이 장미향수나 타올, 깨끗한 물병 등을 준비해서 얼굴이나 손을 씻고 입을 헹구는 일이 일종의 관례가 되었다. 그러나 전신을 씻는 일은 달랐다. 욕조 하나 가득 물을 끓이는 데 꽤 많은 수고가 필요하기 때문에 입욕은 보통 하지 않았다. 그 때문에 일반가정에서는 가족전원이 따뜻한 물을 사용했고 부자집에서의 목욕은 식사나 연주와 함께 사교행사와 같은 것이 됐다.

그 반면 유럽의 수도원은 중세의 세속과는 사뭇 달랐다. 수도사들은 동시대의 보통사람들과 다르게 침실용으로 설계된 각자의 방의 침실에서 잤고 난방이 된 방에 린넨을 깐 목제의 욕조에서 목욕하고, 특히 식전에는 세면대를 사용해서 몸을 씻었다.

중세라는 시대를 전체적으로 보면 십자군의 기사가 동방에서 목욕의 습관을 배운 다음 높은 신분의 사람에게 목욕의 습관이 생겨났고 그것이 다시 일반대중에게 퍼졌다.

13세기에 들어서자 유럽에서는 개인 목욕탕이 생기기 시작했다. 그러나 여전히 사람들은 주로 대중 목욕탕을 이용했다. 대중 목욕탕은 모든 북유럽 도시에서 흔히 볼 수 있는 것이었다. 13세기 파리의 대중 목욕탕은 아침에서 점심때까지는 여자가, 오후와 저녁에는 남자가 이용하는 식으로 운영되었다. 그런데 그러다 보니 남자 탕객 중에서는 욕실에서 밤을 새우고 아침까지 그대로 머물러 있는 응큼한 사람도 있었다고 한다. 그런 사람들을 막기 위해서 1268년 파리 시는 남녀가 공간적으로 격리된 욕실을 사용하도록 욕탕 규정을 바꿨다. 그러나 암암리에 남녀 혼욕이 이루어지는 목욕탕은 여전히 규정을 비웃으며 존재했던 것으로 보인다. 창녀가 있는 욕탕도 꽤 많았다. 이런 욕탕들은 유곽의 형태를 갖추고 있었다. 매춘을 일삼는 창녀들을 공공연히 두고 있었다. 빈의 목욕탕도 이미 13세기부터 비밀 사창가라는 세평이 나 있던 터였다. 당시 창녀를 둔 욕탕은 종종 일반 사창가와의 경쟁관계로 마찰을 빚곤 했다. 1477년 프랑스의 몽펠리에 있는 사창가 업주들은 시에 있는 두 군데의 '사창 욕탕'을 고발하기까지 했다. 그들 욕탕의 창녀들이 이웃의 수도원으로 넘어들어가 수도사들에게 음란한 알몸을 보여주거나 음부를 드러내 보였기 때문이다. 이러한 창녀를 둔 욕탕 중에는 아예 이름만 목욕탕일 뿐 사창가 역할을 하는 곳도 있었다. 가령 아비뇽의 한 목욕탕은 단 한 개의 욕조 시설도 없이 침대만 잔뜩 갖춰 놓고 목욕탕 간판을 내걸고 있었다. 영국에서 '증기'라는 의미의 '스튜 stew'라는 말이 '사창'이라는 말과 같은 의미를 띠게 된 것도 여기서 비롯된 것이다. 목욕탕은 점점 행실이 좋지 못한 여자들과 그런 여자들을 찾는 남자들의 휴게소로 변질되어 갔다. 중세 독일의 목욕 풍습 또한 제정 말기의 로마처럼 남녀 혼탕이었다. 물론 입욕시 천으로 허리를 감게 했지만 물 속에서는 이 천이 몸을 가리는 역할을 제대로 하지 못했다. 물 속에서 무슨 일이 벌어지건 간에, 목욕을 끝내고 나올 때 남자는 섶나무 가지로 앞을 가리고 여자는 앞가리개로 부끄러운 곳을 가려야 했다.

14세기 초 즈음 뮌헨이나 레겐스부르크 등 독일 남부지방에서는 결혼식의 피로연을 목욕탕에서 베풀기도 했다고 한다. 신분의 지위 고하를 막론하고 마음놓고 즐기는 '벗은 몸과 음식과 술의 향연' 이었던 셈이다. 그때의 목욕탕이 남녀의 사교장이 되었던 것은 당연한 일이었다.

이때는 귀족과 기사, 수도사, 평민 등으로 엄격히 구별되었던 신분계급이 상공업의 발달로 무너지자 귀족 흉내를 내고 싶지만 개인 욕탕이 없었던 평민들이 대중탕을 집회의 장소로 삼아 모여들었다. 이때의 대중탕은 탈의실이 하나 밖에 없어 남녀가 같은 장소에서 옷을 벗으며 서로의 알몸을 실컷 감상할 수 있었다고 한다. 욕조는 2인용이 많아 주로 남녀 한 쌍이 같이 사용했고, 때로는 대형 욕조에서 여러 명의 남녀가 함께 몸을 씻기도 했다. 이때 물 밑에서 일어나는 일은 아무도 상관하지 않아 목욕탕은 한량들이 여자들과 음흉하게 노는 오락실 역할을 톡톡히 했고 심지어 불임부부들이 치료를 받기 위해 목욕탕을 찾기도 했으며 오죽했으면 당시에는 '욕실 치료는 누구에게나 좋다, 어머니도, 딸도, 하녀도, 심지어 개도 임신할 수 있기 때문' 이라는 풍자가 널리 유행했을 정도였다.

14세기 말에는 런던이나 파리에서 터키식 목욕탕(증기식 목욕탕)이 보급되었고, 로마시대 이후에는 다시 많은 사람들이 함께 입욕하는 습관이 부활되었다. 그러나 이러한 목욕탕이 추잡한 매춘부의 출입이 잦아지게 되었고 다시 교회가 개입하는 결과가 되어 16세기 초에는 프랑스나 영국에서는 이러한 목욕탕은 자취를 감추게 된다.

16세기에 이르러서는 프랑스 왕이었던 앙리 4세도 사창욕탕을 드나들었다. 창녀가 있는 목욕탕에는 식탁 대신에 목욕통 위에 판자를 걸쳐 술과 요리를 차려놓았으며, 그 위에서 도박도 즐겼다. 넓은 욕탕에는 마사지용 침대가 놓여 있었는데, 창녀 안마사나 때밀이는 때를 밀고 안마를 해준 뒤 손님을 유혹하여 조그만 방으로 데리고 갔다. 목욕탕이 이렇게 음탕한 장소로 탈바꿈하자 목욕탕 주인들은 점점 더 미모의 안마사와 때밀이 여자를 고용하게 되었다. 그러나 곧 목욕탕은 순식간에 전멸하는 위기를 맞게 된다. 16세기 중엽부터 엄습한 매독과 흑사병으로 인하여 대중 목욕탕의 사용이 금지되었기 때문이었다. 대중 목욕탕이 사라지게 된 또 다른 이유는, 온수가격이 오른 탓도 있었고, 대도시 부근의 연료용 나무가 고갈된 탓도 있었다. 향수가 유행하게 된 것도 그 덕택이었다. 몸을 씻기 어렵게 되자 몸의 불결함을 화장과 향수 사용으로 은폐하려 했던 것이다. 신사들은 몸에 향수를 뿌린 다음에야 귀부인을 방문했다. 특히 여자들은 목욕을 하는 대신에 온몸에 향수를 적신 다음, 화장품으로 마무리 단장을 해야 했다.

서기 1533년~1603년, 이 시기부터는 욕실에 필요한 새로운 배수시설에 관심이 높아지기 시작한다. 영국의 엘리자베스 1세 시대에 존 하링톤경이라는 사람은 자신이 출판한 책에서 자택에 설치한 수세식변기와 벨브조작에 의한 배수시설에 관해서 상세하게 설명하고 있다. 그러나 이 책은 거의 주목받지 못했고 제임스 1세 시대에 와서도 역시 전형적인 가정집에서는 여전히 위생을 겸한 배수설비가 설치되지 않았다. 그래서 유럽에서는 모아 두었던 소변과 폐수를 창 밖으로 버리는 광경이 계속되는데 이때 버리는 물을 '하늘의 물이 다' 라고 소리를 질렀다고 하며 이러한 이유로 남녀가 길을 같이 갈 경우 여자가 길 밖으로 걷는 이유가 되기도 했다. 17세기 이후 유럽 에서는 다시 외국으로부터 들어온 터키탕, 러시아탕이 생겨나기 시 작했다. 하지만 17~18세기에는 고대나 중세만큼 청결을 유지하지 는 못했다.

서기 1645년~1800년, 프랑스 루이 14세 시대에 접어들면서 생활 양식이 혁명적으로 쇄신되어 세련된 생활로 향상되었다. 루이 14세 의 건강을 기록한 1647년과 1711년 사이의 일지를 보면, 64년 동안 1665년에 단 한번 목욕을 했던 것으로 알려져 있다. 그는 이틀마다 포도주에 적신 수건으로 얼굴을 닦아내는 것으로 세수를 끝마쳤다 고 한다. 1664년 영국작가 사무엘 페피의 부인은 난생 처음으로 대 중 목욕탕에 가서 몸을 씻는 체험을 한 뒤 남편에게도 목욕하기를 권했다. 그래야만 '밤의 봉사' 를 수행하겠다는 조건을 내거는 통에 남편은 사흘 동안 버티다 끝내 목욕탕으로 향했다. 미를 추구한 가 구나 회화, 공예품 등이 화려한 배르사이유 궁전 안에서 찬연히 빛 났고 복장이나 차림새도 엄격한 규칙에 따라 지배되었다. 궁전 내에 선 왕의 취침이나 기상 등 가장 일상적인 행동까지도 신성시되었다. 하지만 청결면에 관한 수준은 예절이 몸에 밴 귀족층도 여전히 중세 와 같은 상태였다. 그렇다고 화장실에 관해서 세련된 사고방식이 없 었던 것은 아니다. 일상생활에서 그다지 필요치 않은 부분도 아름답 게 장식하려는 기풍이 나타났고 감각있는 기술도 유감없이 발휘되었다. 예를 들면 구멍 위에 돌이나 나무를 놓는 형식인 중세의 변기를 대신해 실내용 변기나 의자식 변기 등의 화장실이 나타났다. 여러 가지 장식을 한 상자형 변기에는 열고 닫을 수 있는 뚜껑과 쿠션이 붙어 있고 그 속에는 빼고 넣을 수 있는 오물을 담는 유리단자가 들어 있었다.

루이 14세 시대의 베르사이유 궁전에는 이러한 덮개가 있는 변기가 274개가 갖추어졌으며 이것은 상류계급에 나타난 프랑스인의 꾸준히 향상돼 온 의식을 증명하는 것이기도 하다.

1837년~1901년 근대에 이르러 가정의 안락함과 인테리어 장식의 만족이 사치가 아니라 생활의 필수라는 것을 느끼게 된 것은 빅토리아여왕 시대에 접어든 얼마 뒤였다.

19세기의 산업혁명은 일부 사람들에게 성공을 가져다 주었지만 노동자 계급에게는 비참한 생활을 안겨 주게 된다. 산업의 중심지인 공업도시는 인구의 집중화로 궁핍하게 되었고 그 결과 최저 임금, 극도의 빈곤, 한 방을 온 가족이 사용하지 않으면 안 되는 비참한 상황에 빠지게 된다. 대부분의 가정에는 욕조도 없고 전염병이 난무하는 참담한 위생상태에서 살고 있었다.

한편, 빅토리아시대는 도덕적인 사고에 의해 사회가 정비되어 있었던 시기였다. 자선사업과 사회개혁이 무엇보다도 큰 관심을 불러일으켰고, 사회개혁운동의 중점으로서 의무교육과 젊은 노동자의 문제가 대두되었으며 공중위생문제도 여기에 가세했다.

1840년에는 하수가 테임즈강에 집중하여 심한 상태가 되었기 때문에 의회에서도 공중위생에 많은 관심을 기울이게 되었다. 결국 공동 세탁장소의 건설이 본격적으로 시작되었고 적당한 사용료를 지불하고 정기적으로 그곳으로 갈 수 있는 것이 노동자들은 시민으로서의 의무라고 여겨졌다.

또한 도덕에 관심이 높은 빅토리아시대의 사람들은 세정이라는 것은 세례에 통하는 것이라고 여기고 있었다. 따라서 구제되기 위해서는 신변을 불결히 하지 않고 청결히 하는 것에 마음을 쓰는 것이 무엇보다도 필수적이었다.

그러나 그 당시 신체를 청결히 하는 관습이 넓게 퍼져 있었다고 단정할 수는 없다. 1860년대의 뉴욕 최고급 호텔에서도 객실 내에서의 위생시설이라고 한다면 얼굴과 손을 씻는 물이 있는 정도였었다.

도시에서도 농촌에서도 화장실은 거의 옥외에 있었고 1840년대까지는 큰 저택에서도 뒷마당 구석에 화장실이 있었던 것이 보통이었다. 뉴욕에 공중목욕탕이 생긴 것은 그후 10년, 공중욕탕을 건설하기 위해 열심히 운동하던 사이몬 발크에 의해 결실을 맺게 된다.

1900년 현대에 이르러서는 선인들과는 대조적으로 20세기의 사람들은 자신들이 가장 청결한 동물이라고 믿고 있다. 현재 거의 모든 가정은 위생에 필요한 급배수 설비를 설치한 욕실을 주택의 중심으로까지 여기고 있다.

앞선 과학기술과 대량생산의 기술은 가정생활에 있어서 더욱더 필요한 역할을 연출할 수 있게끔 되어 그 결과 1910년에는 판을 짜서 만드는 개량 생산형 욕조가 처음으로 등장하여 싼 가격으로 제조할 수 있게 되었다. 그러나 일반가정에 보급된 것은 2차 대전 이후부터였다. 과학기술은 더욱 발달하여 '악의 제거'가 20세기에 있어서 주요 테마가 되고 청결함과 편안함에 주력한 욕실이 점차적으로 다듬어져 간다.

한편 목욕탕이 사치스러운 개인공간이라는 개념을 갖게 한 것은 할리웃의 책임이 없지 않다. 영화의 프로듀서나 감독은 성적매력이 풍기는 호화스러운 세트를 소재로 하면 히트작이 생겨난다는 것을 발견, 드디어 이러한 영화의 흐름을 제작자 측도 착안하게 되었다.

가정에서 얻어지는 안락함에 대한 관심이 높아진 것과 함께 목욕탕도 사치스러운 만족감을 부여해 주는 장소가 되었다. 거의 모든 가정에서 입욕을 개인적인 시간으로 즐기게 되고 목욕탕도 이에 따라 변화하여 입욕의 위상은 건강과 접목되어 한층 더 클로즈업되었다.

현재는 입욕을 청결이라는 기본적인 목적 외에 일상생활에서 확대되고 있는 '스트레스'를 해소하는 역할까지 요구하고 있다. 사우나, 월풀욕조, 스파욕조, 운동기구를 설치한 최신 목욕탕은 얼핏 보면 스포츠시설처럼 보이기도 한다. 오디오와 비디오 장치는 물론 개인적인 시간을 충분히 가질 수 있는 다양한 부대시설도 준비되어 있다. 그러나 문제는 단지 새로운 인테리어를 선택하고 시공했다고 해서 좋은 것은 아니라는 점이다. 유능한 건축가나 인테리어 디자이너라면 세련된 디자인 가구를 만들고 조명이나 배수설비가 합리적인 목욕탕을 만들 수 있을지는 모르지만 이렇게 평범하게 완성시키는 것보다 중요한 것은 인간과 디자인의 관계를 심도있는 연구를 통해 합리적인 내용을 강행한 새로운 시도, 즉 뉴모더니즘을 향한 진전이 있어야 한다. 뉴모더니즘이란 기능과 특성면에서 인간의 기본적인 요구에 부응하는 것이다. '형태는 기능에 따라'라는 바우하우스의 좌우명이 살아 있다면 위생설비나 부속품은 디자인의 완벽함을 손상시키지 않는 범위에서 훨씬 더 인간공학을 가미시킨 새로운 인테리어가 요구되고 있다.

쉬어가기

리그베다(Rig Veda)

인도에서 가장 오래된 종교적 문헌으로, 브라만교(敎)의 근본경전(根本經典)인 4베다 중 첫째 문헌으로 BC 2000~BC 800년경에 사용되던 경전으로 《리그베다 상히타》의 약칭. 리그는 성가(聖歌), 베다는 경전, 상히타(sahit)는 경전의 집성(集成)을 뜻하는 말인데, 본집(本集)으로 한역(漢譯)한다. 제식(祭式) 때에 신들을 제장(祭場)에 초청하여 호트리 제관(祭官)이 부르는 찬가(讚歌)의 집록(集錄)이며, 베다 문헌 중 가장 중요하게 여겨지고 있다. 10권 1,028의 운문(韻文)의 찬가로 되어 있고, BC 2000~BC 800년에 현재의 형태로 정비·편찬된 것으로 추정되며, 암송에 의하여 후세에 전해졌다. 내용은 베다의 여러 신(神)을 찬미하는 종교시(宗敎詩)로 간결·소박하여, 후세 고전기(古典期) 시인의 미문체(美文體)에서 보는 바와 같은 난해한 기교의 수식은 보이지 않지만, 그 언어(Vedic Sanskrit)가 결코 평이한 것만은 아니다. 그리고 근대 인도 학자들의 노력에 의하여 비로소 해독되기에 이르렀다. 동형구(同形句)의 반복에 의한 산만함이나, 지나치게 단조롭다는 점이 있지만, 문학적 가치가 뛰어난 것도 있다.

(출처: 두산세계대백과 EnCyber)

카라칼라(Caracalla) 황제

정식 명칭은 Marcus Aurelius Severus Antoninus. 리옹 출생. 로마의 셉티미우스 세베루스의 아들. 공동통치자인 동생 게타를 죽이고 단독 지배자가 되었으며, 재정상의 이유로 로마제국 내의 전체 자유민에게 로마 시민권을 부여하였다. 인심을 얻기 위해 대목욕장을 건설하고 병사들에 대한 지출증대를 벌충하기 위해 세금을 올리고 화폐의 질을 낮추어 주조하였다. 지금도 로마에 남아 있는 카라칼라 욕장 유적의 규모는 웅장하였던 당시를 상기하게 한다. 카라칼라라는 이름은 '두건이 달린 갈리아풍의 긴 의복'이란 뜻인데, 그가 이것을 즐겨 입은 데서 생긴 것이다. 파르티아 원정 중에 메소포타미아 북부의 카라에서 근위장관 마크리누스(후에 로마 황제) 등에게 암살당하였다.

세계의 목욕문화이야기

지구촌 어느 나라에 가도 빠지지 않는 미인의 조건은 바로 보드랍고 윤기나는 피부. 종교적인 이유로 혹은 경제적인 이유로 자주 씻던 거의 씻지 못하던 간에 그들에겐 나름대로 미인이 되기 위한 보디 케어법이 있었으니 스푼 마사지, 규칙적인 샤워, 스파, 풍욕, 사욕, 약욕 등 그 방법과 스타일도 천차만별이다. 여자를 더욱 아름답게 만들어 주는 행복한 바스 타임! 지혜로운 피부관리 노하우를 꽃피워 온 세계의 목욕문화이야기 속으로 들어가 보자.

• 일본 •
온천의 나라답게 매일 밤 뜨거운 물에 풍덩~

일본 영화나 소설을 보다 보면 자주 등장하는 설정이 있다. 매일 밤 뜨거운 물을 받아놓은 욕조에 몸을 담그고, 한 손에는 차가운 맥주잔을, 다른 한 손엔 책을 든 모습이다. 목욕은 일본 사람들에게 청결이나 단순한 씻기 그 이상의 의미를 가지고 있다. 예로부터 일본 사람들의 집엔 아무리 가난해도 고엔몬부로라는 깊은 목욕통이 하나씩은 있었다고 한다. 그때나 지금이나 매일 저녁마다 뜨거운 물에 몸을 담그는 게 대부분 사람들의 하루 일과의 마지막. 일본 사람들이 이토록 목욕을 좋아하게 된 데에는 온난다습한 기후 영향이 크다. 일본은 화산대에 속한 열도다. 2천2백여 개의 온천이 있으니, 예전엔 지천에 깔린 게 뜨거운 물이었던 셈이다. 온천에 치료효과가 있다 보니, 저절로 목욕을 하면서도 정신적 효능을 중시하게 됐고, 차츰 욕실 벽면에 후지산이나 소나무 숲, 바닷가 등을 그려 넣게 된다. 뜨거운 목욕을 좋아하는 반면, 일본 젊은이들 사이엔 얼음 목욕 성인식이라는 전통이 있다. 여러 모로 일본 사람들은 물을 좋아한다.

• 중국 •

부족한 물, 아끼고 또 아끼는 중국 사람들

중국인이 씻기 시작하면 환경문제가 대두된다는 말이 있다. 우스갯소리 같지만 물 부족 국가인 중국은 그만큼 물을 아껴쓰기로 유명하다. 물이 귀한 반면 황사와 산림부족으로 수질도 그리 좋지 않은 상황. 중국의 물값이 맥주값보다 비싸다는 말은 여기서 나온 얘기다. 여러 모로 목욕 문화가 발달하기 어려우니 물 속에서 때를 불려 때를 민다는 포우조우(물에 불린다는 의미)라는 중국식 목욕이 생겨난 것도 이와 무관하지 않다. 여기서 전통적으로 입는 것과 잠자는 것보다는 먹는 것에 가치를 두는 중국인의 의식도 목욕과 멀어진 이유 중 하나다. 몸의 노폐물을 자주 씻어내게 되면 신체의 균형이 파괴될 수 있다는 중의학적 접근도 한 몫을 했다. 반면 중국서는 다양한 마사지들이 개발되었다. 뭉툭한 사기 스푼으로 척추를 눌러 몸의 긴장과 노폐물을 제거한다는 스푼 마사지를 비롯해 잔털을 제거하는 실미안술 등이 대표적인 중국 여인들의 몸 관리법이다.

Saturday Bath에서 Everyday Bath로!

할리우드 영화 탓이겠지만, 미국하면 떠오르는 것 중 하나가 바로 거품 목욕이다. 허나 실제 미국인들은 목욕이 아닌 샤워를 즐긴다. 최근 미국인 절반 이상이 욕실서 인터넷을 즐긴다는 한 대학교수의 보고서에서도 알 수 있듯이, 미국인들에게 씻는 문화는 실용 그 자체다. 지난해 발표된 미국인들의 주택구매 선호도에서도 욕조보다는 중대형 샤워 부스를 욕실에 놓고 싶다는 의견이 많았다니, 이쯤 되면 미국인들을 샤워 마니아라 부를 만하다. 하지만 애초부터 미국인들이 샤워를 좋아했던 건 아니다. 애초 미국은 금욕주의 종교열풍으로 목욕을 기피했던 나라다. 심지어 새터데이 바스라는 말이 생겨날 만큼 1주일에 한번 정도 목욕을 했다. 그러던 미국에 샤워바람이 불기 시작한 건, 1919년 수도와 비누회사에서 시작된 에브리데이 바스운동 이후부터. 그 뒤 1920년부터는 수도꼭지가 달린 욕조가 대량생산되기 시작했다. 집에선 샤워를 즐기지만 주말이면 스파 여행을 떠나는 것도 최근의 트랜드. 1990년초 피부 탄력 저하에 신경을 쓰기 시작하면서부터 생겨난 스파는 최근엔 남성전용 스파, 어린이 및 10대 전용 스파, 패밀리 스파 등 종류도 천차만별로 늘어났다.

• 프랑스 •

금욕에 대한 종교적 신념으로 목욕을 기피

아니 그 멋스러운 파리지엔들이 잘 안 씻는다고? 황당한 얘기 같겠지만 프랑스의 역사를 살펴보면 놀랄 만한 일이 아니다. 목욕의 유희를 만끽했던 로마 평정시대가 끝난 뒤, 유럽엔 금욕주의적 종교 열풍이 사회제도화되면서 목욕을 금기시하는 분위기가 팽배해졌다. 한 달에 한 번, 일

년에 한 번 목욕하는 것도 몸에 나쁘다고 여겼을 정도. 심지어 17~18세기엔 왕과 귀족조차 일 년에 한두 번씩만 목욕을 해야 했고, 루이 14세는 평생 동안 단 한 번 목욕을 했다는 전설적인 이야기도 있다. 이러하니, 그 당시 프랑스 사람들에게 목욕보다 중요한 건 몸에서 나는 악취를 제거하는 일! 프랑스는 이를 바탕으로 오히려 향수 대국으로 성장하는 발판을 마련하기도 했으니 역사의 아이러니가 아닐 수 없다. 향수는 프랑스인이 선택한 목욕 대체법. 17세기에는 강한 향을 내는 짙은 화장술이 유행하기 시작했고, 루이 15세 때는 왕궁이 향수의 왕궁이라 불릴 만큼 온갖 향으로 넘쳐났다. 16세기에는 한발 더 나아가 제모기술까지 생겨났는데, 아몬드와 비둘기, 벌꿀, 달걀노른자 등이 그 대표로 쓰였다고 한다.

• 호주 •
물이 부족해서 샤워시간도 딱 10분

세계에서 가장 비가 적게 오는 나라 중 하나인 호주는 유명한 물 부족 국가다. 집을 지을 때에는 빗물을 받아쓸 수 있는 저수탱크 설치가 의무화될 만큼 물 절약이 몸에 배어 있다. 물값이 비싼 땅에서 사는 호주 사람들이 목욕이 아닌 샤워를 선택한 건 아주 당연한 일이다. 호주의 샤워는 몇 가지 특징이 있는데, 그 시간이 무척 짧다. 매일 한 번씩은 꼭 샤워를 하지만 10분을 넘기는 법이 없다. 아까운 물이 여기저기 튀지 않도록 샤워 커튼도 집집마다 꼭 하나씩 있는 풍경. 더불어 호주의 샤워 커튼에는 또 다른 의미가 담겨 있다. 호주 사람들은 갓난아이일 때를 제외하곤 누구와 함께 샤워를 하지 않는다. 동성의 형제, 자매도 마찬가지. 이렇듯 호주 사람들에게 몸을 씻는다는 개념은 극도의 프라이버시가 요구되는 일이다. 호주에 동성애자가 많은 것도 그런 샤워 문화에서 비롯된다는 주장도 있다.

물은 나의 어머니…… 목욕 대신 충욕, 사욕, 약욕

몽골인은 태어날 때와 결혼할 때, 죽을 때, 평생 세 번 목욕(티벳인은 태어날 때, 결혼할 때 두 번)한다. 오래 전부터 유목생활을 해왔던 몽골 사람들 사이에 욕조나 수도가 필요한 '목욕'이 익숙치 않은 건 당연한 일. 그러나 평생 세 번은 좀 심했다. 여기선 전통적인 몽골의 종교적 신념이 숨어 있다. 몽골인에게 물은 만물이 생성하고 지탱해주는 원천. 예로부터 몽골인은 물을 잘 관리하지 않으면 물의 신 로스가 재앙을 내린다고 믿었다. 그 전통은 20세기 초까지 내려와 일본제국주의 시대에는 몽골인은 몸에서 냄새가 난다는 이유로 군복을 면재받았다고. 하지만 몽골인에게는 나름대로 목욕법이 있다. 바람을 쐬는 풍욕, 모래에 찜질하는 사욕, 전통 식물을 우려낸 물에 들어가는 약욕 등이 그것. 실제 몽골엔 곳곳에 온천이 있다는데, 사람들은 아플 때만 그곳을 찾았다 한다.

• 한국 •

우리나라의 목욕은 목욕재계와도 일맥상통하는데, 대갓집에서는 정방이라는 목욕시설이 갖춰져 있어 제례 전에는 반드시 목욕부터 했다고 전해진다. 유명한 때밀이 목욕의 시작으로 볼 수 있는 공중목욕탕의 도래는 1924년 평양이 그 시작. 전 세계적으로 때를 미는 나라는 우리나라와 중국, 베트남 정도인데, 등의 때를 밀어주며 대화를 나누는 곳은 우리나라밖에 없다. 역사속에서 목욕을 가장 사랑했던 로마 시대 사람들처럼 목욕을 색다른 사교의 장으로 활용하기 시작한 것. 최근 웰빙 열풍에 이어 등장한 찜질방과 스파문화도 이와 다르지 않다. 청결과 건강, 피부관리, 정신적 휴식까지 지금 우리의 목욕 문화는 스파와 함께 한 걸음 더 나아가고 있다.

동양의 목욕사

동양에서의 목욕沐浴의 의미는 목沐은 머리를, 욕浴은 몸을 감는 것을 말한다. 지금은 목욕이 일반화되어 다양한 목욕탕이 있지만 옛날에는 기껏해야 냇가에 나가 멱을 감는 정도였다.

중국 목욕탕의 효시는 동진때 출현한 천자天子 전용의 초룡지焦龍池다. 옥玉으로 쌓고 호박琥珀으로 수로를 냈으며, 비단주머니에 향료를 담아 물에 담갔다. 겨울에는 물을 데우기 위해 구리로 만든 용龍을 숯불로 벌겋게 달구어 수십개나 탕湯 안에 넣었다. 그래서 초룡지라고 했다.

당나라 귀족들은 목욕탕을 가지고 있었다. 백락천白樂天의 장한가長恨歌에 보면 양귀비가 화청궁 온천에서 목욕하는 장면이 나온다. 송나라 때에 비로소 공중목욕탕과 함께 찰배擦背라고 하는 때밀이도 등장했으며, 소동파蘇東坡가 즐겨 이용했다고 한다.

진정한 목욕의 왕국은 화산이 여전히 활동 중인 일본 열도다. 일본의 온천은 규모도 대단하지만 붉은 진흙, 검은 모래 찜질 등 다양한 테마로도 유명하며 료칸(여관) 등 전통문화와 결합하여 관광객을 끌어들이고 있다. 유난히 목욕을 좋아하고 매일 탕목욕하는 문화가 발달한 일본에서 목욕은 '씻는다' 보다는 '따뜻한 물에 몸을 담근다' 는 의미가 크다. 특히 추운 겨울 난방 시설이 변변치 않아 몸을 데우고 잠자리에 들기 위해서는 목욕이 필수였다.

일본 대중탕, 하면 혼욕을 떠올리는 사람들이 많겠지만 요즘에는 남탕·여탕이 분리된 경우가 더 많고 혼탕을 이용하는 사람들은 노인층이 대부분이다. 그리고 탕 안에서는 모두들 수건을 접어서 머리

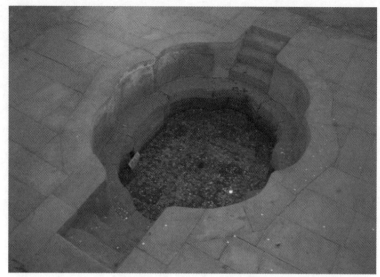

양귀비와 궁녀가 이용했던 목욕탕

에 얹고 있는 모습이 이색적인데 이는 나름의 목욕의 심오한 원리가 숨어 있다. 그리고 탕에서 나오면 수건으로 반드시 앞을 가리고 다닌다.

이러한 목욕문화가 발달된 일본을 보면 현재의 목욕이라 하면 욕조에 물을 채우고 그 속에 몸을 담궈 목욕하는 방법, 즉 온욕탕을 가리키는데 이러한 목욕법이 널리 행해지게 된 것은 일본의 중기 이후의 일이다. 그 이전의 목욕은 밀폐된 실내에서 증기를 뒤집어 쓰는 증기욕이었다고 전해지고 있다.

일본에는 목욕을 의미하는 단어로 후로風呂와 유湯가 있는데 후로風呂라고 하는 것은 죠후로烝風呂의 약칭으로 증기욕을 의미하며, 유湯은 온욕탕을 의미한다.

증기욕의 발상이나 기원은 확실하지 않지만 옛날에는 석굴 속에서 불을 때서 돌을 뜨겁게 달구고 이것에 물이나 해수 등을 끼얹어 증기를 발생시켜서 이 증기를 뒤집어 쓴 것이 시초였다고 생각된다.

새도나이가이(瀨戶內海)의 연안이나 섬 등에는 홍법대사가 전하였다는 돌 목욕의 유적이 각처에 있으며 현재도 이것을 영업하는 곳이 있다. 일본의 새도나이가이의 이우치 여울에 인접한 애원현 금치시 앵정해안에는 중려 홍법대사가 개발했다는 돌목욕이 있으며 매년 7월 1일부터 9월 10일까지 약 2개월간 영업을 한다. 이 목욕법을 '사구라이세기후로'라 부르며 바다에 인접한 자연의 암반능을 뚫어 만든 것으로 속의 넓이는 다다미의 약 10매 정도로서 어른 약 10인이 들어갈 수 있다. 인근 산에서 체집해 건조시킨 양치나무잎과 솔잎을 바닥에 깔아서 불을 붙이고 양치잎이나 솔잎이 다 타버리면 해수에 담그었던 자리를 깔아서 증기를 올려 그 위에 누워 증기욕을 하는 방식이다. 옛부터 신경통, 류머티즘, 어깨결림, 요통 등에 효과가 있고 돌목욕을 한 해에는 감기에 좀처럼 걸리지 않는다고 하여 인근 농가에서는 모내기가 끝나면 돌목욕에 들어가는 풍습이 옛부터 전해 오고 있다.

유사한 방식으로 교토에는 가마부로釜風呂라 불리는 증기 목욕탕과 가나와노유(かなわの湯)가 있었다. 이 목욕은 바닥에 돌을 깔아서 내경과 높이가 모두 2m 정도의 토굴을 만들어 속에서 나뭇가지를 태운 뒤 재를 걷어내고 소금물에 담갔던 자리을 깔고 그 위에 눕는다. 입구를 밀폐시키고 밖에서 솥에 불을 피워 토굴 안으로 증기가 들어가도록 해서 증기욕을 했다.

어쩌면 새도나이가이 연안과 같이 자연의 석실이 없는 지형에 인공적으로 토실을 만든 것이라고 생각된다.

어쨌건 새도나이가이 연안의 돌목욕이나 가마부로의 토굴이 무로室라 불리고 이 '무로'가 와전되어 후로風呂라 불리게 된 것이 일본어의 목욕이라는 말의 유래로 전해지고 있다.

유湯는 에도시대가 되어서 센토(철탕)라는 공동탕이 생겼고 처음에는 증기욕이었으며 욕실 외에 욕탕과 수조를 놓고 증기욕으로 신체를 따뜻하게 하여 불린 때를 이 욕탕이나 수조의 물을 끼얹어 닦아낸 것이다.

우리나라의 목욕사

우리나라의 목욕의 기록은 문헌에 기록된 최고最古의 목욕은 삼국유사의 유사를 살펴볼 수 있다. '신라의 시조 박혁거세와 그의 왕비인 알영에서 비롯된다. 박혁거세는 뭇 사람들이 놀랄 만큼 아름다운 남자였는데 그 아이를 동천東泉에 목욕시켰더니 몸에서 광채가 나고 새와 짐승들이 따라서 춤을 췄다. 이내 천지가 진동하고 해와 달이 청명해졌다 하며, 알영은 몸매와 얼굴이 남달리 아름다웠으나 입술이 닭의 부리와 같은 결점이 있어서 이에 월성月城 북쪽에 있는 냇물에 목욕을 시켰더니 그 부리가 떨어졌다. 이 일 때문에 그 내川를 발천撥川이라고 한다'고 한다. 이들의 목욕을 미용수단이든 왕의 의식수단이든 간에 약 2000년 전 우리나라에서는 목욕이 중시되었음을 알 수 있다. 삼국유사의 신라시조 박혁거세 신화에서 신라는 목욕을 미용 또는 청결, 의식수단으로 활용하였음을 보여주는 내용이기도 하다.

흔히들 목욕재계沐浴齋戒란 말을 아주 각별나게 많이 쓴다. 종교생활이 있는 곳엔 반드시 목욕재계가 따랐다. 명절날 앞두고도 목욕재계, 마을의 서낭굿 앞질러서도 목욕재계, 기제사 모실 때도 목욕재계는 빠뜨리지 않았다. 종교적 행사가 아닌 경우에도 그 행사가 유다르거나 뜻 깊은 것일 때, 역시 한국인은 목욕재계했던 것이다. 목욕재계에서 목은 머리 감는 일, 욕은 몸 씻는 일이다. 재는 계와 마찬가지로 심신을 깨끗이 하고 궂은 일을 멀리 한다는 뜻이다.

목욕재계의 의미가 크게 담겨져 있는 최고의 기록은 삼국유사에서 찾아볼 수가 있다. 삼국유사의 가락국기에서는 '가락의 백성들이 그들의 신령이자 왕인 수로를 처음 모셔 받았던 날이 다름 아닌 계욕戒浴의 날이었음'을 말해주고 있다. 계戒는 푸닥거리할 계라고 읽는다. 신령을 모시고 몸을 맑게 하는 날이 곧 계욕의 날이다. 나라의 천신이자 첫 왕을 맞이하던 날은 나름 아닌 맑은 날이었던 셈이다. 우리들은 까마득한 옛날부터 신령스러운 것, 거룩한 것은 곧 맑은 것이라고 생각해 왔음을 가락국기에서 확인할 수 있다. 가락국기 이후, 그 같은 생각은 변함없이 우리들에게까지 전해지고 있다. 이것은 대단히 중요한 생각으로 신령을 섬길 수 있는 마음의 바탕이 곧

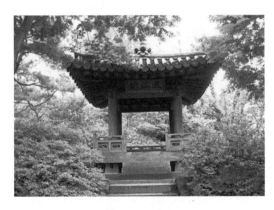

바람으로 목욕하는
풍욕대

정갈함을 의미한다는 사실이다. 그러므로 고대에서 목욕은 오늘날과 같이 건강이나 미용적 의미가 아닌 일종의 주술呪術적인 행위였다. 즉 정갈한 몸으로 신을 맞이하기 위해 목욕을 했다는 의미였다.

이후 삼국시대에 들어서 불교의 전래는 목욕을 더욱 성행하게 만든다.

목욕재계를 계율로 삼는 불교가 전래됨으로써 신리인들은 목욕을 더 자주 하게 되었다. 불교의 전래로 향의 문화가 발전하였으며 목욕재계를 중시하여 목욕의 대중화가 이루어진 시대이다. 그 결과 절에는 대형 공중목욕탕이 설치되고 가정에도 목욕시설이 마련된다. 특히 목욕이 신체를 깨끗이 하는 단순 청결개념에서 마음의 죄를 씻어내는 신성한 의식 수단으로 이용되면서 사찰행사뿐 아니라 엄숙한 행사 등에는 반드시 목욕을 하는 관습이 생겨났다.

'삼국사기三國史記' 신라본기新羅本紀에는 다음과 같은 내용이 있다. '신라의 관헌인 익선益宣 아간阿干이 득오를 데려다가 일을 시킨 뒤 돌려보내지 않으므로 죽지랑竹旨郞이 익선을 벌주고자 하였는데 익선이 도망가자 그 대신에 익선의 아들을 붙잡아 성안의 연못에서 강제 목욕시킴으로써 형벌에 대신한 일이 있다. 이것은 목욕을 면죄의 방법으로 삼은 내용이다. 이것은 신라인들이 청결하게 함으로써 마음이 깨끗해진다고 믿었음을 보여준다.'

또한 '삼국사기三國史記' 고구려高句麗 본기 제 5에도 다음과 같은 기록이 있다. 당시 서천왕 17년(286)에 '왕의 동생인 일우逸友와 소반素勃이 모반을 하였을 때 질병을 사칭하고 온탕에 가서 온갖 무리들과 어울려 유락遊樂을 즐겼다' 는 것에서부터 유래된다.

부여 능산리 봉래산 사찰터에서 출토된 백제금동용봉래산향로

뚜껑에는 5명의 신선들이 천상의 소리를 연주하며 장쾌한 폭포수 아래서 머리를 길게 늘어뜨린 채 목욕재계하는 모습이 조각되어 있다.

「석씨요람釋氏要覽」에서는 목욕의 의미를 '몸을 씻고, 말語을 씻고, 마음을 씻는 것'으로 보았으며, 불설온실세욕중승경佛說溫室洗浴衆僧經에서는 '스님들을 목욕시키기 위해서는 먼저 맑은 물과 팥비누, 내의 등의 일곱 가지를 준비해야 하며, 목욕을 하면 풍병과 습진 등의 병을 없애고, 몸이 거뜬해져 눈이 맑아지는 등의 일곱 가지 이로움이 있다. 또한 이렇게 공양하는 자는 4대大에 병이 없고, 태어날 때마다 청정하여 몸매가 단정하게 되는 것 등의 일곱 가지 복을 받는다'고 하였으며, 불설온실세용가승경佛說溫室洗溶家僧經에서는 '목욕을 하면 일곱 가지 병을 물리치고 일곱 가지 복을 가져온다'고 하였다. 불교가 성행했던 당시에 목욕 문화가 어떠했는가를 능히 짐작할 만하다.

또한 「석씨요람」에서는 목욕방법에 대해 '오른손으로 물병을 잡고 왼손으로 씻는데 먼저 밖에 나가 손에 재를 바르고 물로 씻은 다음 황토를 사용해 세 번씩 닦고 민물로 씻어낸다. 그리고 밀가루를 사용해 몸을 씻으며 팔굽까지 다 씻는다. 손을 씻을 때는 재, 황토, 밀가루 등을 사용한다'고 소개하고 있다. 그리고 목욕장구로 연화燃火, 정수淨水, 조두澡豆, 순淳탄, 양지楊枝, 내의內衣, 소蘇 등 총 7가지를 들고 있다.

불국사에 매화틀이 발견된 곳이 북수간이라고 보는 것도 목욕재계와 뒷물을 하는 곳이 바로 북수간이었기 때문이다. '북수간'이란 이름의 뜻에도 나름의 의미가 있다. 절에서는 '뒷물'을 북수北水라고 한다. 이것은 몸의 앞쪽을 남쪽으로, 몸의 뒤쪽을 북쪽으로 보는 동양사상에서 비롯된다. 한자문화권에 있는 동아시아는 북반부에 위치하여 차가운 북풍을 등에 지고 양명陽明한 남쪽을 앞에 두는 것이 당연했다. 그래서 남南자도 햇볕을 향해 팔을 벌리고 있는 모양을 상형한 것이며 북北자는 등을 돌려 지고 있는 모습을 상형한 것이다.

고려인들은 신라인들 보다 목욕을 더 자주 하는 동시에 사치스러운 목욕을 하여 청결의 경지를 벗어나 탐미주의耽美主義로까지 발전한다. 고려인들은 하루에도 서너 차례 이상 목욕을 즐겼으며 남녀의 혼욕과 향 목욕이 발달하였다. 성문화가 개방적이었던 고려시대에는 여자와 남자가 난탕, 또는 복숭아 꽃물 등의 목욕을 같이 즐겼다. 온천요법도 이루어진 시대였다.

고려 인종 때의 목욕을 묘사한 송나라 사신 서긍의 '선화봉사고려도경宣和奉使高麗圖經의 기록에 의하면 고려인들은 아침에 일찍 일어나 목욕을 한 다음에야 외출을 했다. 더운 여름날이면 하루에 두세 번씩 시냇가에서 목욕을 했다. 개성의 큰 내에서는 남녀가 한데 어울려 목욕했다고 한다. 한편 상류사회에서는 어린애의 피부를 희게하기 위하여 복숭아 꽃물로 세수시키거나 목욕시켰다. 성인 여자는 물론 남자도 난초로 삶은 물인 난탕에 목욕함으로써 피부를 희고 부드럽게 하는 동시에 몸에서 향이 나도록 하였다.

또한, 목종 6년(1003)에 한언공韓彦恭이 중병을 앓을 때에 왕이 의약품과 기타 일용생활용구를 하사하면서 온천에 가서 목욕요법을 시행하도록 권하였다고 전해진다.

조선시대에는 고려의 성문화를 퇴폐시하는 시대로 유교사상이 중시되었다. 조선시대는 내면의 아름다움과 외면의 아름다움을 동일시하는 이념으로 청결을 중시하였고, 특히 세수를 하지 않고 사람을 대하는 것을 가장 수치로 여겨 신분에 관계없이 아침에 제일 먼저 하는 행위가 세수였다. 목욕을 하더라도 반드시 의관을 정제하고 하였다. 서민들은 냇가 등의 장소에서 목욕을 하였으나 양반들은 목간통을 준비하여 헛간 또는 부엌에서 하거나 정방이라는 목욕소를 실내에 설치하였다. 청결관념의 확산으로 조선시대 역시 목욕이 중시되고 대중화하였다. 엄격한 도덕률 아래서도 신라시대에 비롯된 유두流頭민속을 지켜, 음력 6월 보름날이 되면 계곡과 냇가에서 목욕하고 물맞이를 하였다. 또한 제례 전에 반드시 목욕재계해야 하는 관습과 백색피부 호상好尙으로 인하여 목욕이 성행하게 되었다. 따라서 대가에서는 목욕시설인 정방淨房을 집안에 설치하였으며, 조두를 만들어 저장하고, 특히 혼례를 앞둔 규수는 살갗을 희게 하기 위한 목욕을 하였다. 난탕을 비롯하여 인삼잎을 달인 인삼탕, 창포잎을 삶은 창포탕, 복숭아잎탕, 마늘탕, 살겨탕 등을 이용하였다. 그러나 조선시대에는 노출을 꺼리는 생활관습으로 인하여 벌거숭이 상태로 목욕을 하지 않고, 옷을 입은 채로 신체의 부분부분을 씻었다.

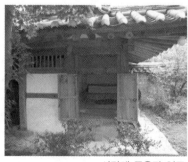
사랑채 목욕탕 입구

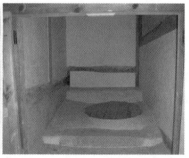
사랑채 목욕탕 내부

또한 질병치료 및 건강유지를 위해 온천욕과 한증막이 성행하였다.

조선 초기 태조와 태종은 자주 병 치료 및 보양을 위해 평산온천과 유성온천을 순행하였다. 세종 26년 갑자 정원 상계문에는 '청주에 물이 맛이 초椒와 같다고 하여 초수椒水라 이름을 지어 여러 질병을 다스렸다' 라는 말을 듣고 그 당시 유행하던 안질을 치료코자 했다. 초수치병자를 자세하게 방문하여 적어 올리게 하기도 했으며, 세종실록에 온양온천은 왕의 지병을 고치게 한 공로를 인정하여 온수현에서 온수군으로 승격시켰다. 세종은 박생후朴生厚라는 사람에게 쌀과 콩을 하사하고 온천지에 머물면서 목욕으로 건강상의 이해利害를 왕명에 따라 탐지토록 하였다는 기록이 세종실록에 전해오고 있다. 심지어 세종은 왕실의 어의御醫인 노중례盧重禮에게 명하여 박생후와 함께 온천의 의학적 효과를 연구시켰다. 한증막에 대해서도 한증법을 개발해 한증승이 병자를 구휼케 하였으며 어의를 파견하여 고혈압, 심장병 등의 병객에게는 한증을 금지토록 하였다고 전해진다.

또한 반신욕에 대한 기록도 있어 숙종은 60세를 일기로 승하했는데 승하하기 몇 년 전부터 여러 가지 질병에 시달리고 있었다고 한다. 57세에 눈이 어둡고 어지러운 안질 증세와 다리가 저리는 증세 때문에 온천행을 하게 된다. 기록에 의하면 3월 18일부터 21일까지 연속 4일간 온천욕이 실시됐는데 '오시午時(오전 11시~오후 1시)에 임금이 온천에 나아가 머리를 500바가지 감고, 배꼽 아래를 2각二刻 (30분) 동안 담갔다' 고 기록돼 있다. 배꼽 아래를 30분 동안 담갔다고 하는 내용이 바로 반신욕에 해당한다. 또한 족욕에 대한 내용도 〈조선왕조실록〉에 기록돼 있다. 숙종 57세 3월 22일의 실록을 보면

'사시巳時(오전 9~11시)에 임금이 온천에 나아가 머리를 200바가지 감고, 다리 아래를 1각—刻(15분) 동안 담갔다'는 내용이 있다. 이것은 숙종이 바로 족욕을 시행했음을 나타내는 기록이기도 하다.

그러면 왕과 왕비는 어떻게 목욕을 했을까?

왕과 왕비는 일반적으로 궁내의 일정한 (비밀스런) 장소에서 시녀나 나인들에 의해 벌거벗지 않고 목욕한 것으로 알려진다. 다만 특별한 의식이 있거나 건강이 안 좋을 경우 왕은 '온양행궁'이라는 목욕궁으로 행차하여 목욕을 했던 것으로 전해지고 있다. 여기서 '온양행궁'이란 왕의 전용 목욕궁으로 유일하게 '온궁사실'이란 역사책에 전해 내려오고 있다. 왕은 목욕을 하기 위해 별궁으로 온양행궁을 만들고 행궁내에서 온천욕을 즐겼다고 한다. 세종, 세조, 현종, 숙종, 영조 등 5명의 왕과 사도세자가 이 온양행궁을 이용했다고 전해지고 있다. 이 온양행궁은 전체 면적이 6,000여 평으로 일반 궁궐의 20~30분의 1 정도에 불과했다. 별궁임에도 불구하고 홍문관과 사간원 등을 갖추고 침실과 집무실까지 따로 있었다. 따라서 왕과 왕비들은 이 온양행궁으로 행차가 잦았고 실제로 나이가 많고 심약했던 왕과 왕비들은 거의 온양행궁에서 살다시피 하며 온천욕을 즐겼다. 그러다 보니 온양행궁에서 승하한 왕과 왕비가 꽤 많았다고 한다. 지금도 온양온천에서는 온양행궁을 재현하는 행사를 매년 진행하고 있다.

쉬어가기

음력 오뉴월의 세시풍속(머리 감고, 목욕하고, 물맞이하고)

우리는 주로 음력을 사용한 민족이어서 계절과 연중행사가 모두 음력을 기준으로 되었음은 익히 알고 있는 일이다. 농사짓는 일과 고기잡는 일, 그리고 바닷물의 썰물과 밀물에 이르기까지 음력에 의해서 가려지고 있다.

우리 선조들은 봄을 물리고 여름을 맞는 시기인 5월과 6월 각각 단오와 유두라 하여 머리를 감고 목욕을 하던 풍속을 지켜왔다.

• 오월 초닷새 단오(端午) •

농경문화에 따른 계절성이 강조되어 엄격히 지켜져왔던 오월의 세시풍속 단오. 음력 5월 5일은 수리, 중오, 단양, 천중절 등 다양한 이름으로 불리는 단오는 단(端)은 처음(초(初)) 뜻이고 오(午)는 옛날 다섯오(五)와 상통하는 글자로 단오(端午)는 곧 초닷새(初五日)라는 뜻이 된다. 그 당시 중국의 음양철학에 바탕을 두었지만 우리나라에서는 양이 겹치는 8월 8일, 7월 7일, 9월 9일을 생기(生氣)있는 날이라 하여 명절로 삼았다. 5월 5일은 1년 중 양기가 가장 왕성한 때이므로 천중가절 또는 천중절이라고 숭상하던 명절이다.

단오날 아침이면 여자들은 머리카락이 희어지지 않고 윤기가 난다 하여 창포 삶은 물에 머리를 감는다. 어린이들은 창포탕을 만들어 세수를 하기도 하고 남자들은 술을 담아 마시기도 했다. 창포탕이란 창포잎과 창포뿌리를 삶아서 만든 물로 이 물을 사용하면 사귀(邪鬼)가 물러간다고 하였다. 이렇게 창포를 이용해 머리를 감고 목욕을 했던 것은 창포 자체에 방향성이 있어 향기롭기 때문이기도 했지만 이 시기는 대개 겨울을 지나 춘궁기에 접어드는 시기로 영양부족이 나타나는 시기라 할 수 있는데 이러한 영양부족에 대하여 피부와 머리의 영양분(비타민C)를 보충하여 노화를 방지하기 위한 것이었다고 할 수 있다.

• 유월보름 유두(流頭) •

음력 6월 15일은 '유두'라 하여 이날은 음식물을 가지고 맑은 시내나 산간 폭포에 가서 머리감기, 목욕, 음주 등으로 하루를 즐겼는데 이렇게 함으로서 상서롭지 못한 것을 풀 수 있고 더위를 먹지 않는다고 믿었다.

유두란 동류두목욕(東流頭沐浴)의 준말로서 동류(東流)에 가서 머리를 감는 것은 동쪽이 청(靑)으로 양기가 왕성한 곳이라 믿었기 때문이다. 이날 선비들은 술과 고기를 장만하여 계곡을 찾아서 풍월을 읊으며 즐겼고, 아낙네들이나 기생들도 때를 지어 모여서 함께하기도 했다. 여염집 부녀자들은 흰천으로 차일막을 치고는 머리를 감고 몸에 물을 묻히면서 하루를 지냈다.

신라시대부터 행해지던 이 풍속은 농민을 위한 목욕의 날이라고 할 수 있는데 당시 귀족들이야 언제라도 머리를 감고 몸을 씻을 수 있었으나 농민이나 서민들은 목욕을 한다는 것이 쉬운 일은 아니었다. 당시만 하더라도 장발풍속에 농번기로 분주하여 머리에 신경쓸 수가 없었던 시기 중간에 머리를 감을 수 있도록 한 풍속은 선조들의 지혜를 엿보게 한다.

목욕탕 및 찜질방 등의 레저스파 사업의 변천사

우리나라에서 돈을 받고 여러 사람에게 목욕을 하게 하는 시설인 목욕탕은 개항 이전에는 없었다. 개항 이후 선교사를 비롯한 각국의 외국인들이 서울을 비롯한 여러 도시에 거주하게 되자 그들은 습관상 자주 목욕을 해왔으므로 목욕시설의 불편함을 느끼게 된다. 가옥의 구조를 일부 개량하여 목욕탕으로 만들거나, 목욕탕 시설을 갖춘 가옥을 짓기도 하였다. 1910년 이후 많은 서양인이 드나듦에 따라 서양인 상대의 호텔과 여관이 생기게 되었다. 이러한 숙박업소들은 거의 모두 목욕탕을 구비하고 있었다. 다만 숙박업소의 규모에 따라 방마다 욕실이 딸려 있는 곳과 방에는 없지만 크게 하나를 마련하여 함께 이용할 수 있도록 한 곳이 생겨났다. 이것이 오늘날 숙박업소가 대중탕을 겸하고 있는 시초라고 볼 수 있다. 그래서 지금의 온천장이나 목욕장 심볼마크와 숙박업소의 심볼마크가 ♨으로 같은 것이다.

우리나라에서 대중목욕탕의 본격적인 발전은 일제 강점기 때 일본인들이 한국에 많이 이주해 오면서부터다. 일본인들은 기후 조건 및 지형적 조건으로 자주 목욕하는 습관을 가지고 있었다. 한국에 이주한 일본인들은 목욕의 불편을 느껴 공중욕탕을 설치하고자 하였으나 한국인의 거센 반발로 쉽게 착수하지는 못했다. 왜냐하면 당시 한국적인 정서로는 여러 사람이 모인 곳에서 옷을 벗고 목욕을 하는 것은 천민들이나 하는 짓거리 정도로 여겨졌기 때문이다. 이러한 가운데 우리나라에 대중탕이 처음 설립된 것은 1924년 평양에서였다. 이때 공중목욕탕은 부府에서 직접 운영하였으며 관리인을 따로 임명하였다. 이들은 욕탕 사용료의 수납, 시설의 보수, 욕탕 사용인

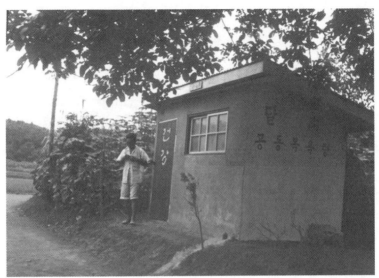

1960년대 농촌목욕탕

원 제한 등 전반에 걸쳐 관리하였다. 서울에 공중목욕탕이 처음 세워진 때는 1925년이었다. 광복 이후 인구의 증가와 위생관념의 발전으로 사설욕탕의 숫자가 늘어나자 욕탕 영업의 허가를 위한 시설규정을 제정하게 되었다.

우리나라 목욕문화가 때밀이문화가 된 것은 1960년대 초반 이태리타올이 개발되면서부터였다. 자주 씻지 못하던 시절에 획기적인 발명품으로 지금까지도 때밀이문화는 우리나라 고유의 문화상품으로 인정받고 있다. 심지어 가까운 일본에서부터 멀리 호주 및 유럽까지 수출되었다. 과거 몇 년 전만 하더라도 일본인 관광객의 약 10~20%가 때밀이문화를 접하고 돌아간다고 했다

1990년대부터는 찜질방과 원적외선의 효과가 높다며 등장한 불가마체험실이 우리나라 입욕문화를 주도하고 나섰다. 초기에 불가

마체험실은 비교적 간단한 시설과 설비의 저렴성 및 단순한 입욕행태로 인해 새로운 입욕시설로 각광을 받았다. 점차 그 영향력이 떨어졌으며 2000년에 들어서면서 목욕탕과 불가마, 찜질방이 자수정과 같은 보석과 조화를 이루면서 불가마사우나라는 명칭을 사용해 새로운 입욕시설로 발전하였다. 규모도 1,000평 이상 대형화되었고 시설수준도 호텔급의 최고급 수준으로 하고, 기능도 건강에 좋은 다양한 입욕시설과 부대시설 등으로 개발하여 원스톱형 건강입욕시설로 발전되고 있다.

최근에는 참숯가마가 트렌드로 자리잡고 있는데 대부분 대도시 외곽 교외지역에 전통형의 재래식 숯가마시설이 생겨나고 있으나 최근에는 실내에 숯가마를 설치하는 붐이 일어나고 있다. 재래식을 변형한 개량형으로 황토를 이용한 막을 조성하고 참숯을 굽어내는 틀을 만들어 불을 지피는 방식이다. 2004년도에 경남지역의 대도시에 처음 설치하여 성공한 이후 그 영역을 넓혀 서울로 진출하였고 그 성과가 우수함이 인정되어 점차 수도권으로 확대되어 가고 있는 실정이다. 현재는 개량형에 비하여 재래식 숯가마가 많아 비교할 수는 없지만 점차 확대되어 갈 것으로 예상된다.

목욕탕의 명칭 변천

지금까지는 일반적인 목욕문화에 대하여 언급해 보았다. 그러나 '목욕문화가 달라지고 있다' 라는 것은 레저스파인 사우나 및 찜질방의 간판에서도 그 현상을 쉽게 찾아볼 수가 있다. 과거 70년대 이전까지만 하더라도 대부분의 입욕장 명칭이 '공동목욕탕'. '대중목욕탕' 이었다. 그러나 80년대부터 본격 도입된 핀란드식 사우나는 지역 목욕탕의 명칭에 변화를 주었다. 고급이미지가 있다고 하여 너도나도 '대중사우나' 라는 간판을 붙이기 시작한 것이다. 그 당시만 하더라도 '사우나' 라는 표현은 공중위생법상 관광호텔의 목욕탕에만 사용할 수 있는 용어였다. 온천지구 등의 온천지정 허가없이 간판에 '온천' 이라는 용어를 함부로 못쓰는 것과 같이 '사우나' 라는 용어도 그러했지만 시간이 지나면서 너도나도 사용하다 보니 관습화되어 지금은 아주 일반적으로 사용하고 있다. 90년대 말부터 불가마와 찜질방이라는 용어가 나오기 시작해 지금은 아주 익숙한 용어가 되었는데, 2000년대에는 '보석불가마사우나' 가 전국 레저스파 업소인 목욕탕 간판의 기준처럼 활용되기도 했다. 최근에 와서는 보석불가마사우나는 이미 식상함이 느껴지고 새롭게 '스파' 라는 용어가 본격적으로 간판의 이름으로 등장하고 있다. 스파비스, 스파닉스, 스파플러스, 스파렉스, 헨리스파, 센트럴스파, 해피데이스파 등 스파가 하나의 문화트렌드로 등장하고 있는 셈이다. 그리고 고급형의 입욕시설은 어김없이 'ㅇㅇㅇ스파' 하는 식으로 명칭을 쓰고 있고, 불가마사우나라는 용어는 중저가 브랜드의 이미지로, 'ㅇㅇㅇ스파' 는 고급형의 고가 이미지를 주는 단계까지 이르게 되었다.

　여기서 '스파' 의 어원을 살펴보면 두 가지 설이 있다. 로마 시대부터 광천 온천으로 유명한 리조트인 스파우SPAU라는 벨기에의 리게 근처 마을 지명이 영어에서 온천, 광천이라는 보통명사로 변했다는 설과 목욕이 가장 발달한 로마시대에 아주 화려한 분수를 둘러본 네로황제가 외친 "시나타스 페르 아쿠아스sanitas per aguas", 즉 "물을 통한 건강을"의 첫글자를 따서 만든 것이 오늘날 스파가 되었다는 설이 있다. 여하튼 이 '스파' 란 용어가 공통점이 있다면 바로

'물' 과 아주 깊은 관계가 있다는 점이다. 우리나라에서도 '스파' 라는 간판이 붙어 있는 것을 자세히 살펴보면 항상 물이 포함되어 있는 것을 알 수 있다.

이런 전초로 볼 때 앞으로 얼마간은 우리나라의 레저스파 문화의 주류는 '스파' 가 될 것으로 보인다. 그런데 중요한 것은 말로만 스파가 아니라 그에 따른 시스템이 따라와야 한다. 너도나도 스파라는 용어를 사용하고는 있지만 실질적으로는 전문적인 스파시스템은 전혀 없다. 사업적으로 보자면 그나마 다행이라고 생각한다. 앞으로 새로운 형태의 스파시스템 개발의 여지를 남겨두었기 때문이다. 앞으로 가까운 미래에 '스파' 로서 사업을 성공하려면 먼저 전문기능형의 스파시스템을 개발한 후 레저스파업장에 적용하게 되면 크게 성공할 것으로 기대된다. 왜냐하면 아직까지는 스파시스템에 대한 중요성을 인식하지 못하고 있어 그 틈새가 넓어 보이기 때문이다.

찜질방 문화의 원류

　　　　　　　　한국 목욕문화를 정의한다면 크게 세 가지로 정리할 수 있다. 첫째는 피부 청결문화인 때밀이洗身문화이다. 둘째는 몸 전체를 느긋한 마음으로 물속에 담그고 음미하는 입욕入浴문화이다. 셋째는 바닥을 따끈하게 덥혀놓고 내부공기도 고온으로 유지하여 인체의 땀을 촉진시키는 찜질火蒸문화라고 할 수 있다. 지금까지는 주로 입욕문화에 대하여 말했지만 앞으로는 찜질문화에 대하여 언급하겠다

여기서 '찜질' 이라는 용어가 나오는데, '찜질' 이란 국어사전에

의하면 '약물이나 더운물에 적신 헝겊이나 얼음을 넣은 주머니 따위를 아픈 자리에 대어 병을 고치는 일, 또는 온천이나 뜨거운 모래나 물 따위에 몸을 담가 땀을 흘려 병을 고치는 일'이라고 정의하고 있다. 현재 한국에서의 찜질방 개념은 밀폐된 고온의 방에 있으면서 발한을 촉진하는 단순 찜질만이 아닌 종래의 목욕탕 개념에서 더 발전하여 저가의 입장료를 내고 입장하면 목욕뿐만이 아니라 불가마, 한증시설, 헬스시설 외에 여러 가지 편의시설 및 문화생활을 즐길 수 있는 공간으로 도심, 교외, 집 근처, 어디든지 쉽게 찾을 수 있다. 저렴하기 때문에 가족단위 휴식공간으로 일반 서민들에게 환영을 받으며 가족 또는 회사의 동료들끼리 뭉쳐 찜질방에 가서 친목을 도모하는 종합 커뮤니케이션 문화센타를 일컫는 용어가 되었다.

이러한 '찜질방'이라는 용어가 한국 국민들에게 익숙하게 된 기간은 불과 10여 년 정도 밖에는 안 됐다. 한국에서의 찜질이 가지는 의미는 생활의 일부로서 아주 친숙하고 더없이 익숙한 용어로서 이미 세계적으로도 알려진 대한민국 최고의 문화상품이다. 이러한 한국의 독특한 문화인 찜질방을 이해하기 위해서는 역사적으로 우리나라의 주거 및 기타 생활문화에서 찾아볼 수가 있다.

첫째로 한국은 동북아시아계열로서 대표적인 중국과 일본 사이에 있는 나라지만 나름대로의 독특한 난방방식이 있다. 바로 '아궁이 온돌방 또는 구들방 방식'이다. 지금은 주거문화가 화석연료인 보일러와 생활양식도 입식문화로 바뀐 지가 오래되었지만 1980년 이전만하더라도 한국 주택의 난방방식이 도시의 경우 많은 가정이 '연탄 아궁이'였고, 농촌지역의 경우는 나무를 화구에 넣어 불을 지피던 '나무아궁이'를 이용한 난방을 했는데 이들의 공통점은 방바닥이

'온돌(구들)' 이었다는 사실이다. 따뜻한 온돌바닥에 이불을 덮고 누워 있다 보면 어느새 세상근심 사라지고 결리던 어깨도 자연스럽게 사라지는 등의 효과가 있었던 것으로 보면 온돌문화가 현재의 한국 찜질방 문화에 영향을 준 것이 틀림없어 보인다.

둘째로는 찜질문화를 이해하기 위해서는 도자나 옹기를 굽던 '가마'의 역사에서 찾을 수가 있다. 여기서 '가마'란 옹기나 도자기, 기와 등을 구워내던 돔형식의 터로 대부분 황토로 만들어 내부에 강한 불을 지펴 도자기나 옹기를 단단하게 소성시키는 장소인데 이것이 발달하여 한증막으로 발전하였고 현재의 찜질방이 되었다라는 설이 정설로 되어 있다.

찜질방은 현재 한국을 대표하는 여러 레저시설 중 최고의 레저시설로 평가를 받고 있으며 또한 '가족형 웰빙문화센타'로서 역할도 톡톡히 하고 있다. 최고의 생활문화상품이라고 할 수 있는데 이러한 찜질방의 기원과 개발 배경, 향후의 발전방안을 역사적인 자료를 통해서 살펴보고자 한다.

온돌문화에서 본 찜질

지금은 보일러와 입식문화로 주택이 발전하였지만 예전 1970년대 이전만 하더라도 대부분의 대한민국 주택은 온돌과 아궁이火□문화였다. 예전부터 한국의 어르신들은 저기압이나 비가 올 것 같으면 신기하게도 몸에서 이상반응이 나타나게 되는데 이때 집의 아궁이에 불을 지피고 온돌바닥에 몸을 눕히고 아랫목에 발을 두고 이불을 덮고 있으면서 '아 시원하다'를 연발하면서 관절염이나 신경통 등의 통증을 완화시키곤 했다.

앤드류 토머스Andren Tomas의 1971년판 '태고사의 수수께끼'에서 중앙 가열난방(센트럴 히팅), 즉 온돌나방(온탕난방)이 17세기 말 '본만'에 의하여 발명된 후 '듀보알'에 의해서 완성된 것이 유럽식 난방장치였다는 기록이 나온다. 이런 유럽의 근대식 난방장치보다 약 4천 년이 앞선 고조선 시대와 부여, 마한, 진한, 변한시대에 이미 우리 조상들은 아궁이 속, 구들 밑, 구들골 속을 순환하는 뜨거운 공기(연기)에 의해 방을 덥게 하는 황토방을 발명해 영하 25℃의 혹한 속에서도 따뜻한 황토방 생활을 영위했다. 조상들의 슬기와 과학은 주생활에서 온돌 황토방으로 나타나 있다.

여기서 '온돌'이란 아궁이(화구火口)에서 불을 지피면 화기火氣가 방 밑을 지나 방바닥 전체를 덥게 하는 난방장치인데 이러한 방식은 한국 외에는 없는 독특한 난방방식이었다.

이러한 아궁이와 온돌문화를 역사적으로 살펴보면, 중국 고대기록에서 온돌에 관한 기사가 보인다. 《구당서舊唐書》가 가장 오래된 것인데, 여기에 기록된 고려(고구려를 말함)항에 보면 '겨울철에는 모두 긴 구덩이를 만들어 밑에서 불을 때어 따뜻하게 한다(冬月皆作長坑下燃熅火以取煖)'고 하였다. 《신당서新唐書》에도 비슷한 내용이 기록되어 있다. 고구려 외에 신라와 백제에 관한 기록은 없으나, 백제는 그 풍속이 고구려와 같다고 해 백제에도 온돌이 있었을 가능성이 많다. 신라에 관해서는 "겨울에는 부엌을 집안에 만들고 여름에는 음식을 얼음 위에 놓는다"라는 기록이 있으므로 신라도 서민층에 온돌이 있었을 가능성이 높다.

이밖에 온돌에 관한 옛기록은 《삼조북맹회편三朝北盟會編》《대금국지大金國志》《고려도경》 등이 있고, 한국의 것으로는 《동국이상국

집東國李相國集《목은집牧隱集》등에서도 그 내용을 찾을 수가 있다.

온돌의 오래된 과거의 건축적 구조를 알아볼 수 있는 유구遺構로서는 선사시대 조개무지발굴에서 발견된 웅기雄基의 주거지와 발해渤海에 있는 상경용천부上京龍泉府의 제5궁전지가 있다. 이와 같이 온돌은 삼국시대 이전에 한반도 북부 및 중국의 동북부지방에 거주하던 부여족 계통의 민족 사이에서 시작된 것 같다. 그것이 4~5세기부터 북방계 민족의 남하운동에 따라 고구려와 백제에서도 실시되니 통일신라시대에 들어와서도 하층계급 사이에 널리 사용되었으며, 고려시대에는 전국적으로 사용된 것으로 생각된다.

이것은 당시 고구려를 형성하던 민족의 기거양식起居樣式을 옛 기록과 고구려의 벽화에서 찾아보면 좌식座式이었다는 것을 알 수 있다. 긴 구덩이란 바닥앉기에 알맞게 만들어진, 오늘날 한국에서 사용되는 온돌에 가까운 것이었다. 한국에서는 온돌, 중국에서는 캉 또는 캉촹床이라고 한다.《구당서》에 기록된 장갱長坑,《삼조북맹회편》의 캉 및 갱은 형태를 구별할 수 없으나 송宋나라 서긍徐兢이 쓴《고려도경》에는 화갱火坑이라 하였다. 한국의《동국이상국집》에는 난돌暖이라고 하여 이름이 각각 다르다. 이것이 조선시대에 들어와서 온돌溫이라 쓰인 것을 실록實錄에서 볼 수 있으나, 같은 실록에서 연돌烟이라고 쓰인 곳도 있어 초기에는 온돌이라는 이름이 고정되지 않았으나 이것이 고정된 것은 북관기사北關記事가 씌어진 19세기 초 이후인 것 같다.

우리나라에 온돌문화가 정착되게 된 것은 지역의 입지적인 특징, 사계절이 뚜렷한 계절성에서 온돌문화가 발달했을 것으로 본다. 온돌이라는 특징은 아궁이에서 먼곳은 열 전달이 약해 덜 따뜻했을 것이고 아궁이에서 가까운 곳은 아주 뜨거웠을 것으로 어쩔 수 없이 구조상 윗목과 아랫목이 나타났다. 특히 겨울철에 따뜻한 아랫목에 발을 넣고 머리는 시원한 윗목에 두고 잠을 잤던 것으로 보아 온돌 문화는 '음양오행'의 수중화강水昇火降이라는 원리와 두한족열頭寒足熱이라는 한방의 기본원리를 충실히 지키는 주거문화였다. 이것이 바로 현재의 찜질방 문화로 발전하지 않았나 생각되어지는 바이지만 지금의 찜질방과는 다소 차이는 있다라고 사료된다. 여기서 수승화강이란 '물은 위로, 불은 아래로'라는 말로, 본래 음양오행설에서 나온 용어로 곧 우주에서 태양의 따뜻함은 땅으로 내려가고 물은 수증기가 되어 하늘로 올라간다는 뜻이다.

가마를 통해서 본 찜질문화

한국의 토기는 신석기 시대부터 만들어지기 시작하여 기원전 4000년 내지 5000년 전에 만들어낸 빗살무늬 토기가 있었다. 이후 점차 발달하여 더 단단한 무문토기와 홍도, 흑도, 채도로 발달하였다. 이중에서 흑도는 중국 회도의 영향으로 크게 발전하게 되면서 내화도가 높은 흙을 찾아내어 물레로 제작하여 1,000℃ 이상의 고온에서 구워낼 수 있게 되었다. 이렇게 만들어진 그릇을 와질 토기라 하는데 이러한 토기를 구워내던 터를 '가마'라고 한다.

'가마'란 도자기 또는 옹기 등을 굽던 곳을 이르는 말로 가마의 역사는 약 BC 3000년경의 중국 고온의 경질토기를 만들면서부터이다. 우리나라에 도입된 것은 신라시대부터라고 알려졌다. 전해 내려오는 말에 의하면 예로부터 도공들은 무병장수하는 사람으로 인정받아 왔다. 이러한 사실을 유추해 보면 가마를 만드는 주요 재료가

황토였고 황토로 만든 돔dome에 약 1,000℃ 이상의 불을 지펴 도자
기나 옹기를 소성시켜 단단하게 했다. 어느 정도 돔 내부의 온도가
내려가게 되면 도공들은 가마 속에 들어가 도자기나 옹기를 밖으로
가져나온다. 가마 내부에 들어가기 전에 도공들은 신성한 작품에 예
를 갖추기 위해 목욕제계한 후 가마 내부에 들어갔다. 이때 내부가
너무 뜨겁다 보니 짚으로 만든 가마니를 소금물에 적셔 어느 정도
물기를 뺀 후 이것을 쓰고 가마 내부에 들어갔다고 전해진다. 이때
황토에서 발산하는 원적외선과 가마 내부에는 약 200~300℃의 온
도가 유지되다 보니 신체는 원적외선과 고온에 노출될 수밖에 없었
다. 이에 따라 인체의 혈관이 확장되면서 혈류량이 많아지고 혈액순
환이 활발해져 건강을 유지하는데 많은 도움이 되었으리라고 해석
되는 바이다. 이러한 찜질이 본격적으로 문헌에 나오게 되는 것은
세종실록에서 '한증막'이 본격 등장하면서 찜질의 역사가 나온다
고 할 수 있다

기능형 찜질방 아이디어

• '수승화강' 찜질방 만들기 •

우리나라 찜질방은 전통방식이라고 말로만 해놓고 전통방식과는 전혀 다르다. 전통 한옥은 황토로 마감하고 구들에 아궁이 방식이 전통 찜질방이라고 할 수 있다. 자연스럽게 윗목과 아랫목 구분이 가며, 수승화강이 저절로 지켜졌다.

아이디어

우리나라 찜질방은 온돌바닥에 열선을 깔아 놓았기 때문에 바닥 및 내부온도가 전체적으로 뜨겁고 덥다. 더구나 환기도 안 돼 내부공기가 아주 불량하다. 이것은 수승화강 두항족열의 원리에 크게 위배되고 우리나라 전통 황토방하고도 거리가 멀다. 내부 찜질방을 시공할 때 방열기 부분에는 바닥에 열선을 깔고 입구 쪽은 열선을 깔지 않고 시공한다. 그러면 자연스럽게 윗목과 아랫목이 구분될 것이며, 더구나 찜질방은 전체적으로 무척 무더운 곳이므로 바닥이라도 시원하다면 좋은 반응이 있을 것이며, 또한 수승화강의 원리라는 것을 꼭 고객에게 인지시킬 수 있도록 안내사인물을 만들어 놓거나 설명이 필요하다. 누운 자세로 자연스럽게 찜질을 할 수 있도록 발걸이를 두면 손님이 자연스럽게 눕게 할 수 있다.

• 전통 한증막 아이디어 •

현재 우리나라 레저스파에 보급되어 있는 전통한증막은 돌(황등석)과 황토를 이용하여 돔 형태로 쌓아올릴 방식이다. 더구나 과거 한증막이 귀했던 시대에는 한증막만 가지고서도 떼돈을 벌던 시대가 있었으나 지금은 한증막없은 찜질방은 찜질방으로 취급도 안 해주고 있는 실정으로 너무나 많은 과잉보급으로 그 희귀성과 효용성을 잃어 매력요소가 아주 낮아진 상태이며 모양만 한증막인 경우도 많다.

아이디어

한증막을 순수 황토로 건조한 후 전통 가마방식이라는 것을 강조한다. 불을 땔 때 초벌구이 도자기를 한증막 배부에 두고 보이도록 한다. 그리고 불을 지필 때에도 한밤중보다는 낮시간에 불을 지피며, 고객이 불을 같이 지필 수 있도록 한다.

제 2 장

● ● ●

맛을 내려면
먼저 재료부터 알아야

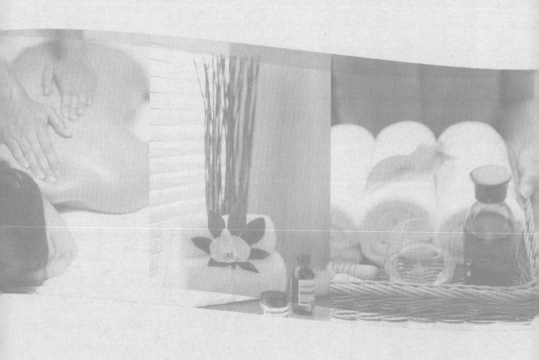

1. 입욕

'입욕' 이란 말 그대로 물에 사람의 인체를 담근다는 의미이다. 그렇지만 어떠한 물에 담그냐가 중요할 것이며, 어떻게 입수할 것인가도 매우 중요한 문제이다. 어느 정도의 시간을 가지고 몇 번을 담글 것인지, 그리고 물의 온도는 어느 정도인지도 중요한 요소가 된다.

모든 것은 기본이 중요하다. 기초가 튼튼해야 부실이 없듯이 떼돈을 벌려면 기초부터 철저히 무장되어야 하며 레저스파에서 가장 기초가 되는 것은 '입욕의 원리' 로, 입욕의 원리부터 알아야 아이디어가 나오게 되고 그 아이디어를 상품화하게 되어 결국 떼돈을 벌 수 있다.

레저스파 업계에 종사하거나 운영하시는 분들이 이러한 입욕의 원리를 전혀 모르는 상태에서 레저스파를 운영하고 있는 경우가 대부분이다. 이러한 기본원리 등에 대한 지식을 철저히 쌓는다면 인근 경쟁업소와는 다른 차별화된 무기가 하나 더 생기는 효과가 있는 셈이다. 시설이나 규모 등이 비슷하고 운영방법도 유사할 경우 이론적으로 철저히 무장한 전문 레저스파는 떼돈을 벌지 않을 수 없는 것이다.

과거 이삼십 년 목욕탕을 운영했다는 사장님들의 공통점이 있다.

최근에 망亡하고 있다. 그러면서 나름대로 노하우가 있다고 남의 말이나 전문가, 특히 고객의 말은 전혀 들으려고 하지 않는다. 고정관념에 사로잡혀 어느덧 강산이 몇 번이고 변했건만 무시하고 자기 고집대로만 하다가 결국은 망亡하는 사업주를 많이들 보곤 한다. 그리고는 망하는 원인을 자신보다는 주변 환경과 시설 등 남탓만 한다. 규모가 작아서, 유동인구가 없어서, 배후지에 주택이 없어서, 상권이 나빠서, 접근성이 떨어져서, 주차장이 적어서, 경쟁업소가 많아서, 여하튼 변명도 많다.

필자가 이런 분들에게 항상 여쭤본다. "목욕/찜질의 원리가 뭔지?"를 묻곤 하는데 공통된 답이 "규모가 크고 시설만 잘해놓으면 되지 무슨 원리가 필요해. 그냥 손님이 알아서 잘하는구만!"

정말 답답하고 화나는 발언이며 지식 교육에 대한 의지가 전혀 없다. 자신이 배우기가 곤란하면 종업원이라도 배울 수 있도록 기회를 주어야 하는데 종업원에 대한 투자는 말도 못한다. 그러다 보니 임의단체인 한국찜질방중앙협의회와 한국스파산업연구소 공동으로 주관한 '레저스파 관리자 양성과정'을 개설했는데도 찜질방중앙협의회의 임원 업소에서는 교육에 참석한 이가 한 명도 없었다. 어떤 고명하신 찜질방 회장님은 찜질방협회 및 주변 업소가 함께 뭉쳐 함께 먹고 살자고 찜질방 입장요금 인하에 반대한다며 공개석상에서는 목청을 돋아서 말해놓고는 자기 업소에 와서는 "주변 경쟁업소가 죽어야 내가 산다"라고 무료 및 할인쿠폰을 무한정 배포, 남발하는 우愚를 범하여 주변 업소까지 피해를 주는 경우가 비일비재하다.

'입장료 인하전략도 마케팅 전략이다'라는 식으로 말하는 분도 있다. 이런 전략을 펴서 겉으로는 성공한 것처럼 보이지만 결국은 제대로 살아남은 곳이 별로 없다. 자본주의 국가에서 경쟁자를 밀어내고 앞서 나가려고 전략을 펼친 것이라고 한다면 뭐라고 할 말은 없지만 그래도 상도의商道義라는 것이 있는 법이다.

가격전략은 마케팅믹스에서 4P전략 중의 하나로서 중요한 전략이기는 하지만 찜질방과 같은 레저스파업에서의 마케팅전략으로는 잘못하게 되면 서비스질을 떨어뜨리고 향후에는 이미지하락으로 인해 함께 망하게 할 수도 있기 때문이다. 여기서 4P란 Product(제품), Price(가격), Place(유통), Promotion(촉진)을 말한다.

대기업형 레저스파기업은 자금여건이 양호해 임대업장 중 많은 부분을 직영을 한다. 특히 한식당과 매점 등 핵심시설을 직영하게 된다. 이때 무료 또는 저가할인전략으로 고객을 끌어들여 부대시설에서 어느 정도 수익을 낸다는 전략으로 무한정 저가마케팅 전략을 시행한다. 하지만 개인이 운영하는 레저스파업소는 사업비 충당을 위해 대부분의 시설을 용역에게 임대하다 보니 수익을 올릴 수 있는 분야는 입장수입밖에는 없을 때가 많다. 함부로 저가의 할인무료 전략을 펼 수 없는 것이다.

그런데 최근에는 개인보다는 대규모 자본을 가지고 레저스파업에 진출하는 기업들이 많아졌다. 막대한 자본력을 가지고 1~3년 장기적인 전략을 짜 초저가전략을 펴고 주변 경쟁업소를 완전 마비시켜 회생불가토록 치명타를 날려 결국 문을 닫게 만든 후, 경쟁상대가 사라지면 입장요금을 정상으로 회복시키는 전략을 구사하는 기업도 나타나고 있다. 가격전략은 앞에서 말한 것처럼 아주 중요한 마케팅전략중에 하나이다. 그렇다고 무작정 펴는 초저가의 가격전략은 긍정적인 요소보다는 부정적인 결과를 초래하는 경우가 많다. 이러한 전략구사 후 막상 당하는 경쟁업소 입장에서는 오죽 답답했으면 국내 최대규모의 인터넷 찜질방 포탈사이트 게시판에 "○○○중앙협의회 ○○○회장님! 이래도 되는 건가요"라는 글을 올렸다. 공개석상에서는 함께 협력하여 같아 상생하자고 해놓고는 실상은 초저가의 가격으로 주변 업소를 모두 몰살시키고 있다. 초저가 마케팅전략을 펴고 있는 모사우나협회 회장이면서 레저스파전문기업 회장에게 탄원서까지 올리는 현상까지 나오고 있는 실정이다. 신성한 마케팅 전략을 함부로 말하지 않기를 요청하며 이제는 제대로 된 마케팅 전략이 필요하다. 서로 상생하면서 승자와 패자가 인정하는 순수한 마케팅 전쟁에서 진정한 승부를 가릴려면 원리부터 이해하면 된다.

그래서 입욕과 관계되는 물과 피부의 해부학, 물의 작용 등에 대하여 알아보면서 이에 따른 아이디어를 도출하고자 한다.

2. 가장 중요한 재료는 물

고대 그리이스 철학자 탈래스는 "물은 세계 만유의 근원이다"라고 말하여 우주의 근원과 자연의 이치를 물로써 설명하려고 했다. 유사 이래 찬란한 문명은 모두 커다란 강을 끼고 발생했다는 공통점도 있다. 그만큼 물이 인류에게 가져다주는 혜택의 폭과 깊이가 크다는 것을 알게 해주는 일례이다.

인간은 건강하게 살기를 원하며 건강하기 위해 무던히 노력하며 살고 있다. 건강하게 장수하기 위해 가장 중요한 요소는 맑은 공기와 화학약품 등이 전혀 없는 깨끗한 물과 오염되지 않은 순수한 자연식품이다. 물은 사실 5대 영양소(탄수화물, 지방, 단백질, 무기질, 비타민)를 모두 합친 것보다도 더 중요하다.

고대 중국의 관중은 " '물' 이란 무엇인가? 만물의 근원이며 제생의 종질이다. 물이라는 것은 땅의 혈기이니 마치 근육과 맥이 통하여 흐르는 것과 같다"고 했다. 노자는 "이 세상의 물보다 더 무르고 겸손한 것은 없을 것이다. 그러나 딱딱한 것, 흉포한 것 위에 떨어질 때 물보다 더 센 것은 없다"라고 물의 성질에 대하여 논하였다.

물은 지구상에서 가장 중요한 물질이면서 동시에 자연계에서는 세 가지 형태로, 즉 고체(얼음, 눈), 액체(물), 기체(수증기)의 세 가지

형태로 존재하는 독특한 물질로 다른 물질의 비중을 재는 척도로서 사용되며, 지표상의 자연력 순환에 있어서도 중요한 역할을 한다.

물이란 분자식이 H_2O인 화합물이며 지구 표면에 가장 많이 또 널리 분포되어 있는 물질의 하나인 동시에 모든 동물의 세포와 식물조직과 광물의 결정에 없어서는 아니 될 물질이다.

지표면의 약 70%가 물로 덮여 있고 인체의 약 70%가 물이며 인간이 먹는 음식의 약 70%가 물이라고 말하고 있고, 인간은 수분공급이 없을 경우 아무리 건강해도 3~4일을 넘길 수 없는 반면, 아무것도 먹지 않고 물만 마시고 약 72일을 살아 남은 사람도 있다. 이것은 물과 생명이 얼마나 밀접하게 연결되어 있는가를 보여준다.

물과 인간의 관계는 마시고, 목욕을 한다는 위생적인 관계뿐 아니라 각종 질병의 치료에도 밀접한 관계를 가지고 있다. 약제의 종류도 미약하고 외과적 처치도 거의 미개척이었던 시대의 물은 귀중한 존재로 인식되어 물의 보고인 하천 쟁탈을 위한 국가간의 전쟁도 불사하였으며 물로서 치료하는 신비적인 초능력의 존재로 신봉하게 되었고 종교적인 연관성도 밀접했다. 현재에도 행해지고 있는 기독교의 침례의식도 물의 중요성을 인식시키는 의식이라고 할 수 있다.

기독교의 세례의식에서도 머리와 이마에 물을 붓고 예수가 세례자 요한으로부터 요르단강에서 세례를 받았으며 지금도 요르단강 하류 복판에는 십자가를 세워 신성시하고 있고 힌두교도들 사이에서는 갠지스 강물에 목욕재계하면 모든 죄를 면할 수 있으며, 사후에 이 강물에 유골가루를 흘려보내면 극락왕생할 수 있다고 믿고 있다. 그래서 갠지스강 유역에 연간 100만명이 넘는 순례자가 방문하고 있다.

물에 대한 이미지

　　　　　물은 바닷물, 강물, 시냇물 등 형태가 다양하지만 형태 못지 않게 여러 민족들에게도 다양한 이미지로 인식되고 있다.

이집트 사람들은 물하면 홍수를 연상하고 인도사람들은 빗물을 연상하며 팔레스타인 사람들은 세례수를, 중국사람들은 강물을 연상하고 유럽사람들은 씻는 물을 연상한다.

그러나 우리나라 사람들은 물하면 먹는물, 즉 음용수를 연상하여 조선조의 석학 율곡 이이는 물맛을 보고 무겁고 가볍고를 식별하여 중수와 경수를 가려 마셨으며, 신라시대 명장 김유신은 오랫동안 집을 비우고서도 자기집 물맛을 통해 집안의 길흉을 감지했다고 한다.

옛 서울 사람들은 장담그는 데는 삼청동 뒷산에서 흐르는 '청룡수'를 퍼다 담그고 약 달이는 데는 인왕산에서 흐르는 '백호수'를, 머리를 감는 데는 남산에서 흐르는 '주작수'를 퍼다 씻을 정도로 물의 특징을 세심하게 구분해서 사용했다. 한강물도 한복판에 흐르는 물, 즉 가운데 빨리 흐르는 윗물도 아니고 머물며 흐르는 아랫물도 아닌 가운뎃 물을 '우중수'라 하여 가장 맛좋은 물로 값을 후하게 쳤다.

흐르는 물은 썩지 않는다고 한다. 그리고 고인물은 썩기 마련이라는 이치는 인간사에서 흔히 보여지는 모습들이다. 물이 썩지 않음은 부지런하기 때문이며, 물이 썩는 것은 게으름의 소치이기 때문이다.

고대 중국인들은 그들이 거주하고 있는 세상을 형성하고 있는 가장 기본적인 요소들을 다섯 가지로 집약하여 규정하였는 바 그것이 바로 수水 화火 목木 금金 토土 오행이다. 이 다섯 가지의 물질이 서

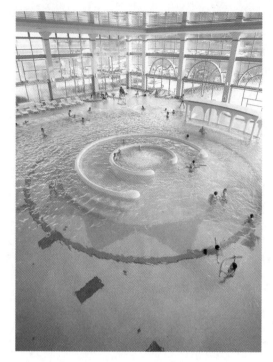

물을 이용해
건강을 찾는 바데풀

로 화합하고(상생相生) 상충하면서(상극相剋) 음양과 맞물려 무궁무
진하게 변화하는 것으로 생각하였다. 이는 나아가서 우주의 존재의
법칙과 변화생성의 원리를 의미하는 것으로 발전했다. 여기서 오행
중의 물水은 맨 처음으로 등장하는 아주 중요한 요소이다.

물의 생리학적 기능

　　　　　깨끗한 물은 인간의 인체에 접촉하거나 인입引
入되었을 경우에 갈증해소와 체온조절 기능, 저항력 강화와 질병치
료, 근육조직을 정화시킬 수 있는 가장 좋은 액체, 해열작용, 질병의

예방, 기타 기능을 가진다.

이러한 물은 우리 신체에서 어떻게 흡수가 되어지는지를 보면 물은 위stomach에서만 흡수되는 것은 아니다. 우리가 마신 물은 바로 위로 들어가 위벽을 통해 혈관으로 일부 흡수되고 나머지는 소장으로 들어가 문정맥을 통하여 간장에 들어가고 거기서 간장의 기능과 협력해서 심장에 보내어지고 일부는 대장에서 흡수하게 된다. 그러므로 우리가 마신 물이 대장으로 바로 들어가는 것은 아니다. 실험을 통해 물이 우리 신체에서 한번 순환하는 시간은 약 40분 정도라고 추정하고 있다. 신장을 통해 계속 정화작용을 하고 하루에 정화되는 양은 약 180리터 정도라고 한다. 그러므로 체내에서 물이 완전히 바뀌어지는 일수는 약 3주 정도가 소요된다고 한다.

물은 체내에서 의학적으로 다양한 효능을 가진다. 혈액의 순환 및 모관운동, 임파액의 활성화, 체액을 조절하고 산, 염기의 평형 유지, 체온 조절, 생리적 포도당의 생성, 노폐물의 배출과 세포의 신진대사 촉진, 모세관 작용의 촉진, 내장 기관의 세정, 중독의 해소, 변통을 좋게 하며 변비를 예방하고 숙변을 배제, 성인병을 예방하는 등의 다양한 효능을 가진다. 예를 들어 염분이 많은 음식이나 강한 자극성 음식을 섭취하게 되면 음식물은 위점막을 자극하여 위궤양이나 위암 발생의 원인되기도 한다. 때문에 좋은 물을 마시면 위점막의 자극을 완화시켜주어 소화기에 쾌적한 자극을 주게 되고 그 활동을 높여 전신의 물질대사와 소화, 흡수를 촉진시킨다. 반면 식후 바로 많은 양의 물을 흡수하게 되면 위에서 소화물질인 위산과 물이 혼합되어 소화액이 묽어져 소화를 돕기는커녕 오히려 소화를 방해한다. 식사 후 바로 많은 양의 수분흡수는 좋지 않고 입가심하는 정도로만 흡수하고 식후 1시간 이후 수분 흡수를 권한다.

우리 신체의 혈액은 보통 체중의 1/13이라고 한다. 이 양은 전신의 노폐물을 제거해 준다고는 생각되지 않으며 우리 성인의 하루 소변량이 1l ~1.5l 정도로 신체의 수분을 65%로 하고 1~2l의 물을 하루에 마신다고 하면 3주간에 겨우 전신의 수분을 변화시키는 결과가 된다. 이러한 원인으로 좋은 물을 마시지 않는 사람의 세포는 항상 독소에 축척되어 있다. 축척된 독소는 특히 혈과 결체조직의 탄력을 굳게 하여 혈관을 경화시켜 모세혈관과 나아가서는 심장에 심한 부담을 주게 된다. 또한 심한 운동이나 스포츠 등을 했을 경우 물을 마시지 않으면 소변이 진하게 나오는 것은 세포분열의 노폐물이 축적되어 있는 반면 운동 등으로 피부를 통해 수분이 배출되어 수분 부족으로 인한 노폐물 축척으로 진하게 된 것으로 운동 후에는 좋은 물을 마시는 것도 중요한 일이다.

사우나/찜질 중 수분 섭취가 필요한 이유

평소 우리는 1일 수분 섭취량 가운데 60%를 음료에서, 30%를 식품에서, 나머지 10%를 체내대사의 결과로 얻는다. 1일 수분 섭취량은 체중 1kg당 평균 36ml 정도다. 예를 들면 70kg인 사람의 경우 2.55l를 섭취한다. 음료수에서 1.2l, 음식에서 1.0l, 대사의 결과로 0.35l를 얻게 된다. 이렇게 섭취한 물은 다시 60%가 소변으로 5%가 대변으로 또 5%가 땀으로 사라지며, 나머지 30%는 피부를 통해 증발하고 호흡을 통해 수증기로 변한다. 그러나 땀을 흘릴 정도의 운동이나 찜질 상태일 때의 수분은 90% 가량이 땀으로 손실된다. 나머지는 대부분 호흡을 통해 증발한다. 찜질을 할 때 땀을 통해 손실되는 수분은 시간당 평균 1~1.5*l*이다. 순수한 물 1*l*의 무게가 1kg이므로 보통 찜질을 30분 정도 한다면 약 0.5kg의 체중이 감소하는 셈이다. 손실되는 수분량은 활동적인 사람의 경우 하루 동안에 체중의 2~4%가 보통이다. 흔히 탈수라 하는 수분 손실 현상은 갈증, 식욕 상실, 무기력, 불안, 메스꺼움, 과민증 등으로 나타난다. 이 중 가장 먼저 나타나는 신체 대응 반응은 바로 갈증이다. 보통 체내 수분이 체중의 1% 가량 손실됐을 때 갈증현상이 나타난다. 체중의 2% 이상 탈수가 되면 심박수와 체온이 상승하고, 수분 손실량이 체중의 3~4%에 이르게 되면 신체활동력이 저하된다. 수분 손실량이 체중의 5~6%에 이르면 체온조절이 어렵게 되고 맥박과 호흡이 빨라진다.

수분 손실량이 더 증가될 때는 현기증, 정신착란, 기력 감퇴 등이 수반된다. 특히 무리한 고온찜질방이나 한증막에서는 열탈진, 열사병 그리고 심한 경우 죽음까지도 초래할 수 있다. 다이어트를 한다고 물을 마시는 것을 참는 사람이 있는데 찜질 중 물 마시는 것을 참아서는 절대 안 된다. 갈증이 느껴지면 물을 마시면서 빠져나가는 수분을 보충해줘야 보다 효과적으로 찜질을 할 수 있다. 1일 수분 섭취량은 일반인의 경우 1.8~2*l*, 운동을 즐기는 일반인은 2~3*l*, 스포츠선수는 3~4*l*이다. 여름에는 여기에 각각 1*l*씩 더 마시는 것이 좋다.

쉬어가기

기능형 입욕장 아이디어

Q) 목욕이나 찜질을 하기 전에 생수를 마시고 하며, 수시로 물을 마셔주는 것이 좋다.

A) 목욕이나 찜질은 온열작용으로 인해 발한을 촉진하기 때문에 수분이 다량 필요하게 된다. 또한 물을 마시고 목욕이나 찜질을 하면 진액을 보충하는 역할을 하기 때문에 땀으로 수분을 배출하더라도 혈액의 끈적함을 예방할 수 있고 혈액순환도 활발하게 해줄 뿐만 아니라 노폐물도 더욱 많이 배출되어 몸에 아주 좋다.

아이디어

수시로 좋은 물을 마실 수 있도록 음수대를 설치하는것이 좋다. 타 업체와 차별화를 주면서도 전문 건강찜질방 및 입욕장임을 강조하는 방법으로 독특한 기능수(알카리수, 전해수, 자화수, 기타)를 찜질방 입구와 접근이 편리한 곳에 급수대를 설치하고 물을 섭취해야 되는 이유와 기능수의 장점에 대한 설명문을 붙이고 무조건 강제적이며 의무적으로 섭취토록 하게 한다.

2. 목욕의 최우선 수혜자는 피부

목욕의 목적이 피부청결이라면 결국 피부관리가 제일 중요한 요소이다. 현대인들은 목욕을 통해 건강 및 아름다운 피부를 갖기 위하여 많은 시간과 노력을 하고 있다. 우리들이 목욕을 하게 될 때 제일 먼저 자극을 받게 되는 기관이 피부다.

피부는 신체를 둘러싸고 있는 하나의 막이다. 이것은 우리의 생명 보존에 절대 불가결한 것이며 그 사람이 살아온 과정과 연륜을 말해주는 나무의 나이테와 같은 것이라고 할 수 있다.

눈Macroscpoic으로 본 피부

피부는 신체를 덮고 있는 비교적 질기고 유연한 구조로서 입, 코, 안검(눈꺼풀), 생식기의 외구 및 항문 등에서 유연한 점막으로 이행된다. 피부는 감각, 보호, 체온조절, 배설, 체액탈실의 방지, 비타민 D 생성 및 합성, 흡수 등의 작용을 한다.

피부의 총 면적은 개인에 따라 약간씩 차이는 있지만 평균 1.5~2.0㎡ 정도이다. 성인 남자는 약 1.6㎡, 성인 여자는 약 1.4㎡로 이것은 유아의 약 7배 정도가 된다. 피부의 두께는 평균 3.0㎜이며 피하조직을 제외한 두께는 약 1.4㎜ 정도이다. 신체 부위 중 가장 얇은 곳은 눈꺼풀이며 가장 두터운 곳은 손, 발바닥이다. 얼굴이나 가슴 피부는 얇고 사지의 굴곡부는 신전부보다 얇게 되어 있다.

일반적으로 지방이 비쳐 보이는 것을 피부의 투명도라고 한다. 피부의 색깔을 구별할 때 중요시되는 것으로 투명도가 높을수록 피부를 아름답다고 한다. 즉 뽀얀 피부를 의미하는데 간난아기나 유아들의 피부가 유난히 아름답고 뽀얀 피부를 자랑하는 이유는 표피의 두께가 얇고 진피내 모세관의 분포가 적으면서 글로뮈의 미발달로 뽀얀 피부를 자랑한다. 투명도는 각질층이나 표피의 두께와 함유되어 있는 색소의 양, 진피 내의 모세관의 분포수 및 혈류의 상태, 글로뮈의 발달상태와 그 기능 정도 및 피부의 수분 함량 등에 의하여 결정된다. 특히 수분 함량은 유전적인 색소의 양과 달라서 인위적으로도 좌우된다. 생수를 마시는 사람이 다소 젊어 보이는 것도 이 투명도가 높기 때문이다. 나이가 들면 피부의 색이 혈색을 잃고 누렇게 되는 것은 수분이 부족하기 때문으로 인체에 수분의 량과 연령과는 깊은 관계가 있음을 알 수 있다.

현미경 Microscopic 으로 본 피부

피부를 수직으로 절단하여 관찰하면 표피, 진피, 피하조직의 세층으로 되어 있다. 피부의 두께는 나이, 부위에 따라서 다르다. 표피는 약 0.07~0.12㎜, 진피는 얇은 눈꺼풀이 0.6㎜, 제일 두꺼운 발바닥이 3~6㎜ 정도이다.

표피Epidermis

표피는 많은 세포가 돌담처럼 쌓여진 것으로 상층은 평평하고, 중층은 원형, 하층은 원주상을 이루는 데 상층부는 계속 탈락되어 가고, 중층은 상층의 탈락부를 계속 보충하여 주고, 하층은 계속해서 신생조직을 만들어 중층을 메워 나간다.

표피는 제일 하단의 기저층으로부터 유극층, 과립층, 투명층, 최상부 각화층까지 5개의 층으로 구분한다. 각질층은 무색, 무핵의 평평한 회백색 조직의 모임으로 외부의 자극으로부터 피부를 보호하며 비듬과 때가 되어 밖으로 떨어져 나가게 한다. 투명층은 각질화되기 전의 세포들이 서로 밀착하여 투명한 층을 이루고 있으며 주로 손과 발바닥에 분포되어 있고 나머지 피부에는 각질형성세포인 투명층이 없다. 유극층은 표피의 대부분을 차지하는데 세포에 가시가 돋친 모양을 하고 있다. 진피의 림프액이 흘러 표피의 영양을 담당할 뿐만 아니라 표피세포의 탄력을 관장한다. 또한 제일 하층의 세포층인 기

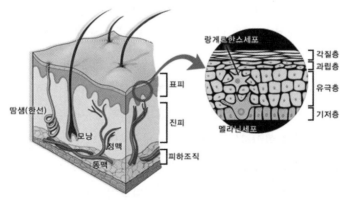

피부 단면도

저층Basal layer은 표피 발생의 근원지로 기저세포 상층부에는 흑색소 melanin라는 색소가 함유되어 있어 피부를 갈색으로 보이게 만든다. 이 색소는 기저층의 멜라닌세포에서 형성되며 색소의 양에 따라 색깔이 다르게 보이는 데 적절한 일광욕을 하면 흑색소의 증가현상이 나타나며 피부가 건강해진다.

각화층은 죽은 상피세포로 구성되어 있으며 이를 각화상피세포라고 한다. 기저층에서 각질세포까지 올라가는 기간이 약 14일 정도며 각질층에서 머무는 기간이 약 14일 정도로 사람에 따라 28±3 주기 정도가 된다. 어린이는 5∼6일이 걸리고 노인들은 50∼60일까지도 걸린다.

기저층은 약 70%의 수분을 함유하고 있다. 각화층은 약 20%의 수분을 함유하고 있어 건조한 층으로 간주되며 빛, 열, 세균 등의 물리적 자극과 화학적 자극에 대한 저항이 있어 보호작용을 한다.

표피에는 혈관 및 신경, 임파관 등이 분포되어 있지 않은 껍데기 층이라고 한다. 표피 세포는 기저층에서 생성되어 분열에 의해 위쪽으로 상승함에 따라 각질화된다. 각질층에 이르는 세포는 자연적으로 때, 비듬으로 떨어져 나가게 되는데 이런 현상을 피부의 각화현상이라고 부른다.

그러므로 피부보호를 위하여 누구든지 목욕을 할 때는 때를 벗기지 않도록 해야 한다. 앞에서 말한 것처럼 '때' 란 피부의 일부로 피부의 보호막을 형성하는 각질층이 물에 불어서 피부와의 결합력이 약해진 것이다. 각질층은 외부환경이나 벌레 등의 자극으로부터 우리 몸을 보호하는 작용을 한다. 때를 민다고 압력을 주어 각질층을 벗기게 되면 이런 보호작용을 못하게 되고 피부도 민감해진다. 따라서 피부에 묻은 기름이나 먼지를 없애려면 비누로 가볍게 샤워하는 것이 좋다.

어린 아이에게 아토피성 피부염이 있는 경우는 특히 목욕을 시키면서 때를 밀지 않도록 해야 한다. 또 나이가 든 사람들에게는 정강이 부위나 팔의 바깥 쪽에 피부가 튼다거나 메말라 있는 건성습진이 있는 경우가 많다. 때를 벗기지 않아 이런 현상이 생긴 것으로 잘못 알고 더 열심히 때를 미는 경우도 있는데 이것은 대단히 잘못된 생각으로 아토피성 피부염이나 건성습진의 경우에는 오히려 목욕을 자주하는 것을 삼가고, 비누나 세제 등의 사용도 자제하도록 해야 한다. 대개 보습역할을 하는 로션이나 크림을 발라주는 것이 좋다.

진피Dermis

진피는 기저층과 기저막 바로 아래에 있는 층으로 피부의 강도와 경도를 좌우한다. 진피는 유두층과 망사층 그리고 유두하층으로 되어 있는데 여러 가지 섬유가 교차되어 있으므로 그 경계가 뚜렷하지 않다. 그 중 대부분을 차지하고 있는 콜라겐이라는 단백질에서 만들어진 아교질 성분의 교원섬유이고 그 사이에 엘라스틴에서 만들어진 탄력섬유가 그물 모양으로 짜여 있다. 탄력섬유는 피부의 탄력을 주는 섬유로 노년기에 감소하고 콜라겐이 느슨해지면 잔주름이 생기고 파괴되면 골주름이 생긴다.

진피층에는 혈관, 임파관, 신경, 피지선, 한선, 모근 등이 있어서 피부의 영양, 분비, 감각 등의 기능을 도와준다. 진피는 혈관, 림프관, 감각수용기를 가진 유두층과 털, 한선, 피지선을 가진 망상층으로 구성되어 있다. 유도층은 표피와 접하는 유도체와 결합조직으로 되어 모세관이 피구상을 이루며 그 하나하나에 갖가지 신경의 말단이 연결되어 있어 감각을 감지한다.

유두층은 표피의 영양분과 체온조절 작용을 하며 눈 부분의 혈액량을 조절하고 모세혈관과 임파선이 있어 표피와 진피를 보호한다.

망상층은 결합조직과 탄력섬유로 구성되어 있으며 피부의 강도를 갖게 해주며, 피지선과 한선 등의 피부 부속물과 동맥, 정맥 등의 혈관이 있으며 혈관이나 신경의 말단을 보호하고 피부의 운동을 맡아보는 기능을 갖고 있어 탄력과 팽창이 큰층으로 임산부와 비만인 사람이 피부가 늘어나도 지탱할 수 있게 해준다. 진피는 모세혈관이 있기 때문에 피부의 혈색을 표현한다.

피하조직 Subcutaneous tissue or hypodermis

진피의 바로 아래에 위치하며 진피보다도 거칠고 큰 결합조직이며 많은 피하지방을 갖고 있는 조직이다. 연령, 성별, 인종, 기후, 건강상태에 의해 다르며 신체의 곡선미를 나타내는 넓고 평평한 조직으로 구성되어 있다. 여자가 남자보다 피하조직이 두꺼워 추위를 덜 타는 데 지방은 온도전달이 쉽지 않은 조직이기 때문이다.

진피와 표피조직의 경계는 확실히 구분되지는 않지만 피하조직에는 지방을 다량 함유하고 있어 구별이 쉽다. 이 피하조직을 피하지방이라고 한다. 피하조직은 호르몬과 관계가 깊어 여성의 신체선에 부드러움을 준다.

피부의 부속물

피부의 부속물에는 모발, 손톱, 발톱, 피지선, 한선 등이 있다. 특히 피지선과 한선은 우리의 몸 건강에 중요한 관계가 있다.

• 피지선 Sebaceous glands

기름, 즉 지방을 분비하는 샘으로 모근에 하나씩 있으며 여기서 분비된 기름은 피부나 모발에 일정한 습도와 광택을 준다. 피지선은 모낭(털 주머니)의 상피층이 진피 속으로 발육 및 분화하여 생긴 포상의 전분비선으로 피지(기름, 지방)를 모낭 내에 분비하여 모간을 따라 피부 표면으로 흘러 나가게 한다.

분포도는 전신에 걸쳐 있는데, 특히 많은 곳은 피하지방이 적은 얼굴, 코 및 주위, 머리, 가슴 등에 많이 분포되어 있어 추위에 대한 저항력이 적어 피지에 의하여 보호되고 있다.

피지선의 분비기능은 내분비계, 즉 호로몬의 지배를 받으므로 청년기에서 장년기에 걸쳐 분비기능이 항진되며 그 후 점차 감소된다. 목욕은 바로 신체의 이물질과 피부의 각질 및 피지를 씻어 내는 과정이다. 피지는 신체를 엷게 감싸고 있은 것으로 피지를 씻어 내면 새로운 피지가 분비되어 본래의 상태로 회복된다. 20세 전후는 약 40분, 40대는 약 8, 90분 정도로 젊을수록 피지 분비가 왕성하다. 나이가 들수록 목욕 후 살갗이 거칠어지는 것은 피부지방이 부족하기 때문이다. 그러나 그것도 약 1시간 정도 지나면 회복되는데 피부지방은 늘 계속 분비되는 것이 아니다. 만일 그렇게 되면 피부표면에 지방이 계속 불어날 것이지만 어느 정도 피부지방이 적당량이 되면 분비는 억제된다. 따라서 피지를 씻어 내지 않고 그대로 있으면 피지분비는 적게 끝나며, 반대로 자주 목욕을 하여 피지를 씻어 내게 되면 차례로 새로운 피지를 분비하지 않으면 안되므로 몸 속의 지방분을 몸 밖으로 배출하게 된다. 이와 같이 피지를 잘 씻어 내면 차례로 보충되기 때문에 체내의 지방대사가 활발하게 되어 결국 비만해소에도 큰 도움을 준다. 체내의 지방이라는 것은 체내에서 운동 등을 하여 에너지로서 소모시키던지, 피지선을 통해 분비되는 것 이외에는 소모방법이 없다.

따라서 중년 이후 비만이 시작되는 것은 운동량의 감소와 남성 호로몬이 줄기 때문에 피지 분비량이 줄어 남아도는 지방의 처분이 불가능하여 발생한다. 이런 지방분을 줄이는 데는 열심히 운동을 하여에너지로서 소비시키든지 또는 피지를 분비하여 배출하든지 두 가지 방법밖에는 없다.

여기서 피지 분비 능력을 항진시키면 바로 신체의 지방대사를 활성화시키는 결과가 되기도 하지만 수영장과 목욕장 등에서 수영 또는 목욕을 장시간하게 되면 피지가 많이 씻겨 나가게 되어 과도한경우 가려움증을 유발할 수도 있다. 심지어는 수영 후 과도한 비누질을 통한 샤워를 하는 경우가 많은데 이는 피부의 피지결핍증을 유발하는 원인이 되기도 한다. 그러므로 수영 후 샤워는 가볍게 할 필요가 있고 샤워 후에는 전신에 지방성 골드크림을 가볍게 발라주는것도 중요한 방법이다.

한편 피부에는 여드름이라는 반갑지 않은 피지 찌꺼기가 나타나곤 하는데 여드름이 가장 완성한 시기는 피지분비가 가장 왕성한 사춘기를 기점으로 많이 나타나곤 하는데 그래서 여드름을 '청춘의 심벌'이라고 한다. 여드름은 어떻게 생기는 것이고 어떻게 하면 관리를 잘 할 수 있는지 알아보자.

여드름! 피부지방질, 즉 피지라는 것이 과도하게 분출되면서 마침내 노폐물로 전락한 피지 찌꺼기를 뜻한다. 여드름이 생기는 이유는 피부를 둘러싸고 있는 안과 밖의 요인에 장애가 발생했음을 의미한다. 즉, 내·외부적 요인으로 피부가 원치 않는 자극(=독소)을 받게 되면 피부는 자위력의 일환으로 피지라는 기름기를 분출하게 되고 여드름이 된다. 그러면 피부의 원치 않는 자극이란 환경오염과 공해 그리고 화학성분이 함유된 화장품으로 인한 화장독의 외부적 요인이 가장 크다. 그 다음으로 스트레스 또는 염증성 질병 등의 이유로 호르몬의 균형이 깨지면서 체내 독소가 분출되는 경우가 많다. 이런 이유로 얼굴에 독소가 스며들기 시작하면 피부는 내외부적 요인으로 발생된 독소로부터 자신을 지키기 위해 피지라는 물질을 발산, 피부를 덮게 된다. 이로써 과다 피지가 형성되는 셈이다. 따라서 피부가 지성이라든가 건성이라든가 하는 모호한 분류로 여드름을 대처하려 했다간 더 큰 문제를 만들 수 있다.

여드름 관리의 첫걸음은 피부에 찌꺼기로 남은 피지덩이를 흉터 없이 잘 빼주는 일이다. 앞서 지적한 것처럼 여드름은 피지 찌꺼기이기 때문에 일일이 짜내지 않으면 안 된다. 여드름을 때로 '숙변'으로 비유하는 것은 피부가 노폐물이 된 피지를 제때 배설을 못하면서 생기는 증세인 까닭이다. 따라서 숙변증세로 피부에 남아 있는 피지를 최대한 빨리 밖으로 내보는 과정이 매우 중요하다. 여드름은 피부 속에선 피지형태로 머물지만, 어느날 빠져 나올 순서가 되면 덩어리진다. 이러한 얼굴 피지는 절대 스스로 빠져 나오지 못하기 때문에 인위적으로 빼줘야 한다. 한번 생긴 여드름은 설령 약을 발라서 없앤다 해도 아예 사라져 버린 것이 아니다. 그저 눈에 보이지 않을 뿐, 피부 속 깊숙이 박혀 전보다 더 큰 트러블을 일으킬 수도 있다. 그런 까닭에 4, 50대가 되어도 여드름 고민을 호소하게 되는데, 이런 현상이 생기는 것은 그 동안 피부 속에 박혀 있던 여드름이 어떤 좋지 않은 자극에 의해 다시 고개를 내밀고 나오기 때문이다. 이렇게 피지와 독소로 인해 막힌 혈행血行을 풀어주는 마사지와 피부에 영양을 공급하는 천연재생관리를 함께 하는 기본과정을 통해 여드름 뿌리뽑기의 해결점을 찾을 수 있다. 그러므로 될 수 있으면 여드름 치료는 전문가의 도움을 받는 것이 좋다.

• 한선Sweat glands

한선은 땀샘이라고도 하며 상피층이 진피 내로 발육 분화하여 나선형으로 꼬인 관상의 부분 분비선이다. 생후 약 5개월째부터 발생하여 전신에 분포되며, 특히 손바닥, 발바닥과 이마, 겨드랑이, 콧등 등에서 땀을 많이 내며 입술과 귀두glans penis에는 없으며, 그 모양의 대소 등에 따라 에크린 한선Equiline glands과 아포크린 한선Apocrine glands으로 분류된다.

아포크린 한선은 형태가 커서 대한선(큰 땀샘)이라고도 한다. 한선과 피지선 양쪽의 작용을 하고 있으며, 인체에 있어서는 겨드랑이, 배꼽주위, 유두, 외음부, 항문주위 등에 있다. 사춘기 때부터 땀의 분비가 시작되며 성적인 문제와 관계가 깊고 채취의 원인이 되기도 하는데 피지와 관련이 있어 끈적끈적한 땀이 배출된다.

에크린 한선은 온몸의 피부에 분포돼 있어서 그 수는 일생동안 변함없이 약 200~500만개라고 한다. 보통 열을 받아 체온조절을 위해 흘리는 땀으로 지방성분이 없어 끈적거림이 없는 것이 특징으로 에크린 한선에서 나오는 땀은 혈압과 밀접한 관계가 있다.

에크린 한선에서의 땀은 아세틸코린Acetylcholine이라는 물질의 자극에 의해 일어난다. 한선세포에 아세틸콜린 자극이 가면 세포에서 칼륨(K)이 방출되어 교체될 때 혈액에서 나트륨(Na)이 다량 들어가는데 세포 중의 나트륨 농도가 높으면 다른 세포에서 수분을 끌어들여 수분과 나트륨을 합쳐서 땀을 만들어 피부표면에 방출하게 되고 혈압을 내리게 하는 역할을 한다. 아세틸콜린이라는 물질은 혈관을 넓히는 강력한 작용을 하는데 땀을 흘릴 때는 피부혈관이 넓어져 혈압이 내려가게 된다. 여기서 아세틸콜린이라는 물질의 화학식은 $CH_3COOCH_2CH_2N(CH_3)_3OH$이다. 동물에서는 신경조직에 존재하고, 식물에서는 맥각麥角 등에 들어 있다. 신경의 말단에서 분비되며, 신경의 자극을 근육에 전달하는 화학물질이다. 신경말단으로부터 분비되는 전달물질로는 운동신경과 부교감신경에서는 아세틸콜린이, 교감신경에서는 에피네프린(아드레날린)이 알려져 있다. 아세틸콜린이 분비되면 혈압강하 · 심장박동 억제 · 장관腸管 수축 · 골격근 수축 등의 생리작용을 나타낸다. 신경말단에서 분비된 아세틸콜린은 자극의 전달이 끝나면 콜린에스테라아제에 의해 콜린과 아세트산으로 분해된다. 콜린은 콜린아세티라아제의 작용에 의해 효소적으로 합성되어 다시 아세틸콜린이 된다.

그런데 에크린 한선을 2백만~5백만이라고 했는데 그 전부가 활동하는 것이 아니라 활동 한선과 비활동 한선이 있어 그 비율은 전체 땀샘의 30%가 활동 한선이고 20세 전후에 최고로 활동하며 나이가 먹어감에 따라 활동 한선이 줄어들며 동시에 피부표면에 지방을 공급하고 있는 피지선의 기능도 함께 저하되어 간다. 즉 나이가 들어가면서 땀도 그리 많이 흘리지 않고 피지의 분비도 적어진다는 것이다. 그 결과 체내의 나트륨이 증가되어 지방이 늘어난다. 나트륨은 혈압을 올리고 고혈압은 동맥을 상하게 하여 동맥경화를 촉진시킨다. 또 몸속에 여분의 남은 지방분은 배 및 엉덩이 등의 피하에 모일 뿐 아니라 혈관벽에도 많이 붙고 늘어나 동맥경화를 촉진시키는 원인이 되기도 한다. 그러므로 입욕 또는 운동을 하면 땀을 흘리는 일이나 피부의 지방을 닦아내는 것은 동맥경화를 예방하는데 중요한 의미를 가진다.

더울 때는 혈관이 늘어나므로 혈액량이 늘어나 외부로 체온을 발산시킬 뿐만 아니라 땀도 많이 분비한다. 추울 때는 혈관이 수축되고, 땀의 분비도 감소된다. 아울러 입모근(기모근)이 수축되어 털이 모두 일어서는 동시에 피부가 두꺼워져서 추위로부터 몸을 보호한다. 체온조절 중추는 뇌의 시상하부로 자율신경을 통해 피부의 혈액량을 조절해 체온을 일정하게 유지한다.

동물 중 하마는 붉은 땀, 영양은 파란 땀을 흘리는데 사람은 초록색 땀을 흘리는 색한증色汗症 환자를 빼면 무색무취며 성분의 99%는 물, 나머지는 염화나트륨, 젖산, 포도당 등으로 구성되어 있다. 긴장이나 공포감 등으로 손과 이마에 생기는 '진땀'도 있지만 대부분은 체온이 섭씨 37℃ 이상 올라가면 척추에 있는 '체온센서'의 명령에 따라 열을 내리기 위해 온몸의 한선에서 땀을 분비한다. 약 60kg의 사람이 1l의 땀을 흘리면 체온이 12℃나 내려가는 효과가 있고, 체중 65kg인 사람은 섭씨 29℃의 실내에 가만히 앉아만 있어도 하루에 큰 음료수 페트병(1.5l) 두 개 분량인 3l나 되는 땀을 흘린다.

심지어 더위에 잘 적응된 사람은 무더위 속에 있으면 1시간에 최대 1.5~3l의 땀을 흘리기도 한다. 땀을 흘리는 이유는 체온이 급격히 올라가는 '고체온증'을 막기 위한 생리적인 현상이다.

성인이 자신도 모르게 하루 동안 흘리는 땀의 양은 0.4~0.7ℓ이며 오랜 시간 더운 곳에 있으면 2~3ℓ에 이른다. 1.5ℓ 음료수 패트병 두 개 정도를 채울 수 있는 양이다. 축구선수가 전후반 45분씩을 모두 뛰면 4ℓ, 마라톤 선수가 완주하면 6ℓ의 땀이 흐른다. 사람이 의식을 잃지 않고 최대한 흘릴 수 있는 땀의 양은 약 10ℓ 정도다.

땀을 흘릴 때 근육이나 신경의 운동을 조절하는 나트륨, 칼슘, 마그네슘 등의 이온도 함께 배출돼 운동 신경 기능이 떨어진다. 70kg 인 사람이 1.4ℓ의 땀을 흘리면 운동능력이 20 % 낮아진다.

특별한 이유 없이 땀이 나거나 예전보다 땀의 양이 많아지면 몸에 이상이 생겼다는 신호이다. 등에 식은땀이 나면 결핵, 땀을 흘리고 난 뒤 속옷이 누렇게 변하면 간질환을 의심할 수 있으며, 간염, 장티푸스, 암 등 발열성 질환에 걸려도 속내의를 적실 정도의 땀이 난다.

땀 분비량은 개인마다 차이가 많다. 뚱뚱한 사람이나 체구가 큰 사람은 상대적으로 체표면적이 작아 땀을 많이 흘린다. 특별한 질환이 없는데도 유난히 땀을 많이 흘리는 사람들이 있다. 줄줄 흐르는 땀의 끈적거림으로 불편하겠지만 크게 걱정할 필요는 없다.

특히 땀은 기온특성상 여름철에 많이 흘리게 되는데 여름철 땀을 이기는 방법으로는 운동과 목욕이다. 더위를 이기면서 운동하면 열발산 능력이 증가해 열사병 발생 가능성을 줄일 수 있고, 또한 분비되는 땀의 염분 농도가 감소해 염분 손실을 적게 할 수 있다. 운동을 시작한 지 3~5일째부터 심폐 지구력이 증가하기 시작하며, 7~10일이 지나면 땀 분비도 증가한다.

운동할 때 가장 조심해야 할 것이 수분과 염분의 섭취. 더위 속에서 운동하면 온몸의 각 조직에서 서로 혈액을 더 많이 받으려고 경쟁한다. 더욱이 땀을 많이 흘리면 혈액량이 줄어들게 되고, 심장은 심박동수를 늘여 순환하는 혈액의 양을 늘이려고 한다. 더울 때 심한 운동은 심장의 부담을 급격히 높일 수 있으므로 운동강도를 낮춰야 한다.

운동으로 많은 땀을 내게 되면 에크린 한선과 아포크린 한선에서는 다소 끈끈한 땀을 배출하게 된다. 인체의 노폐물이 함께 배출된 결과로 운동 후 가벼운 샤워는 피부의 노폐물을 제거하고 혈액순환을 원활하게 하는 효과가 있다. 덥다고 무리하게 찬물로 샤워를 하게 되면 근육 경련 및 신체가 긴장상태가 되어 좋지 않을 수도 있다. 일반 목욕탕에서 하는 것과 같이 뜨거운 탕과 사우나도크 이용은 체력 소모가 높아져 지치게 하는 결과를 가져오므로 다소 미지근한 온도로 가볍게 샤워를 하는 것이 좋다. 비누 사용도 중성에 가까운 비누로 가볍게 하는 것이 좋다. 알카리성이 강한 비누를 사용하게 될 경우 피부가 건조해지면서 산도가 약해져 피부에 염증을 발생시킬 수도 있기 때문이다.

운동을 통해 땀을 흘리면 한선의 기능이 활발해진다. 땀을 흘린 후에는 바로 닦아주는 것이 좋은데 그렇지 않으면 땀구멍이 막히면서 피부에 염증을 일으킬 수 있고, 땀을 흘리고 난 뒤 수분보충은 필수이다. 땀을 과도하게 흘리면 혈액순환 장애로 기운이 없어지고 식욕이 떨어진다. 심하면 탈수증이나 근육경직현상 등이 나타난다. 이때는 묽게 탄 소금물을 마시고 채소나 과일을 섭취하는 것이 좋다.

혈액의 염분 농도는 0.9%로 운동 초기에는 대개 0.3% 염분 농도를 가진 땀이 배출된다. 그 후 점점 낮아져 운동 후기에는 0.2%의 땀이 배출된다. 땀으로 인한 염분 손실은 수분 손실에 비하면 문제될 것이 없다. 운동 중에는 10~15분 간격으로 100~200cc 정도의 물이나 이온음료를 마시는 것이 좋다. 운동 중에 갈증을 느낀다는 것은 수분 손실이 진행되고 있다는 의미다.

염분 섭취는 매우 신중해야 한다. 군 생활을 한 남성들은 여름에 훈련이나 행군을 하면서 소금을 먹었던 것을 기억한다. 하지만 염분 농도가 높은(0.3%) 음료를 마시면 체내에서 물의 흡수가 지연된다. 따라서 소금을 덩어리채 먹는 것은 위험하다.

쉬어가기

기능형 레저스파 아이디어

Q) 온천수나 약탕 등 좋은 성분의 물에 오래 몸을 담그고 있으면 좋은 성분들이 몸속으로 들어간다.

A) 글쎄. 우리 피부는 표피, 진피, 피하지방으로 구성되어 있는데 뜨거운 물에 몸을 담그면 모공이 열리게 되고 좋은 성분들이 모공을 통해서 흡수하게 된다. 그러나 물속에 녹아 있는 성분들은 대부분 수용성으로 피하지방에서 모두 걸리게 된다. 피하지방은 말 그대로 기름층으로 기름과 물은 섞일 수 없기 때문에 수용성일 경우에는 흡수할 수가 없게 된다.

결국 지방에 녹는 지용성물질이거나 기체상태일 때 피하지방을 통과할 수 있게 된다. 그러므로 몸에 좋은 성분이 피부를 통과하기 위해서는 기체상태를 만들어 주면 된다. 우리 몸은 열이 나면 땀으로 체온을 떨어뜨리고 체온이 떨어지면 열을 내게 되는데 이 열을 기화열이라고 한다. 기화란 액체가 기체로 변환하는 화학반응이다. 온천에 가면 파우더실 옆에 '온천욕 후 타올로 닦지 마시고 자연건조 시키면 온천욕 효과가 좋아집니다' 라는 글을 보게 되는 데 바로 기화열 요법이다.

아이디어

온천장이나 약탕 등 몸에 좋은 탕이 있는 경우 건조실을 설치하도록 하자. 규모는 약 3~4평 정도로 내부는 다소 시원한 바람이 나오는 정도로 하면 된다. 나체상태이므로 찜질방에서의 냉방과는 달라야 하며 너무 찬바람이 나오면 급격한 혈압의 변화를 줄 수 있어 노약자나 심혈관질환자에게는 치명적일 수 있기 때문에 주의가 필요하다.

기능형 목욕장 아이디어

Q) 우리 레저스파업소를 땀을 잘나게 하여 명품 찜질방(사우나)으로 만들고 싶다.

A) 땀이란 체온이 올라가게 될 경우 체온을 떨어뜨리기 위한 자율신경에서 알아서 움직여주는 시스템(인체의 항상성)이다. 사우나도크는 일반적으로 건식도크와 습식도크 두 가지로 구성하는 것이 일반적이다. 건식도크의 경우는 습도가 10% 미만의 물기가 거의 없는 상태를 말하고 습식의 경우는 습도가 약 50%로 아주 습한 상태를 말하는데 건식의 경우, 내부 온도가 100℃ 정도로 높은 온도를 유지하고 있어 인체에서 땀이 배출되어 바로 증발되기 때문에 땀이 나지 않는 것처럼 느껴지게 된다.

아이디어

건식도크 내부에 물분수 등의 장식을 하게 되면 땀이 아주 잘나게 된다. 왜냐하면 공기중에 물 분자가 인체와 결합하면서 열전달율이 높아지기 때문에 인체에 즉각적인 반응이 나타나게 되고, 또한 물 분자 때문에 습도가 높아져 인체의 땀도 바로 증발되지 않게 되고 땀이 아주 잘나는 것처럼 느껴지게 된다.

피부의 작용

경계로서의 피부

대체로 1.5~2㎡의 면적에 의하여 외부와 분리되고 있다. 이 경계면이 조금이라도 불균형을 일으키면 출혈이 일어난다.

신경작용

피부세포에는 세포 각각에 많은 신경섬유가 연결되어 있어 촉각, 온각, 냉각, 통각을 감지하며 피부의 혈관, 한선, 피지선, 입모근, 음낭, 음경, 유두의 평활근 색소세포 등은 자율신경의 지배를 받는다. 피부 모세혈관은 뇌척수신경의 정신작용에 의하여 수축과 이완을 한다.

체온조절작용

시상하부의 영향을 받아 신경의 온열중추가 주가 되어 거기에 혈관중추, 호흡중추, 분비중추 등을 지배하에 두고 이뤄진다. 앞에서 설명했듯이 추울 때는 입모근에 의하여 소름을 돋게 하여 피지선으로부터 지방을 분비하든가 음낭이나 유두를 수축시킨다든가, 근육을 진동하거나 몸을 움추려 체온을 조절하게 한다. 더울 때는 피부에 있는 모세혈관이 이완되어 피부로 흐르는 혈액의 양이 늘어난다. 한선에서도 활발하게 땀을 분비하여 체온을 떨어뜨리게 한다.

호흡작용

피부로부터 하등동물과는 현저한 차이가 있지만 산소를 흡입하고 탄산가스를 배출하는 작용을 하는데 폐호흡에 비하면 탄산가스 배출은 약 1/200, 산소흡입은 약 1/180 정도로 미미한 수준이다. 그리고 신체의 약 2/3 이상 화상 또는 도료 등으로 차단될 경우 인간은 사망에 이르게 된다.

오랜 질병 등으로 침대생활을 하면 침구에 탄산가스 등 유해가스가 남아 욕창 등의 질병이 발생하는 경우가 많아 청결하게 하여야 한다. 그러므로 폐질환이 있는 경우에는 폐뿐만 아니라 피부를 청결히 하는 것도 매우 중요하다.

보호작용

경계로서의 기능에 따라 보호와 방어 역활을 하는데, 타박이나 압박에 대하여 진피의 결합조직과 탄력섬유, 또 피하조직은 스프링 역활을 하는 완충지대가 된다.

또한 피부표면의 산도가 높은 것은 세균의 발육을 저지하는 것으로 세균에 대하여도 보호기능을 갖는다. 예를 들어 목욕시 알카리성이 강한 비누로 피부를 문지르면 산도를 해치게 되어 보호기능이 떨어지게 된다. 그래서 화장품 광고 등을 보게 되면 약산성 화장품이라는 것을 강조하는 것을 많이 볼 수 있다.

일반적으로 산성은 붙임성이 강하고 알카리성은 이탈성이 강하다. 그래서 일반적 비누는 알카리성이 강한 재료로 만들게 된다. 물 또한 뜨거울수록 알카리성이 강하고 차가울수록 산성이 강하다. 예로 뜨거운 물에서 비누를 사용하면 거품이 많이 나는 반면 찬물에서는 거품이 약한 것은 이러한 현상 때문이다. 그러므로 앞에서 설명했듯이 수영장 등에서 장시간 수영 후 샤워를 할 때 알카리성이 강한 비누로 온몸을 강하게 씻어주는 것은 피부의 산도를 떨어뜨리게 되어 미용에는 맞지 않다고 할 수 있다.

분비작용

앞장 피부의 부속물에서 설명했듯이 대표적으로 한선과 피지선을 들 수 있다.

흡수작용

인간의 피부 흡수작용은 거의 미미하지만 어느 정도의 물질은 가스체로서 피부가 흡수하게 된다. 대표적인 물질이 지방에 녹는 물질이며 액체상태의 물질은 거의 불가능하다. 이러한 작용을 이용하여 신체에 바르는 화장품과 약제를 만들고 있다.

피부의 흡수작용을 높이려면 먼저 목욕을 통해 온탕에서 피부를 충혈시켜서 피지를 씻어 내면 흡수작용을 높일 수 있다. 예로 우리나라에서 단오절에 유행했던 창포탕과 유자탕은 피부로 비타민C를 흡수하였다는 사례가 되는 것이다.

혈액순환과 목욕

만병의 근원 중 제일 먼저 나타나는 초기증상이 혈액순환 장애가 나타나게 된다. 원활한 혈액순환이 중요하다는 것을 모르는 사람이 없을 정도로 많은 사람이 알고 있고, 원활한 혈액순환을 촉진하기 위하여 다양한 방법이 제시되고 있다. 이와 관련하여 각종 약제와 건강보조식품 및 기구 등이 개발되어 시판되고 있을 정도로 혈액순환은 우리가 건강하게 살아가기 위해서는 너무 중요한 기능이다.

최근의 사회환경을 보면 목욕의 목적이 피부청결은 2차적인 요소로 밀려나고 건강을 목적으로 목욕장을 찾는 경우가 많이 나타나고 있다. 이는 혈액의 원활한 순환을 통한 건강한 삶 유지, 즉 건강을 추구하는 방향으로 전환되어가고 있다는 것을 말한다.

혈액순환에서 동맥의 혈액은 산소나 영양, 그리고 면역물질(체내에 침입한 병원균이나 독소 등의 이물질과 싸워 이기기 위한 혈액 속의 성분)을 전신의 기관이나 세포에 전달하며, 정맥의 혈액은 세포로부터의 탄산가스나 여러 가지 노폐물을 운반하는 역할을 한다.

그런데 혈액의 흐름이 나빠지면 필요한 물질이 공급되지 못하고 필요 없는 물질, 즉 유해한 것은 배출되지 않고 정체되는 현상이 일어나 세포의 기능이 저하되거나 약화된다. 그래서 심장, 폐, 간장, 신장, 위장 기타 여러 가지의 내장기능이 나빠지는가 하면 면역력이 떨어져 세균이나 바이러스 등의 병원균에 감염되기가 쉽다. 따라서 병적물질(예컨대 결석)이 생기거나, 궤양이나 종양이 생긴다. 결국 혈액순환이 원활하지 않으면 냉기가 생기게 되고 결국 질병으로 발전한다.

목욕은 바로 이러한 혈액순환을 원활하게 하는 작용을 한다. 뜨거운 물에 몸을 담그면 피부쪽의 모세혈관이 확장되면서 혈압이 낮아지고 혈류량도 증가하게 되며 혈액순환도 활발하게 된다. 겨울이 목욕의 계절이 된 것도 바로 낮은 온도로 인해 모세혈관이 좁아져 혈액의 흐름이 원활하지 못해 움츠리게 되고 경직현상이 나타나게 되는데 온수에 몸을 담그게 되면 이러한 현상을 완화시켜주기 때문이다. 피부학적으로 볼 경우 겨울의 목욕은 건조한 날씨 때문에 피부에는 별로 좋지 못하다.

혈액순환 이론

인체의 혈액은 심장의 좌심실에서 대동맥으로 흘러서 소동맥을 지나 모세혈관에 이른다. 그 다음 소정맥으로 흘러들어가 심장의 우심방으로 흘러들어간다. 이때 동맥을 흐르는 혈액을 동맥혈, 정맥을 흐르는 혈액을 정맥혈이라고 한다. 이러한 혈액의 흐름이 원활하게 순환하는 과정을 일반적으로 혈액순환이라고 하며, 목욕의 가장 중요한 기능 중 하나로 청결과 함께 바로 이 혈액순환 기능이다.

우선 이렇게 중요한 혈액순환에 대한 이론을 살펴보면 고대 이래 서양에서는 로마 황제의 주치의이자 의학자였던 갈레노스의 인체구조 및 작용에 관한 이론이 정설로 통용되어왔다. 갈레노스는 인체의 세 가지 중요기능 소화, 호흡, 신경을 체계적으로 설명하려 했는데, 여기에는 사람이 섭취한 음식물은 위와 장을 거쳐 간에 이르러 '자연의 영natural spirit', 즉 피로 바뀌어서 정맥을 통해 온몸으로 전달되고 영양분으로 소모된다는 설명이 소화에 대한 이론으로 자리 잡고 있었다.

그러나 르네상스 시대부터 활발하게 행해진 인체 해부를 통해 갈레노스가 주장한 해부학적 지식이 잘못되었음이 드러나게 되었다. 이러한 상황에서 영국의 의학자 하비William Harvey(1578~1657)는 갈레노스 이론을 부정하고 펌프에서 힌트를 얻어 혈액이 온몸을 순환한다는 새로운 이론을 발표했다. 하비는 맥박이 뛸 때마다 방출되는 피의 양과 맥박의 횟수로부터 적어도 하루에 300kg 이상의 피가 방출된다고 계산해 내고, 사람의 체중의 몇 배가 되는 이 많은 양의 피가 매일 생성되고 소모되는 것은 불가능하다는 결론을 내렸다. 여러 실험적인 증거를 통해 그는 피가 심장에서 나와 동맥을 지나 온몸을 돌고 정맥을 타고 다시 심장으로 돌아온다는 주장을 펼쳤다.

비록 하비는 갈레노스처럼 인체에 대한 전반적인 이론체계를 세우지 못했지만, 이러한 혈액순환이론이 등장하면서 인체에 대한 생리학 연구는 새로운 전기를 맞게 되었다.

피부는 제2의 심장(피부심장론)

17C 영국의 의학자 하비W. Harvey가 펌프에서 힌트를 얻어 인체의 혈액순환 구조를 알았다고 하였고, 프랑스 심장학자 로오부리 박사는 "인체에는 두 개의 심장을 갖고 있는데 그것이 피부다"라고 발표했다. 이는 피부의 모세혈관에서도 탄산가스와 노폐물을 배출하고 산소와 영양분을 흡수하는 작용을 한다. 이는 피부가 심장과 같이 혈액순환이 매우 중요하다는 것을 의미하고 있다.

목욕도 결국은 물이라는 물질로 피부를 자극하게 되고 혈액순환에 중요한 역할을 한다. 특히 우리가 흔히 일컫는 42℃ 이상의 탕을 고온탕이라고 하는데 이러한 뜨거운 탕에 신체를 담그게 되면 피부에 뜨거운 자극이 오게 되고 혈액들이 피부 쪽으로 모이게 된다. 이와 더불어 모세혈관이 확장되어 혈류양이 증가하게 되면서 심장은 박동수를 늘린다. 처음에는 혈압이 떨어지지만 차츰 시간이 지나면 혈액이 정상적으로 공급되고 혈압은 다시 상승하게 된다.

그래서 식후 바로 목욕을 하게 되면 내장혈액들이 피부 쪽으로 몰려 있는 관계로 위의 운동이 에너지 부족으로 약해지게 되어 소화불량 등의 증상이 나타날 수 있다. 그러므로 공복 시나 식후 약 1~2시간 이후에 목욕을 하는 것이 좋다.

일본의 대체의학의 대부이며 새로운 대체의학인 니시의학을 창설한 니시가츠죠西勝造는 모세혈관망 원동력설毛細血管網 原動力說을 주장하고 있다. 모세혈관망 원동력설은 혈액순환이 심장의 펌프작용보다는 몸의 각 기능의 모세혈관에서 혈액이 필요하다는 신호를 두뇌로 보냄으로써 두뇌에서는 심장에 펌프질을 하도록 명령을 내리게 된다는 이론이다. 향후 이 이론은 약 먹지 않고 병을 치료한다는 천연치료요법인 니시의학西醫學으로 발전하게 된다. 지금도 말기 암환자 등이 가장 많이 선호하는 치료요법으로 통하고 있다.

글로뮈Glomus

글로뮈란 1707년 프랑스 의학자 레알이스가 발견하였으며, 동정맥문합Arteriovenous anastomsis이라고도 한다. 글로뮈의 어원적 의미는 Artery(동맥)과 Vein(정맥)을 접합anastomsis했다는 의미로 모세관에서 소동맥과 소정맥을 이어주는 별도의 혈관이라는 의미다.

자상刺傷 등으로 손에 상처가 생겼을 때 출혈이 되지 않도록 붕대를 이용하여 지혈을 한 다음 손을 심장보다 높게 올려서 가볍게 미진동을 시키면 출혈하던 혈액이 지혈이 되어 상처가 낫는 것을 경험한 적이 있을 것이다. 이러한 현상에 대한 비밀이 바로 글로뮈에 있다. 글로뮈는 모세혈관의 소동맥에서 소정맥으로 이어 주는 별도로 개통된 혈관으로 모세혈관과 글로뮈를 교대적으로 수축과 확대작용을 행하게 함으로서 사지나 피부에 혈액순환을 왕성하게 하여 모든 질병의 예방과 치료에 도움이 되게 하는 매우 중요한 혈관이다.

인체는 약 400조개의 세포와 51억개의 모세혈관이 있는데 모세관 1개가 약 8만개의 세포에 영양을 공급하고 있다. 그 중 약 70%가 사지四肢에 집중되어 있으며 글로뮈는 모세관 하나에 하나씩 연결되어 있다. 글로뮈는 인체의 모든 표피 중에 나타나지만, 특히 신체의 노출 부위인 손톱, 손 및 발의 선단, 복면, 손바닥, 발바닥, 귀, 코, 볼, 발기관에 많다. 피부표면 1㎠에서 손 501개, 손가락끝 236개, 손가락 96개, 손발톱 593개, 엄지발가락 293개, 발뒤꿈치 주변에 약 197개가 있다.

동맥경화, 당뇨, 폐결핵, 피부병, 뇌출혈, 협심증, 심장병, 신장병 등은 글로뮈를 강화시키는 것이 매우 중요한 치료요법이다. 생후 2~3개월에는 없고 그 후부터 발생하여 21세 때 가장 왕성하며 40세까지 유지되다가 그후 감소되므로 건강유지에는 글로뮈의 활동이 중요하다. 식이요법과 입욕치료로 글로뮈를 재생, 부활시킬 수 있으며 모관운동과 생채식과 냉온욕을 해야 한다. 냉온욕에 무리가 있을 경우에는 반신욕과 풍욕부터 실행하는 것이 좋다.

여기서 모관운동은 모세혈관 강화운동의 줄임말로 혈액순환의 가장 중요한 원동력이 바로 모세혈관과 글로뮈에 있다고 보고 51억개의 모세혈관 중 약 70%가 집중되어 있는 팔과 다리를 떨어줌으로써 혈액순환을 촉진시켜 주는 운동이다.

똑바로 누워 팔과 다리를 몸과 90도 각도를 이루게 들어올린 뒤 발을 무릎 쪽으로 당겨 발목과 직각이 되게 한다. 그런 상태에서 손과 발을 떨어준다. 아침, 저녁으로 1, 2분간 실시한다. 모관운동을 하면 혈액순환이 촉진될 뿐만 아니라 림프액의 이동과 교체가 활발해진다. 또한 글로뮈의 활동과 재생을 도와 인체를 젊게 만든다.

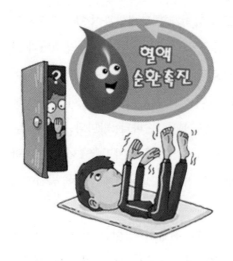

냉온욕은 혈관 및 글로뮈를 수축과 이완으로 유도한다. 특히 모세혈관이 수축과 이완을 하면서 평소 사용되지 않던 혈관인 글로뮈가 열리게 되어 기능을 향상시키는 데 아주 많은 도움을 준다. 뜨거운 물에 입욕하게 되면 모세혈관이 확장되어 보다 많은 혈액이 공급되며, 또한 혈압도 다소 떨어지게 된다. 그러나 냉탕에 입욕하게 되면 확장된 모세혈관이 수축하면서 별도 혈관인 글로뮈가 열리게 되는 것이다.

그러나 반신욕은 냉온욕과는 달리 하체부분에 모세혈관이 지속적으로 확장하였다가 일정시간이 되면 항상성에 입각한 자율신경의 통제에 따라 혈관은 다소 수축하게 된다. 냉온욕보다는 다소 떨어지지만 노약자나 심장병, 고혈압 및 추위를 많이 타는 냉온욕이 불가능한 사람에게는 아주 양호한 목욕법이다. 반신욕을 할 때 약 5분 입수, 약 1~2분 휴식하는 방법으로 반복욕을 하게 되면 글로뮈 재생에 많은 도움이 된다.

풍욕은 피부호흡을 활발하게 하여 노폐물을 체외로 내보내고 산소를 흡수하는 요법이다. 체내에 생기는 일산화탄소는 세포를 암으로 만드는 큰 요인으로 피부호흡으로 흡수된 산소가 일산화탄소와 결합하여 무해한 이산화탄소로 바뀌므로, 피부의 호흡을 활성화시키면 암의 예방과 치료에도 탁월한 효과를 발휘하게 된다. 또한 피부의 냉기와 보온을 교대적으로 해줌으로서 인체의 전신피부에 퍼져 있는 모세혈관 및 글로뮈를 강화시켜주는 역할을 하게 된다.

풍욕법은 먼저 창문을 열어서 환기가 잘 되게 하고, 옷을 모두 벗고 완전 나체상태가 되어서 이불을 덮어 쓴다. 그리고 시간에 맞추어 20초간 벗고 60초간 덮고, 30초간 벗고 60초간 덮고…… 하는 식으로 시간을 조금씩 증가시켜서 최종적으로는 120초간 벗는 것으로 마무리하게 되는데 총소요시간은 약 30분이 된다. 이 30분을 1회로 계산하여 아침 해 뜨기 전과 저녁 해가 진 후에 하는 것이 좋다. 풍욕법은 암뿐만 아니라 심장병, 간장병, 위궤양, 천식 등에도 효과가 있다고 한다.

글로뮈, 콜라겐, 비타민C를 삼위일체라고 한다. 그 이유는 글로뮈의 주요재료는 뼈, 연골, 근육, 혈액, 모발의 주요재료가 되는 콜라겐(교원질)의 얇은 막으로 구성되어 있기 때문이다. 비타민C가 부족하면 교원질이 만들어지지 않게 되며 당연히 글로뮈도 완전할 수가 없다. 그러므로 비타민C가 풍부한 생채식 위주의 음식을 섭취하는 것도 글로뮈를 강화시켜 건강을 유지하게 할 수 있다.

그리고 글로뮈는 알코올성분이 과잉이면 동맥경화의 원인이 된다. 동맥경화는 글로뮈를 경화硬化시키는 역할을 한다. 당분 과잉이면 당뇨병을 유발하며 이는 글로뮈를 소실消失, 연화軟化시키는 원인이 되고 글로뮈의 기능을 현저히 저하시킨다.

쉬어가기

기능형 레저스파 아이디어

풍욕장 만들기

최근 레저스파에는 차별화된 아이템이 없어 곤란을 겪고 있는데 그 대안으로 풍욕장 아이디어를 제시한다.

풍욕장은 물이 아닌 바람으로 목욕을 하는 요법으로 레저스파가 위치한 곳이 공기가 맑은 청정지역이라면 바람이 잘 통하는 외부에 약 20~30평 규모로 하여 풍욕장을 만들 수 있다.

도심한복판의 레저스파라고 한다면 옥상 등에 설치하게 되면 불량한 공기로 인해 도리어 인체에 해로울 수도 있으므로 내부에 약 20평 정도의 청정실(산소방)을 만들고 실내온도는 약 20℃ 정도로 하고 적당히 바람을 일으키는 장치를 설치하면 풍욕장으로서 역할이 가능하다.

요가, 에어로빅 등과 같이 풍욕지도자가 반듯이 필요하다.

준비물는 풍욕음악을 들려주는 음향장치와 지도자 책상, 요가 매트 또는 의자 등을 준비하면 되고 일정한 시간에 30분에서 1시간 동안 운영한다.

Q) 혈액순환과 관련하여 모세혈관을 강화시켜주는 등의 전문 기능형 목욕탕 시설을 하고 싶다.

A) 가장 대표적인 목욕요법으로 냉온욕과 풍욕이 있다. 심혈관질환이

있거나 노약자에게 권장할 수 있는 것은 반신욕요법이며 이것도 어려움이 있다면 족탕을 권한다.

아이디어

기능탕이라는 것은 말 그대로 기능적으로 작용하는 탕으로 냉온욕을 할 수 있는 욕장을 만든다. 온탕은 일반적인 탕으로 하면 되고 냉탕은 급격한 혈압변화를 방지하기 위하여 탕의 깊이는 약 1m 미만으로 하고 단계적으로 심장에서 먼 곳부터 입수할 수 있도록 계단식으로 설치하는 것이 좋다.

기타 족탕과 반신욕탕도 기능탕으로서 매우 우수한 욕탕이다.

반신욕탕의 경우 20분 이상 장시간 입수하고 있어야 하기 때문에 지루할 수 있으므로 반신욕탕에 편한 자세로 앉을 수 있도록 탕구조를 만들고 전면에는 TV대를 설치하여 편하게 TV를 시청할 수 있도록 한다. 또한 탕에서 신문이나 책의 주요 부분을 발췌하여 코팅을 한 후 고객이 읽을 수 있도록 한다.

인체의 항상성Homeostasis

항상성이란?

모든 생명체에는 스스로 자기신체를 정상상태로 유지하려고 하는 자연치유력이 있다. 이러한 치유력은 항상성Homeostasis이라는 용어로 설명이 가능한데 항상성이라는 용어는 헬라어 homois(same)와 stasis(standing)의 합성어로 건강한 사람에게서 나타나는, 항상 일정하게 유지되는 균형진 상태로 '환경에 나타나는 변화나 신체의 스트레스의 영향에도 불구하고 신체의 구성조직이 스스로 균형을 유지하려고 하는 조절기능'을 말한다. 다른 말로 인체의 자연 치유력이라고도 할 수 있다.

인체의 항상성에는 약 12가지 작용으로 분류가 가능한데 이중 한 가지라도 정상상태가 유지되지 않으면 질병상태가 된다. 건강이란 이와 같은 항상성을 항상 정상상태를 유지하는 생활을 의미하는 것으로 항상성에는 12가지 작용이 있다. 이러한 항상성 작용은 목욕과 밀접한 관계를 가지게 되는데 목욕을 통해서 항상성 기능을 항진시키는 것에는 다음과 같은 것들이 있다.

체온조절 작용

인체의 정상 체온은 36.5℃이며 정상범위는 36.2~37.6℃이며 정상범위에서 약 +4℃를 벗어나게 되면 인체에는 치명적인 손상을 입게 되는데 체온이 41℃ 이상으로 오르면 경련이 나타나고 44~45℃로 오르면 사망에 이르게 된다. 그러나 체온이 반대로 내리게 되면 어느 정도는 버틸 수가 있다고 한다. 인체는 저체온에서 더 잘 견딜

수 있도록 되어 있어 고체온상태에서는 저항이 심하게 나타난다. 만일 적당한 조치만 잘 취하면 24℃에서도 생존이 가능하지만 매우 위험한 상태가 된다.

체온은 하루동안 정상범위에서 오르내리는데 새벽에 가장 낮고 늦은 오후에 가장 높다. 앞장에서 설명했듯이 체온조절 중추는 시상하부hypothalamus의 발한으로 체열을 발산하고 떨림과 털 세움(소름)으로 체열을 생산한다. 인체의 열은 대부분 근육과 각종 샘Gland에서 생산되어 혈액을 통하여 전신에 퍼지며 피부와 소변, 대변, 호흡 등을 통해서 열을 발산한다.

목욕을 통해 땀을 낸다는 것, 즉 발한은 몸의 체온조절기능을 촉진시키는 것이다. 또한 목욕의 주요기능인 신체 세척에도 발한은 피부 속에 들어 있는 노폐물 등을 땀과 피지를 통해 함께 배출해 피부을 깨끗하게 하는 중요한 역할을 한다. 땀의 구성성분으로 수분이 99%이며, 나머지가 염화나트륨, 요소, 유산, 칼륨 등이다.

산소와 이산화탄소의 균형작용

인간은 모체에서 세상 밖으로 나오면서 허파로 첫 호흡을 하면서 생명이 시작되고 호흡을 멈춤으로서 생을 마감하게 된다. 그러므로 호흡은 생명유지에 필수적인 요소로 호흡시 공기중의 20.9%의 산소를 포함하여 흡입하고 배출시 약 16%의 산소와 3.5%의 이산화탄소를 포함한다. 산소와 이산화탄소는 폐포에서 액화되기도 하고 기체화되기도 하여 혈액을 통해 전신에 보급하게 되고 호흡과 일부 피부를 통하여 배출된다.

인체의 동맥은 97%의 산소를 포함하며 정맥에서는 70%의 산소를 포함하는데 약 27%의 차이는 세포에 공급된 산소를 의미한다. 산소는 혈액의 헤모글로빈이라는 전달물질에 의해 움직인다. 체조직에서 산소농도가 낮아지면 헤모글로빈에서 분리되어 산소를 보충하게 된다.

몸을 탕속에 담그게 되면 수면의 깊이에 비례하여 몸의 표면에는 물에 의한 압력이 가해지게 된다. 이러한 압력은 횡격막이 위로 밀려 올라가는 것과 더불어 흉강의 내압이 높아져서 폐용량이 감소하게 된다. 따라서 공기 중에 있을 때보다 호흡에 동원되는 근육의 활동이 더 많아지게 되어 인체는 강한 산소 흡입력을 보이게 되고 산소와 이산화탄소간의 균형을 잡아 나가게 된다.

산과 알카리의 균형

체액의 산과 알카리의 균형은 pH 7.45 정도인 약알카리 상태에서 최적이며 정상상태의 동맥혈중 농도는 pH 7.35~7.45를 유지한다. 체액이 pH 7.35 이하로 떨어지면 신경세포의 흥분을 일으키는 산성 혈증이 나타나고, 체액이 알카리화되면 중추신경계에 치명적인 타격을 준다.

목욕요법 중 냉온수교차욕은 이러한 산과 알카리의 균형을 이루도록 도와주는 목욕요법으로 냉수욕을 행하면 체액은 교감신경을 자극하여 산성으로 이끌고, 온욕시 체액은 미주신경을 자극하여 체액을 알카리성으로 이끈다. 결국 냉온수교차욕은 자율신경을 조화시키고 중성화하여 산과 알카리의 균형을 유지토록 하여 각종 질병을 예방하고 치유하는 요법 중에 하나로 인정받고 있다.

혈압과 혈류

혈압이란 심장의 혈액을 뿜어 낼 때 혈관이 받는 압력을 말하며 혈류는 혈액의 흐름을 말한다. 혈류는 혈압이 높은 곳에서 낮은 곳으로 흐르기 때문에 동맥에서 정맥으로 흐른다. 그러므로 혈압은 동맥에서 가장 높고 정맥에서 가장 낮으며 혈압 측정은 주로 동맥혈압을 대상으로 측정하게 된다. 일반적으로 정상혈압을 90/60~140/90 mmHg 범위 내에 있을 경우 정상이라고 하는데 그 범위를 초과하면 고혈압이라 하고 범위 이하일 경우 저혈압이라고 한다. 혈압과 혈류에 영향을 주는 요인으로는 심장 출력, 모세혈관의 저항, 동맥의 유연성, 혈액의 용적, 혈액의 점도 등이며 나이, 체중, 스트레스, 운동 등에 따라 변하게 된다.

혈압과 목욕의 관계에서는 욕장의 물의 온도가 매우 중요하다. 일반적으로 물의 온도가 높으면 높을수록 화학반응이 빨라지기 때문에 신진대사가 활발해져 온열작용이 몸속으로 깊숙하게 침투해 영향을 끼치게 된다. 이는 욕탕에 들어간 직후부터 맥박수가 증가하게 되고 심장에서 송출하는 혈액량도 증가하게 되면서 동시에 혈압도 상승하게 되지만 시간이 흐르면서 모세관이 확장되어 혈류도 순조로워지게 되고 혈압도 떨어지게 되는 현상이다. 그래서 혈압이 높은 사람이 목욕을 통해서 효과적으로 혈압을 내리게 할 수 있다.

혈당

혈당은 정상수치가 80~120mg/100ml이며 공복시 110mg 이하 그리고 식후 2시간 뒤에 140mg 이하이면 정상이다. 혈당수치의 항상성을 보면 혈당수치가 정상 보다 내려가게 되면 간에서 당원이 분해(80mg

이하)되거나 간에서 포도당이 신생(60ml 이하)되어 부족한 혈당을 충족하게 되며 혈당수치가 정상보다 올라가게 되면 체조직에 지방이 생성되고 180mg 이상 오르게 되면 과잉혈당이 소변으로 배출된다. 이렇게 해서 당뇨병이나 비만증이 발생한다.

여기서 당뇨병의 발생은 혈당조절능력이 떨어져 항상성이 파괴되어 생기는 질병으로 그 원인은 유전적 소질이나 비만, 과식 등 여러 가지가 원인으로 발생하는 만성병이다. 목욕은 혈당의 수치와도 관계를 가지는데 당뇨병은 동맥경화 등의 합병증을 유발하는 경우가 많다. 합병증이 있을 경우에는 고온욕을 피하게 되지만 합병증이 없는 경우에는 42℃ 정도의 열탕과 사우나도크에 의한 온열자극을 이용하여 혈당이 250mg나 되던 사람이 약 1개월 후에 150mg로 저하되고 요당도 현저히 감소된 예가 있다. 이는 일반적으로 목욕은 신진대사를 높이고 혈당을 내리는 작용을 하기 때문이다.

체액조절

체액은 세포내액과 세포외액으로 구성되는데 세포내액에는 단백질, 핵산, 유지방, 탄수화물, 무기물, 비타민, 호로몬 등 약 30~40% 정도를 차지하고 세포외액은 혈장과 간질액으로 약 20% 정도를 차지하며, 정상인의 체액은 체중의 50~70%에 해당된다. 젊고 야윈 근육형 사람은 체액이 가장 많고 늙고 비만형의 사람 체액은 감소한다. 체액조절은 항상성 작용에 있어서 매우 중요하며 그 균형이 조금만 깨어져도 질병으로 나타난다. 인체는 수시로 갈증과 소변으로 체액이 조절된다.

신체의 부종현상은 등장성 염화나트륨 용액이 다량 주입되었을 경우 체액 중 세포외액이 팽창되는 현상으로 많은 물을 섭취하면 소변의 양이 증가하여 체액의 균형을 유지하게 된다. 만약 신장의 장애로 소변을 배출하지 못하던지 또는 간장의 장애로 혈장단백질을 합성하지 못하면 혈액내의 교질 삼투압이 낮아져 물을 배설하지 못하고 체내에 과잉한 물을 갖게 되어 부종현상이 일어나게 된다.

특히 부종은 신체 중 손과 다리 부분에 많이 생기게 되는데 목욕은 이러한 부종을 효과적으로 해소할 수 있다. 부종은 어떤 원인으로 체액인 임파액이나 정맥혈이 다리 부분에 정체되어 일어나게 되는데 물의 수압과 온열작용으로 혈관을 확장시키고 수압으로 정체되어 있던 체액을 심장쪽으로 보내게 되면 효과적으로 다리의 부종을 해결할 수가 있으며 냉족욕, 온족욕, 냉온교차족욕 등이 있다.

호르몬 분비

호르몬이란 용어는 헬라어 hormon에서 온 것으로 그 뜻은 'to set in motion' 이다. 인체를 지배하는 여러 과정들 곧 신체적, 지성적 성장, 사춘기, 생식, 신진대사, 인격 개발, 내외적 여건에서 오는 스트레스에 대한 대응, 그리고 항상성의 유지를 원활하게 작동하도록 해주는 것이다. 호르몬 분비에 이상이 생기면 여러 가지 이상 증상이 생기는데, 예를 들면 인슐린 분비에 이상이 생기면 당뇨병이 나타나고 성장 호르몬에 이상이 생기면 기형성장이 오고 갑상선 호르몬이 과잉이면 갑상선 기능항진이 나타난다.

면역계와 백혈구

면역계의 기본적인 기능은 인체의 침입자에 대한 자체 방어기능이며 질병 치유기능은 아니다. 면역계는 동적 또는 정적 세포, 항체, 화학물질 등으로 이루어진 매우 복잡한 군집이며 자기 몸에 맞지 않는 것은 일사분란하게 연합하여 파괴하거나 제거한다. 인체에는 약 1조억개의 백혈구를 가지고 있으며 1mm³의 혈액에 5,000~10,000개의 백혈구가 있다. 인체의 면역세포를 포함하여 모든 혈액 세포는 골수에서 생성된다.

적혈구

적혈구는 작은 디스크 모양의 몸체를 가진 혈액 세포로 중심부가 둘레보다 더 얇다. 이런 모양은 산소운반기능과 관련이 있으며 핵과 미토콘드리아가 없어서 그들의 수명이 약 120일 정도에 지나지 않는다. 1개의 적혈구에는 2억8천개의 헤모글로빈을 가지고 있어서 혈액이 붉은색으로 나타난다. 헤모글로빈 수치나 적혈구 수치가 비정상적으로 낮으면 빈혈이 생긴다. 주요 원인은 철분 부족으로, 특히 임신중에는 태아가 철분을 많이 빼앗아가기 때문에 임산부에게 철분제로 보충하는 경우가 많다.

교감신경과 부교감신경

자율신경계는 내분비선과 동공을 가진 기관의 평활근, 그리고 심장의 작용을 조절한다. 이러한 작용은 모두 자동적으로 움직인다. 자율신경계는 기능을 촉진시키는 작용을 하는 교감신경과 기능을 억제시키는 작용을 하는 부교감신경의 균형 속에서 중요한 임무를 수행한다. 예를 들어 스트레스를 받거나 비상사태가 발생할 경우 교감신경은 신속한 반응을 하면서 아드레날린이 분비되고 동공이 열리며 맥박과 혈압이 상승하고 기관지가 확장되어 호흡이 가빠지고 신진대사가 증가한다. 반면에 이러한 사태가 지나가게 되면 부교감 신경이 동공을 축소시키고 심박과 혈압이 느리게 되고 기관지가 수축되어 호흡이 안정되며 정상수준을 유지하게 된다.

목욕은 바로 이러한 자율신경의 기능을 되찾아 주는 역할을 하게 한다. 목욕시 발한이 촉진되는데 이는 몸의 체온조절기능을 촉진시키는 것으로 현대인들의 자율신경기능의 저하는 바로 목욕을 통해서 찾을 수 있다고 할 수 있다. 또한 뜨거운 탕에 입욕하게 되면 자율신경인 교감신경계의 긴장을 높이기 때문에 소위 자율신경 실조증이 있는 사람에게는 효과적으로 목욕을 활용할 수 있다.

두뇌조절

인체의 모든 부분은 신경이라고 하는 전선에 의하여 뇌와 연결되어 각자의 일을 수행한다. 약 120억 개의 신경세포로 이루어진 뇌는 인체에서 일어나는 모든 활동과 기능을 항상 일정하게 조절하는 일을 하기 때문에 두뇌의 정상적인 작용은 건강에 필수적이다.

활동과 휴식

인간이 충분한 휴식을 취하지 못하고 과로와 스트레스, 수면부족 상태가 이어질 경우 생체리듬이 깨어지면서 각종 질병이 생기게 되고 건강을 유지하기가 어렵게 된다. 병에 걸렸다는 것은 휴식을 취하라는 인체의 명령으로 휴식은 훌륭한 치유자이기도 하다.

항상성 방해요소

항상성 방해요소로는 여러 가지 요소가 있겠지만 대표적으로 12가지의 항상성에서 언급되었던 것으로 균형을 파괴하는 요소로는 세포장애, 염증, 약물중독, 체액불균형, 산소결핍증과 질식, 신체적 충격, 영양 불균형, 혈류 장애, 출혈, 상극온도와 화상, 이온화 방사선 등을 들 수 있다.

세포장애로 대표적인 것은 노화로 인한 퇴화degenerations와 외부로부터 지방이 유입되어 장애를 일으키는 침착infiltrations과 암의 발생, 세포의 위축과 비대로 나타나는 세포 성장장애를 들 수 있다.

약물 중독은 점진적이며 처음에는 가볍게 사용하다가 남용되고 마침내 중독상태가 되어 신체의 항상성의 균형을 깨트리게 된다. 염증은 방어기능에 문제가 발생해 생기는 증상으로 주요 세포는 백혈구며 인체가 상해를 받을 때 생리학적 반응으로 염증이 나타나게 된다.

체액의 불균형은 산과 알카리의 불균형으로 설명이 가능한데 체액이 너무 산성화되면 혼수상태 및 의식불명 등의 현상이 나타나고, 너무 알카리화되면 흥분과 신경과민, 근육경련, 발작 등의 현상이 나타나게 된다.

산소결핍증과 질식은 생명유지에 가장 필요한 요소가 산소로 산소부족은 생명을 유지할 수 없는 상태가 되며, 산소결핍은 조직에 심각한 상해를 가져오며 뇌의 경우 4~5분간 산소를 공급받지 못할 경우 뇌사상태에 이르게 된다.

상극온도와 화상은 직장온도의 생존 상하한선으로 43℃~28℃로 이상의 범위를 벗어나게 되면 신체 조직에 상해가 나타나게 된다.

그러므로 목욕장에서도 열탕온도의 한계는 43℃를 넘으면 안되며, 냉탕온도도 16℃ 이하로 내려가게 되면 좋지 않다.

3. 입욕의 3대 작용

　사람들이 일반적으로 목욕을 한다라고 하면 그 주요 기능은 신체 세척이 대부분이다. 그러나 최근에는 막연하지만 목욕이 단순히 신체 세척에서 벗어나 목욕을 통해 건강을 찾으려는 사람들이 많이 나타나고 있다. 이러한 추세에 부응하듯 목욕탕도 다양하게 새로운 시설을 설치하고 고객을 유치하고 있다. 특히 건강에 좋다는 옥에서부터 맥반석, 황토 사우나도크는 기본이 되었고 탕에도 다양한 기능을 부여하여 시설을 운영하고 있는 실정이다. 그러나 이러한 시설을 해 놓고서도 건강 중심의 목욕장이라고 광고를 하지만 실질적으로는 목욕에 대한 정확한 정보와 상식 부족으로 목욕장 이용이 단순히 신체세척으로만 흐르는 경향이 있다.

　신체를 뜨거운 땅에 담그게 되면 인체는 여러 가지 자극을 받게 되는데 그 중에 대표적으로 온열작용과 정수압, 부력을 입욕의 3대 작용이라고 하며 이러한 작용을 목욕에 응용할 경우 건강증진에 많은 도움을 주게 된다.

온열작용

　　　　　일반적으로 목욕탕의 탕 종류에는 차가움을 느낄 수 있는 냉욕탕(25℃ 이하)과 뜨겁지도 차갑지도 않은 불감온도不感溫度인(34~37℃)의 탕에서부터 따스함을 느낄 수 있는 저온욕탕(37~39℃)과 흔히 온탕이라고 부르는 온욕탕(39~42℃), 그리고 열탕이라고 부르는 고온욕탕(43℃ 이상)으로 구분된다. 우리나라에서는 다양한 탕 종류에서 불감온도의 탕과 저온욕탕을 제외한 냉탕, 온탕, 열탕 3가지가 가장 기본적으로 시설되어 있다. 이중 36~38℃의 탕에 입욕하게 되면 심장과 허파 등의 심장기능의 변화는 극히 적지만 그 이상의 높은 온도에서의 입욕은 심박수 등의 증가를 가져오게 된다.

　온열작용이란 뜨거운 탕이나 사우나도크에 입욕시 피부는 온열의 자극을 받는다. 이에 따라 인체에 가해진 온열을 떨어뜨리기 위해 항상성에 입각한 신체는 자율신경에 의하여 발한을 촉진하게 된다. 이와 더불어 모세관이 확장되어 혈액순환이 활발하게 되는데 이를 일반적으로 온열작용이라고 한다. 온열작용은 탕의 온도가 높을수록 화학적 반응이 커 우리나라 사람들이 43℃ 이상의 열탕을 즐기는 경향이 높다. 이는 몸에 미치는 영향이 적지 않다는 것을 알 수 있다.

　목욕은 우리의 신체 중 가장 먼저 영향을 주는 기관이 피부이다. 앞장에서 설명한 것과 같이 피부에는 한선과 피지선이 있어서 신체의 온도에 따라 한선과 피지선이 항성성에 입각하여 피부를 보호하기도 하고, 발한으로 체온을 조절하기도 한다. 또한 이러한 작용이 피부에 먼지나 기름기, 세균 등과 피부의 각질층과 결합하여 신체의 때를 만들고 있다.

순환기능의 비교

신체가 탕 속에 있으면 신체의 온도가 상승하게 되고 혈액의 온도가 38 ℃ 전후가 되면서 땀이 난다. 땀은 단순한 체온조절을 위한 기능만 있는 것이 아니라 오히려 피부의 모공 등에 붙어 있는 노폐물 등의 오염물질을 제거하여 피부를 깨끗하게 하는 역할을 하기도 한다. 피부가 깨끗해지면 발한은 더욱 촉진되며 이것은 몸 표면의 열복사량의 증가와 어우러져 목욕 후 상쾌한 기분을 주게 되는 것이다. 일반적으로 목욕탕이나 온천을 이용하고 나올 때 개운한 감은 때밀이와 함께 발한에 의한 모공의 노폐물이 제거되어 피부가 청결해지게 되면서 나타나는 증상이라고 할 수 있다.

또한 땀을 낸다는 것은 몸의 체온조절기능을 촉진시킨다고 하였다.

	전신수욕	일상 공기중
A. 심장기능		
심박수	↘	↗
심박출량	↗	↘
B. 동맥계		
평균동맥압	↘	↗
맥압	↗	↘
말초혈관저항	↘	↗
C. 정맥계		
중심정맥압	↗	↘
하반신유효 정맥압	↘	↗

현대인들은 인공적인 환경에 익숙하여 자율신경의 활동이나 항상성 유지가 필요치 않은 환경에 많이 노출되어 있어 기능이 저하되는 반건강인伴健康人 상태라고 할 수 있다. 목욕은 자율신경과 신체의 항상성을 높이며 신체 생리의 건강을 만들어주는 역할을 한다.

목욕은 온열작용에 의해 모세관의 확장 등으로 혈압을 떨어뜨리는 역할도 하게 된다. 이는 탕의 온도와 밀접한 관계가 있는데 탕의 온도가 높으면 높을수록 온열작용이 몸 속 깊숙이 침투하게 되고 화학반응이 빨라져 신진대사가 활발해지게 된다. 이는 심장에 큰 부담을 줄 수 있다. 뜨거운 탕속에 들어가게 되면 피부에 온열자극을 받게 되어 신체의 혈액은 자극을 받은 피부쪽으로 몰리게 되고 피부 표면이 붉은색을 띠게 되며 심장은 혈액을 송출하기 위하여 보다 많은 펌프질을 하게 된다. 심박수가 목욕 직후보다 약 2배 정도까지 증가하게 되고 혈액량도 증가해 피부쪽으로 많은 혈액이 보내지게 됨으로써 혈압도 높아진다. 그러나 목욕시간이 흐름에 따라 몸 표면의 모세관이 확장되어 혈류가 순조로워지기 때문에 올라갔던 혈압은 오래지 않아 내리게 되고 목욕을 끝내고 난 후에 보통의 안정상태보다도 오히려 혈압이 내려가는 수도 있다. 그러므로 혈압이 높은 사람이 목욕을 효과적으로 이용할 경우 혈압을 내리게 할 수도 있다. 목욕에 의한 온열작용은 현대인의 운동부족을 어느 정도 해결할 수가 있다.

뜨거운 욕탕에 입욕하게 되면 인체의 온도가 약 38℃ 전후가 되면 땀이 나기 시작한다. 이 땀이 피부에서 마를 때 생기는 기화열은 열의 발산을 커지게 하여 칼로리를 소모하기 때문에 운동선수들은 체중을 빼고 몸을 줄이는 데에 땀을 내는 방법으로 목욕과 사우나도크를 이용하고 있다. 목욕을 하면 호흡이 빨라지고 환기량이 늘어나 공기 속에서 많은 산소를 취하게 되고 정수압으로 호흡량이 증가하면서 보다 많은 산소를 소비하여 에너지를 소모하게 된다.

위에서 설명된 이러한 작용을 모르고 가끔 피로회복을 위해 목욕장을 찾았다가 목욕을 하고 나온 후에 피로회복이 되기는커녕 오히려 더 피로함을 느끼는 경우가 있다. 이는 목욕방법에 문제가 있었거나 이용한 목욕장의 탕 온도가 너무 높아 신체에 무리를 주었기 때문이다.

정수압 靜水壓

정수압이란 신체압박작용이라고도 한다. 수중에는 물 깊이가 1m 증가할 때마다 약 76mmHg 정도의 압력을 신체 표면이 받는다. 다시 말하면 서 있는 자세에서 1.3m 깊이의 수중에 있게 되면 하반신에는 약 80~100mmHg 압력을 느끼게 된다. 이러한 정수압에 의해 하지下肢 주위는 약 1.5㎝, 배 주위는 약 3~5.5㎝, 가슴부분은 약 2~3㎝ 정도 수축하게 된다.

이러한 압력은 수면 깊이에 비례해 다소 차이는 있지만 늑골벽에 싸여진 흉강 속에는 70%, 횡경막의 아래에 있는 위나 장 등의 복강에 80%, 팔, 다리에는 85%의 정수압이 작용하게 된다.

인간의 신체는 혈액분포가 공기중에 있을 경우와 입욕했을 경우가 각각 다르게 나타난다. 공기 중에 서 있을 때에는 정맥혈이 중력에 의하여 아래로 흐르는 경향이 있지만 같은 자세로 입욕되었을 경우에는 혈액의 분포는 피부와 복부 등의 혈액이 수압을 받아 손, 발 등에는 임파액이나 정맥혈이 축소되어 심장으로 회두하게 되고 이

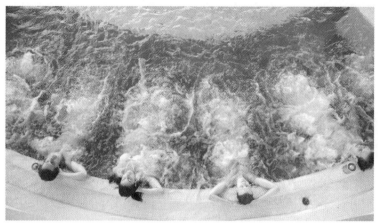

버블 목욕

에 따라 혈액량도 증가하기 때문에 심장판막증, 협심증이 있는 사람은 발작이 우려된다. 즉, 공기중에 있을 때보다 호흡에 동원되는 근육활동이 많아지고 운동부족으로 인한 호흡근이 약한 장노년층의 호흡단련에 좋을 수도 있게 된다.

부력浮力

심한 운동이나 과체중으로 인한 무릎관절 이상이나 골격 이상이 느껴져 어려움을 겪는 사람들이 많다. 그러나 수영장이나 목욕장의 물속에 신체를 담그면 이상하리만큼 아픈 증상이 사라지는 경향이 있으며, 장애인 또는 사고 후유증에 수치료를 통한 재활치료를 많이 하는데 이는 바로 부력의 원리에서 나온 결과이다.

부력은 '아르키메데스의 원리'에 따라 일반적인 공기중의 몸무게에 비하여 약 1/10 정도로 가벼워지게 된다. 이와 더불어 물의 농도가 높으면 부력은 더욱 증가하게 되고 물 속에서의 운동이 매우 용이하게 된다. 특히 집중적인 근력을 만드는 하지운동도 가능해진다. 그래서 해수 또는 농도를 높인 특수기능탕을 이용하여 재활시설이나 해수요법이 행해지고 있다.

이러한 부력의 작용은 부상회복을 위한 재활치료, 운동부족, 요통, 긴병상 생활, 걷기 어려운 사람, 소아마비, 기타 팔다리가 불편하면 기능회복을 위하여 목욕을 통해 회복시킬 수가 있다.

또한 복부의 피하지방 과다로 고민하는 사람은 욕조 내에서 배의 근육을 움직이는 운동을 반복하면 복부의 피하지방을 감소시킬 수 있다.

자율신경 작용과 내분비 작용

입욕은 입욕하는 시간대와 온도에 의해 자율신경기능이 지배를 받아 호르몬의 분비에 의해 여러 가지 좋은 결과를 얻었다는 연구가 발표되기도 했다. 특히 지금까지 스트레스 등에 의한 신경의 불안정 상태와 조울증, 마라톤과 같은 심한 운동에 의한 변화 등이 스트레스에 의한 것으로 지적되었다. 이러한 스트레스에는 각종 호르몬 작용이 크게 작용한다고 밝혀졌으며 아침에 냉수욕과 저녁의 고온욕은 혈중 부신피질호르몬인 코티졸의 분비를 증가시킨다.

고온욕과 냉수욕에는 교감신경을 자극하여 흥분작용이 있는 반면 미온욕은 부교감신경을 자극하여 진정작용이 있다. 그러므로 수면 전에 미온욕은 불면증 해소에 좋은 반면 고온욕은 흥분작용으로 불면증을 가중시킬 수 있다.

쉬어가기

기능형 레저스파 아이디어

Q) 목욕이 다이어트에도 효과가 있다고 하는데 어떻게 하는 것인가?

A) 목욕을 통한 다이어트는 일반적으로 고온반복욕을 통한 기화열 및
식욕억제요법이 있는데 이는 고온탕에 몸을 담그게 되면 피부쪽으
로 혈액이 쏠리게 되고 식욕이 억제되는 효과가 있기 때문이다. 반
신욕의 경우에도 마찬가지이다.

아이디어

별도의 다이어트탕을 구성한다. 다이어트탕 시설은 고온반복욕을 시행
하는 탕으로 탕온도는 42℃ 정도의 고온탕으로 하며, 다이어트에 효과적
인 입욕제로 소금이나 청주를 넣고 탕 주위를 투명파티션으로 막거나 구
획을 해서 기능탕임을 강조하는 것이 좋다. 반복욕을 시행해야 하기 때문
에 탕밖에는 쉬는 장소를 만들어야 하는데 가벼운 바람이 나와 건조가 잘
되는 구조로 한다.

기능형 목욕장 아이디어

아이디어

부력의 효과를 보면서 특히 노약자 등에게 효과가 높은 보행탕 또는 보행욕장을 제안한다.

1) 보행탕은 냉탕이 1m이면 온탕은 1.5m 정도로 종아리 정도까지만 차게 하고 탕바닥은 지압효과를 높이기 위해 자갈 등을 깔도록 한다.

2) 보행욕장은 탕 깊이가 약 1.5m 정도, 길이는 약 20m 정도의 거리가 필요한데 시작은 허벅지 정도에서 시작해 보행을 하면서 단계적으로 허리, 가슴순으로 내려가다가 다시 허리, 다리 순으로 올라오는 형태로 해서 회전형을 만들면 몇 번씩이나 계속적으로 돌 수가 있어 아주 좋다.

4. 입욕의 효과

고, 저혈압 개선효과

탕속의 물의 온도가 높을수록 온열작용이 몸에 깊이 침투한다. 즉, 물의 온도가 높을 경우 화학반응이 빨라 신진대사가 활발해지고 맥박수가 증가하게 된다. 발생 혈액의 송출량이 증가하는 동시에 혈압도 상승하지만 일정시간이 지나면 모세혈관이 확장되어 정상이 되며, 입욕 후 탕밖으로 나오게 되면 대부분 혈압이 떨어져 현기증 등이 나타나지만 일정시간 휴식 후에는 회복된다.

또한 앞장의 피부의 해부학적인 구조에서 살펴본 것과 같이 피부에는 피지선과 한선이 있어 혈압의 작용을 돕게 된다. 한선은 아포크린Apocrline한선과 에크린Equline한선 두 종류로 아포크린한선은 겨드랑이 밑, 젖꼭지, 자궁의 외음부 등에 집중 분포되어 있으며, 체취의 원인이 되는 땀이다. 에크린한선은 일생동안 변함없이 200~500만개 온몸에 분포되어 있으며 아세틸콜린Acety choline의 자극에 의해서 발생한다. 한선 세포에 아세틸콜린의 자극이 가면 세포에서 칼륨이 발산돼 교체될 때 혈액에서 나트륨이 다량 들어가게 되고 나트륨 농도가 높아지면서 세포에서 수분을 끌어 들여 땀과 함께 표면으로 방출하게 된다. 이는 입욕하여 땀을 흘리게 되는 것과 피지를

〈수치료시 온도효과〉

온도	효과
15℃(저열)	마취효과 및 생리적 활동의 가벼운 증진
25℃(한냉)	자극효과
28~37℃(미온과 중온)	진정효과
39~43℃(고온과 서온)	자극효과
44~45℃(고열)	조직손상(화상)
48℃	손상의 상한선

씻어내는 것은 혈압을 내릴 뿐만 아니라 동맥경화를 예방하는 중요한 의미를 가진다.

그런데 에크린한선을 이백만에서 오백만이라 했는데 그 전부가 활동하는 것이 아니라 활동한선과 비활동한선이 있어서 그 비율은 전체 땀샘의 3분의 1이 활동한선인데 20세 전후에 최고로 활동하고 나이가 들어감에 따라 활동한선이 줄어들게 된다.

결국 입욕은 온열작용으로 인한 발한작용이 신체기능의 활발한 활동으로 혈압까지도 내리는데 도움을 주며 아세틸콜린은 혈관을 넓히는 강력한 작용을 하기 때문에 땀을 흘리면 혈관이 확장되면서 혈압도 떨어지게 된다.

체중 감량 효과

발한작용에 의거 호흡이 빨라져 공기속의 산소를 많이 섭취하게 되는데, 입욕 전후의 약 2배 정도 산소를 소비하게 되어 결과적으로 상당한 운동효과를 가지게 된다.

또한 온몸의 피부에는 한선과 더불어 피지선이 있어 유지성 분비

〈냉, 온욕의 생리학적 효과〉

근육	냉탕	짧은 시간 적용 후 강도와 힘의 증가와 긴 시간 적용 후 강직과 떨림을 일으키고 기능이 감소한다.
	온탕	피로와 자극 감소 및 근육 이완이 나타난다.
피부	냉탕	피부가 창백해지고 탄력섬유를 수축시킨다.
	온탕	한선(Sweat gland)을 자극하고 발한을 촉진시킨다.
심장	냉탕	심장박동을 감소시키고 확장기 혈압을 길게 유지한다.
	온탕	말초혈관을 확장하고 심박출량을 증가시킨다.
혈압	냉탕	상승한다.
	온탕	감소한다.
혈액순환	냉탕	혈액이 심부에 유입될 때 수축된다.
	온탕	순환을 확장한다.
호흡	냉탕	호흡이 빠르고 가파르다.
	온탕	신진대사를 증가시킨다.
신진대사	냉탕	기초대사와 산소흡입량을 증가시킨다.
	온탕	신진대사를 증가시킨다.
신경계	냉탕	감각이 좋아진다.
	온탕	진정작용과 통증 완화작용이 있다.

물을 방출하는데 여기서 분비되는 지방은 피부를 엷게 감싸고 있는 것으로 피지를 씻어 내게 되면 새로운 피지가 생성되어 원래의 피부 상태로 돌아간다. 원상태로 회복되는 시간은 20세 전후에는 약 40분, 40대에서는 약 80~90분이 걸린다. 즉 젊은 사람일수록 피하지 방의 분비가 왕성하다는 것을 의미하며, 나이가 들수록 목욕 후 피부가 거칠어지는 것은 피하지방이 부족하기 때문이지만 약 한 시간 정도 경과하면 회복된다.

그런데 피지가 늘 계속 분비되는 것은 아니다. 우리 신체는 적당량이 분비되었다고 판단되면 피지 생성은 줄어들게 된다.

우리가 일상에서 '때'라고 하는 것은 피지선에서 분비된 지방과 외부의 노폐물이 결합되어 피부에 유착된 물질을 말한다. 정기적으로 피지를 씻는 것도 중요하지만 너무 무리하게 씻을 경우 피부가 손상될 수 있으며 우리가 일상에서 하는 샤워만으로도 어느 정도 피지를 벗겨낼 수 있다.

우리 몸에서 지방을 제거할 수 있는 방법으로는 체내에서 연소되어 에너지로 소비하거나, 아니면 피지선을 통한 분비 외에는 없다고 한다.

그러므로 축적된 지방을 제거하려면 열심히 운동을 하여 에너지로서 소비하거나, 또는 적당한 목욕을 통해 피지선으로 배출하여야 한다.

또한 피지를 잘 씻어내면 피지는 계속 보충하기 위하여 지방의 대사가 활발하게 되고 비만 해소에도 큰 도움을 주게 되므로 목욕만으로도 지방대사를 활발히 해 비만을 해소할 수 있다.

기타 개선 효과

뜨거운 욕탕에 입욕하면 자율신경인 교감신경계의 긴장을 높이기 때문에 소위 자율신경 실조증이 있는 사람에게 적정한 입욕 프로그램의 활용으로 효과적인 개선이 가능하다.

기타 적정한 목욕방법은 정수압에 의해 신체의 표면에 있는 임파액과 정맥혈이 심장으로 일제히 돌아온다. 그렇게 되면 심장에서 보내는 혈액의 양도 증가하게 되고, 흉부를 압박하여 폐용량도 감소하고, 호흡에 동원되는 근육의 활동도 많아지게 되어 호흡근이 약한 노인 등에게도 탁월한 효과를 가진다. 부력을 통한 개선효과로서 물의 농도(온천수, 광천수 등)가 클수록 운동효과가 커져 신체장애 등의 재활치료 및 기능향상에 효과가 크다.

5. 화증火蒸 요법

사우나 요법

사우나의 유래

'사우나'. 가장 이국적이면서도 친숙한 용어로 우리나라에서는 열기욕의 의미가 아닌 일반 대중목욕탕의 의미로 사용되어지고 있다. 사우나란 용어는 핀란드어에서 유래되었다. 수백 년간 핀란드인에게는 친숙한 건강보조기구로 이용되어 왔다. 수없이 많은 호숫가나 강변 또는 발트해 해안의 여러 곳에는 작은 목욕용 집인 사우나실들이 들어서 있는데 정말 놀라운 광경이 아닐 수 없다.

핀란드인이 하는 사우나는 단순히 목욕만을 위한 사우나는 아니다. 신체의 휴식과 더불어 영혼을 얻는 신성한 정신적 예식으로 승화되어 있다. 사우나실에서는 소리내어 말하지 않으며 조명도 밝지 않아 명상에 잠기는 시간을 갖는 장소인 점을 봐도 알 수 있다. 핀란드인들은 자기 집을 방문한 사람에게 친밀감을 주는 표현방법의 하나로 사우나를 권한다. 아주 절친한 사이라는 표현의 연장인 셈이다. 주인은 미리 사우나를 즐기기 위한 도구를 준비해둔다. 따뜻한 물, 나무로 만든 물통, 달구어진 돌에 물을 끼얹는 손잡이가 긴 물바

가지 그리고 자작나무 다발. 그런 다음 주인은 아주 순수하고 부드러운 마음으로 자작나무를 가지고 손님의 몸을 때려준다. 이러한 모습은 핀란드에서 아주 흔한 모습이다.

핀란드인들은 핀란드와 러시아 사이에 있는 갈레루야 지방에서 시작된 사우나를 자기 나라로 들여가서 자신들의 용구에 맞게 모양과 방법을 발전시켰다. 여러 종류의 돌을 달구어서 동굴 모양, 집 모양, 천막 모양으로 땀을 흘리기 위한 목욕시설을 만들었다고 한다.

사우나는 아주 고대 인류의 관습에서 기인한다. 즉 방 안에 장작불로 고온 가열된 돌을 놓고 물을 뿌려 증기가 발생하는 것을 이용하는 목욕법이다. 이는 온기가 좋은 효과를 주며 치유를 돕는다는 것을 깨달은 인류 최초의 지식에서 기인한다.

불에 달군 돌로 뜨겁게 유지되는 방에서 땀을 낸다는 근거는 매흘Mehl. E(1953) 교수의 저서 '구세계와 신세계의 석기시대에 있어서의 문화유산'에서 '돌증기탕steinschwitz bad'이라고 말하는데 남아 있는 관습이다. 문학작품들로부터 이 목욕법이 고대에는 매우 큰 의미를 지녔으며 구대륙에서는 널리 전파되었고 미국의 원주민에게도 중요한 것이었다는 사실을 증명해 내었다. 중부유럽과 독일권에서는 이것이 목욕탕Badstube이라는 이름으로 도처에서 나타나게 되었으나 중세 말경에 사라졌다가 다시 전파되었다. 그 경위는 2차 대전 당시 핀란드식 사우나의 유용성을 알게 된 독일병사들에 의해 전파되어 독일 도시에 다시 나타났다.

사우나라고 하면 흔히들 핀란드식의 수증기탕(습식 사우나)을 상상하는 수가 많은데 원래 사우나는 수증기와는 거리가 멀다. 물론 사우나 오븐에 물을 부어 수증기가 생기는 것은 사실이나 그 물 속에 탄 향료나 기름이 증발하면서 사우나 안의 공기를 향기롭게 해주는 것이 사우나의 중요한 부분이다.

수증기는 오늘날 우리나라를 비롯한 아시아에 많이 보급되어 있는 그리스나 로마식의 뜨거운 수증기탕에서나 중요한 구실을 한다.

애초에 갈레루야 지방 사람들은 혹심한 추위와 거친 노동으로 피로해진 몸을 녹이기 위한 생활의 지혜로서 사우나 열기욕을 고안해 냈다. 그러나 현대인들은 대부분 육체보다는 정신을 많이 쓰면서 사는 까닭에 오히려 운동 부족이라 할 정도의 생활을 하고 있기 때문에 갈레루야 사람들이 궁리해 낸 사우나가 그대로 맞을 리 없다.

사우나에는 여러 가지 종류가 있는데 계속적으로 환기가 되면서 습도가 섭씨 50~55℃의 공간에서 하는 '아일랜드식 사우나', 사우나 안에 안개가 필 정도로 높은 습도에 온도 50℃에서 하는 '증기탕', 샤워, 온탕, 냉탕이 마련된 1인용 방안에서 재래식 사우나 보다 다소 낮은 온도로 땀을 빼는 '러시아—로마식 사우나', 1인용 방에서 온도 50℃의 습한 온도에서 땀을 뺀 뒤 시원한 방이나 냉탕으로 옮겨 열을 식히는 '터키식 사우나', 나무로 내부를 만들고 돌을 불에 달궈 스토브에 담아 내부 온도를 약 80~100℃까지 올리며 돌을 담은 스토브에 물을 뿌려 증기를 발생시키며 하는 '핀린드식 사우나', 전통가마에서 옹기를 굽고 난 후에 옹기를 꺼낸 후 가마니를 두르고 열기욕을 하던 한국식 사우나인 '한증막' 등이 있다.

우리나라에서도 현대적 증기욕를 개발하여 사용하였다는 기록도 있는데 조선조 세종 때에는 한증법을 개발하여 한증대선사汗蒸大禪師 천우天佑와 을유乙乳 등에게 병자를 구휼케 하였다. 특히 어의御醫를 파견하여 고혈압 등의 병객에게는 한증을 하기 전에 진찰을 한

후 한증을 금지시킨 일이 세종 4년 임인년 8월에 있었다는 기록이
나온다.

이 기록에 의하면 '한증汗蒸'이 의료 목적 하에서 세종조 초년경
이미 한증탕을 서울 복판에 개설하여 전의감ㆍ혜민국ㆍ제생원으로
하여금 의사를 보내어 병의 징후를 진찰한 후 한증탕에 들어가게 하
였다. 그때에는 관영 한증탕이 동서활인원 등에 이미 설치되어 한증
탕에는 그 종사자가 승려들이었다. 세종 9년 4월에 한증을 전문으로
하는 대선사 천우ㆍ을유 등은 빈번한 병자를 위해 쌀 50석 면포 50
필을 주어 본전을 살리고 그 이자로 한증탕을 운영ㆍ관리하게 하고
예조에서 의사를 정하여 파견까지 했다고 한다.

세종조 초년경 11년 6월에 돌로 목욕탕 및 한증탕을 건조케 했는
데 국유환원 미 200섬을 보내 세 곳에 돌탕을 건조케 했고 승려가
관리하면서 건강증진을 위한 의사판견 등의 면에서 현재 우리나라
에서 유행하고 있는 한증막이 세계 어느 나라의 사우나욕보다도 더
위생적이었으면서도 완벽한 사우나 요법을 시행, 운영하였다는 것
을 알 수 있다.

한증막의 벽을 돌로 쌓아서 황토로 메우고 바닥 역시 황토로 되어
있는데 이것은 불을 가했을 때 그곳에서 원적외선이 액기스 형태로
나와 몸을 좋게 한다고 전해지고 있다.

사우나의 원리

핀란드식 사우나의 시설구성은 극히 간단하다. 목재벤치와 불로
달구어진 돌을 담아두는 스토브와 물을 스토브에 부리기 위한 물바
가지가 전부이며 시설이용은 신체의 가열과 사우나 밖으로 나와 호

수나 강가에서 몸을 냉각시키는 행위를 여러 번 시행하는 것이다. 여기서 사우나의 원리가 도출되어진다.

사우나의 원리는 더운 공기와 찬물을 번갈아 사용함으로서 신체가 쾌적한 상태에서 건강하게 제 기능을 발휘하도록 하는 데 있다.

바깥 온도와 관계없이 인체의 온도는 37℃ 정도로 유지되어야 하는데 바깥 온도가 37℃보다 높으면 땀을 배출하여 체온을 식혀준다. 바깥 온도가 37℃보다 낮으면 강한 혈액순환으로 몸을 덥혀야 한다. 사우나를 하면 체온이 1∼2℃ 가량 오르면 피부의 온도는 약 4∼10℃ 정도 높아지며, 혈관이 넓어지고 평소보다 많은 혈액이 몸속을 순환한다.

그러나 보통 때의 바깥 온도는 우리의 체온보다 낮으므로 우리의 몸을 항상 덥히기 위한 작업을 해야 하는데 사우나에서는 그와 달리 더운 공기로 몸을 덥혔다가 찬물로 쉽게 식힐 수 있다.

그러므로 우리 몸은 사우나를 통해서 온열입욕(목욕)보다도 더욱 쉽게 땀을 배출할 수 있다. 우리가 흘리는 땀은 얼마만큼의 시간이 지나고 나면 땀 속에 들어 있던 지방산이 피부에 있는 박테리아와 작용하여 분해된 성분이 피부와 속옷에서 나는 좋지 않은 냄새를 만들며, 우리가 섭취한 음식물이나 약물, 마늘 등이 땀 냄새를 더하게 할 수 있지만 어쨌든 땀은 긍정적인 면을 많이 갖고 있다.

사람의 몸에는 약 200만 개의 땀구멍이 미세한 그물과도 같은 혈관 끝에 닿아 있는데 땀구멍을 통해서 배출되는 땀의 성분 중 99%가 물이다. 나머지 1%만이 다른 물질로서 그 중 염분이 주요 요소가 된다.

약 15분에 400g의 땀이 분비되고 몸 속의 모자라는 수분을 보충하기 위하여 지방이나 근육에 축적되어 있는 수분을 혈액 속으로 끌어낸다. 이 과정에서 노폐물이 실려 나오고 대부분 소변으로 배출된다.

몸 밖으로 나온 물은 공기 속으로 증발되면서 몸을 식히는 구실을 하여 바깥 온도와 관계없이 체온을 유지시키게 된다. 바깥 공기가 건조할수록 땀의 증발이 빨라진다.

체온을 조절하는 것뿐 아니라 몸 속의 열, 물, 전해질의 관계를 적절히 유지하도록 하는 데에도 땀은 없어서는 안 될 중요한 요소이다. 전해질이란 전류의 흐름을 스스로 관리하지 못하는 요소인데 물에 녹은 상태에서는 그 일이 가능하다. 우리 몸의 신진대사와 수분의 균형을 유지하는데 땀은 중요한 구실을 하기 때문에 땀이 배출되는 우리의 피부를 '제 3의 신장'이라고 부르기도 한다.

사우나욕은 냉수와 병행하여 사용할 때 더욱 큰 효과를 나타내는데 사우나도크에서 나오면 혈관이 확장되고 땀이 많이 나게 된다. 혈관이 넓어지면 심장은 힘을 안 들이고 보다 많은 영양분을 피를 통해 공급할 수 있다. 뜨거운 공기를 들이마시면 점막의 혈액순환이 활발해져서 노폐물을 잘 걸러낸다. 소장에서 분비하는 '세크레틴'이라는 호르몬의 분비량이 늘어 질병에 대한 저항력이 강해지게 된다. 이때 냉수욕탕이나 냉수샤워를 하게 되면 혈압이 급상승하여 심장에 많은 혈액이 돌아오게 된다. 만일 고령자나 성인병을 가진 사람 특히 협심증, 심근경색증, 뇌경색, 뇌출혈, 심부전증과 같은 질환이 있거나 의심되는 사람이라면 이것이 큰 부담이 되어 치명적인 사고를 낼 수 있기 때문에 세심한 주의가 필요하다.

그러나 건강한 사람이라면 냉수욕탕이나 냉수샤워 후에는 혈관이 반사적으로 더욱 넓어지고 온감은 더욱 강해져 혈관 반응을 강화하고, 교감신경을 자극하여 자율신경의 활동을 높여준다.

그러므로 사우나욕도 실온도, 이용시간, 횟수를 잘 정해서 이용하여야 건강에 도움이 된다.

이러한 원리에 따라 사우나실을 구성하게 되면 가정용 개인 사우나실에 찬물 이용시설이 필수며 공중이 이용하는 대형 사우나실은 사우나 전 몸을 씻는 구역과 몸을 식히는 구역인 냉각실이 필수로 구성된다. 이와 함께 부대시설로 공기욕장이나 맛사지실, 휴게실을 설치할 수가 있다.

인체에 미치는 영향

사우나는 여러 가지 기능에서 인체에 많은 영향을 미치는 데 심장과 혈액순환, 호흡기, 신진대사, 피부, 근육, 소화기, 신경조직, 호르몬 등에 영향을 미친다.

심장과 혈액순환의 관계에서는 혈관의 수축·이완 작용을 통하여 심장을 튼튼하게 하고, 피의 흐름을 원활하게 할 수 있다.

호흡기와의 관계에서는 호흡기의 혈액순환을 7배까지 높일 수 있고, 가래를 삭히는 데 도움이 되며 호흡을 하는 데 사용되는 근육의 이완 작용으로 호흡이 쉬워진다.

신진대사와의 관계에서는 사우나욕을 하는 동안 흘리는 땀은 신경작용을 도와서 배설물을 운반해 주는 일을 하며, 몸 안의 수분이 빠지므로 부종을 방지하고, 일시적으로 체중이 감량된다.

피부와의 관계에서는 피부를 강하게 하여 저항력을 길러주며, 피부표면을 한 겹 벗기는 구실을 하여 피부가 부드럽고 매끄러워지고, 피부의 노화작용을 막으면서 근육의 긴장도 풀어준다.

소화기와의 관계에서는 경련을 방지하고 장 기능을 조절한다.

신경조직과의 관계에서는 사우나는 교감신경과 운동신경을 활발하게 하여 심장의 박동을 안정되게 해주며, 모든 내장기관의 기능을 높여줄 뿐만 아니라 불면증이나 얼굴이 쉽게 붉어지는 사람에게 도움이 된다.

호르몬과의 관계에서는 호르몬의 분비 역시 신경의 지배를 받기 때문에 사우나욕으로 인해 활발해진 신경의 작용은 처해진 상황에 따라 적당량의 호르몬 분비가 될 수 있도록 하는 데 도움을 준다.

건강사우나 이용법

사우나를 하기 전에 과식과 과음은 금물이며 일주일에 2~3번이 적당하고 운동을 한 뒤에는 맥박이 정상이 될 때까지 기다렸다가 한다.

먼저 준비과정으로 우선 신체가 사우나욕을 받아들일 수 있도록 준비가 되어 있어야 한다. 보통 우리가 사우나욕을 접할 수 있는 기회는 대중탕에서 목욕을 목적으로 이용하게 되는데 우선 대중탕의 온탕(39~40℃)에서 차분한 마음으로 약 2~3분간 몸을 담그고 이마에 땀이 날 경우 욕탕에서 나온다. 이것은 우리가 앞으로 시행하여야 할 사우나욕이 우리 신체에 강한 자극을 주게 됨으로 어느 정도는 신체의 혈액순환을 활발하게 해놓을 필요가 있기 때문이다.

욕탕에서 나오게 되면 잠시 차분히 심호흡을 하고 목욕탕에 가지고 들어간 타월을 가지고 몸의 물기를 닦아 낸 다음 그 타월을 냉수에 적시고 낮은 온도대의 건식 사우나도크에 문을 열고 들어간다. 물기를 닦아 내는 이유는 피부가 너무 젖어 있으면 땀이 제대로 안 나오기 때문이다. 사우나실에 들어가면 처음에는 뜨거운 공기에 숨이 막힐 듯한 느낌을 가질 수 있는데 이것은 실 밖의 온도와 실 안의 온도의 차가 크기 때문에 느끼는 것으로 어느 정도 시간이 흐르면 그러한 느낌은 다소 편안한 느낌으로 변하게 된다. 이때 미리 준비한 찬 타월을 머리에 두르거나 얼굴을 싸고 있을 경우 사우나 욕실은 더욱 편안한 느낌을 줄 수 있고 또한 쉽게 뜨거운 온도를 견뎌 낼 수 있다. 적당한 자리를 잡으면 주위에 사람이 없거나 충분한 공간이 되면 엎드리거나 반듯이 누운 자세가 매우 좋으나 앉아서 하게 될 경우 다리를 의자 밑으로 내리지 말고 의자 위로 올려서 몸통과 다리가 같은 온도대에 있게 한다. 신체에서 발한이 촉진될 경우 손바닥으로 몸 전체를 천천히 맛사지를 하고 땀이 잘 나지 않는 발가락 끝 부분은 많은 맛사지를 한다.

이제 사우나실 밖으로 나가야 할 시간이 되었다고 느껴지면 누워 있던 사람은 일어나 허리를 쭉 펴고 다리를 아래쪽으로 내리고 곧게 앉는 것이 좋은데 이것은 몸의 혈액순환을 다시 정상으로 하기 위해서며 밖으로 나오게 될 시간은 본인이 판단하면 되나 보통 5~10분이 좋으며 15분을 넘지 않도록 해야 한다.

사우나실에서 나오게 되면 사우나로 덥혀진 몸을 식혀야 할 단계로 먼저 찬 공기로 몸을 적당히 식힌 후 냉탕에 들어간다. 이때 찬공기로 몸을 식힐 경우 숨을 깊게 쉬고 적당한 맨손체조를 해도 좋다. 이것은 사우나실 안의 공기보다는 실 밖의 공기에 산소 함유량이 많기 때문에 그 공기를 들이마시면 호흡기를 식히는 것은 물론 호흡기를 강하게 만드는 효과도 있다.

다음으로 냉탕에 들어가게 되는데 냉탕에 두려움이 있는 사람은 냉수샤워를 해도 무방하며 이때 샤워는 심장에서 멀리 떨어져 있는 부분 발, 다리, 허리, 팔, 가슴, 머리 순으로 먼저 도포 후 냉탕에 들어가야 급격한 변화에 따른 심장쇼크 등의 위험을 방지할 수 있다. 냉탕에 들어가는 과정이 사우나욕 과정에서 가장 좋은 순간이라고 말할 수 있을 만큼 신선감과 짜릿함을 느낄 수 있다. 이때 느끼는 신선감이라던가 짜릿한 느낌은 사우나실에 있을 때 피부쪽으로 몰려 있던 혈액이 냉수를 뿌리게 되면 피부혈관이 좁아지면서 혈액이 내장쪽으로 몰리며 생기는 현상으로 이때 체온조절 중추인 시상하부의 명령에 따라 체온보호를 위해 피지선이 작용하고 입모근이 수축하여 털이 서는 등의 현상이 일어나 자율신경을 긴장시키는 역할을 하게 된다.

  냉탕에 들어가서는 숨을 크게 한번 쉬고 머리까지 잠길 수 있도록 약 10~15초 정도를 잠수한다. 냉탕에서는 약 2~3분 정도 입욕을 하도록 한다. 너무 길게 입욕을 하면 모세혈관이 수축되고 혈압이 상승해 경련 등을 일으킬 수 있으므로 적당히 한기에 대한 느낌이 올 경우에는 신속히 탕에서 나온 후, 온수로 발을 따뜻하게 하며 족탕을 수행하다 보면 약 3~5분 정도 있으면 따스한 느낌이 등에 퍼지게 된다. 이렇게 온수족탕을 하는 것은 혈관이 좁아지면서 긴장된 혈관을 다소 풀어주는 역할을 하여 전체 피부조직의 혈관 확장을 돕게 되고 몸 속의 열이 피부 밖으로 빨리 옮겨지게 된다. 사우나 욕을 한 뒤 신체 무력감과 함께 계속적인 땀 배출 증상이 나타나는 사람이 있는데 이는 몸 속에 열이 남아 있기 때문으로 족탕은 필수적이다.

  다음은 두 번째 사우나욕으로 처음의 저온 건식사우나보다 다소 온도가 높은 고온 건식사우나에 들어간다. 고온 건식사우나는 요즘 한창 시중에서 명성이 높은 한증막 또는 황토방사우나 등이 이에 속하는데 방법은 첫번째 사우나욕과 같은 방법으로 시행한다. 몸 식히기 또한 첫 번째 몸 식히기 과정을 수행하면 된다.

세번째 사우나욕은 습식사우나로서 온도는 보통 저온 건식사우나 수준이지만 습기로 열전달율이 높아 매우 뜨겁게 느낄 수 있다. 이럴 경우에는 너무 오래 하지 않는 것이 좋으며 몸 식히기는 지금까지의 과정을 수행한 후, 온탕에서 약 1~2분간 몸을 풀면 사우나 과정은 끝나게 되며 이후 체내의 노폐물 배출 및 수분 보충을 위해 반드시 물을 마시는 것을 잊어서는 아니 된다. 사우나욕 후 맛사지를 받게 되거나 휴식을 취해야 한다.

일반적으로 사우나욕을 하기 위해서는 대중목욕탕을 이용하게 되는데 대부분의 대중탕에는 습식과 건식 두 가지의 사우나실을 가지고 있는 경우가 많으므로 사우나욕을 2회만 시행하여도 무방하며, 사우나실에 계단형태의 의자가 있을 경우에는 계단에 따라 약간의 온도차가 있으므로 첫번째는 1단에서 두번째는 2단에서 시행하는 것이 좋다.

이렇게 사우나를 하게 되면 옷을 입은 후에도 다시 땀을 흘리지 않고 몸이 개운해졌다는 놀라운 사실을 깨닫게 되며, 휴식에 대한 욕구도 잠자고 싶다는 느낌도 없다.

가끔 일부 사람들에게서는 사우나 후 얼마 동안 신체의 자연적 반응인 피로감을 느낄 수 있는데 이는 휴식신경인 미주신경의 긴장으로 나타나는 증상인데 오전에 사우나욕을 할 경우 이러한 피로감을 더 자주 느끼게 된다. 이는 미주신경이 밤 동안의 휴식에 깊이 관여하는 신경으로 오전보다는 한낮이나 오후에 사우나욕을 시행하면 덜 피로감을 느낄 수 있다. 사우나욕 후에는 온상 등에서 휴식을 취하는 것도 필수과정이다.

사우나욕은 사람마다 인체의 특성이 다르기 때문에 자기에 적합한 사우나욕을 찾아 시행하는 것이 매우 중요하다. 가끔 전날 과음한 후 사우나 등으로 땀을 내서 알콜을 배출시키려 하는 사람들이 있는데 그것은 심장에 무리한 부담을 준다. 사우나에 들어가면 혈관이 급격하게 확장돼 혈압이 내려가며 이때 심장은 혈압을 내려가지 않게 하려고 빨리 움직이게 되고 혈액순환을 좋게 하려고 무리한 작동을 하게 되는데 술을 마시느라 탈진상태에 놓인 심장에 또다시 부담을 준다는 사실은 잔혹한 일이 아닐 수 없다. 또한 뜨거운 욕조 속에 들어가 술을 깨려고 하는 것도 같은 이유에서 바람직하지 못하다.

한증 및 찜질 요법

찜질방의 사전적인 의미는 '찜질하여 땀을 낼 수 있도록 온돌 시설을 갖추어 일반 대중을 상대로 영업하는 곳'으로 1993년경에 생긴 신종 자유업종이나 최근에는 찜질방이 '불가마', '원적외선 체험장', '불한증막' 등의 명칭을 쓰고 있으며 샤워시설과 목욕장, 헬스장, 수면실, 마사지실 등을 갖춘 대규모 시설로 운영되는 공중시설로 발전하였다.

과거에는 주로 중장년층이 건강을 위해 이용하는 장소로 인식되던 찜질방이 최근에는 주 5일제 시행으로 여가시간이 늘어남에 따라 남녀노소를 불문하고 24시간 여가를 즐기는 공간으로 변모했다.

여기서 화증요법이란 일명 '찜질요법', '찜질방'이라는 용어로 익숙해져 있는 요법으로 화중요법에는 불한증막, 찜질방, 황토방, 불가마 체험실, 숯가마 등이 이에 속하며 통칭하여 찜질방으로 통하고 있다. 이러한 시설의 주요 원리는 주요 마감재에서 방출하는 '원적외선'을 이용한 시설이라는 것이 공통점이다.

사우나가 주위의 온도를 높여 땀을 빼는 것이라면 찜질방은 주위의 온도와 함께 바닥의 온도를 높여 놓은 것이다. 이들 시설의 공통점은 전통 재래식 한증막을 재구성하여 현대화한 시설로 땀을 빼는 효과와 찜질의 효과를 함께 맛볼 수 있다는 것이 찜질방의 최고의 장점이라고 하는데 정작 중요한 것은 단순히 불을 쪼인다고 해서 모든 것이 해결되는 것이 아니다. 적정한 이용방법 등을 알면 그 효과를 더욱 높일 수 있다

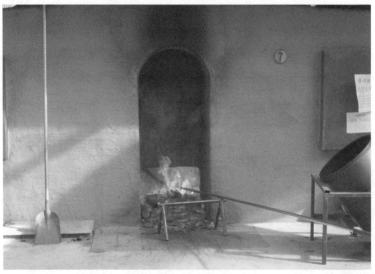

숯가마

찜질방의 유래

찜질문화를 이해하기 위해서는 도자기나 옹기를 굽던 '가마'의 역사에서 찾을 수 있는데 여기서 '가마'란 옹기나 도자기, 기와 등을 구워내던 돔dome형식의 터로 현재의 찜질방의 원조라는 설이 정설로 되어 있다.

찜질방은 현재 한국을 대표하는 여러 레저시설 중 최고의 레저시설로 평가를 받고 있으며 또한 '가족형 웰빙문화센타'로서 역할도 톡톡히 하고 있는 최고의 생활문화상품이다.

지금은 보일러와 입식문화로 주택이 발전하였지만 예전 1970년대 이전만 하더라도 대부분의 대한민국 주택 난방방식은 온돌(구둘)과 아궁이火口문화였다. 예전부터 한국의 어르신들은 저기압이나 비가 올 것 같으면 신기하게도 몸에서 이상반응이 나타나게 되는데 이때 집의 아궁이에 불을 지피고 온돌바닥에 몸을 눕히고 아랫목에 발을 두고 이불을 덮고 있으면서 "아 시원하다"를 연발하면서 관절염이나 신경통 등의 통증을 완화시키곤 했다,

여기서 '온돌'이란 아궁이(화구火口)에서 불을 지피면 화기火氣가 방밑을 지나 방바닥 전체를 덥게 하는 난방장치인데 이러한 방식은 한국 외에는 없는 독특한 난방방식이었다. 이러한 아궁이와 온돌문화를 역사적으로 살펴보면 중국 고대기록에서 온돌에 관한 기사가 보인다. 《구당서舊唐書》가 가장 오래된 것인데, 여기에 기록된 고려(고구려를 말함)항에 보면 '겨울철에는 모두 긴 구덩이를 만들어 밑에서 불을 때어 따뜻하게 한다(冬月皆作長坑下然溫火亂取暖)'고 하였으며, 《고려도경》등과 기타 한국 고문서에서도 그 내용을 찾을 수가 있다.

우리나라에 온돌문화가 정착되게 된 것은 지역의 입지적인 특징, 사계절이 뚜렷한 계절성에서 온돌문화가 발달했을 것으로 짐작할 수 있다. 온돌이라는 특징은 아궁이에서 먼곳은 열 전달이 약해 덜 따뜻했을 것이고 아궁이에서 가까운 곳은 아주 뜨거웠다. 어쩔 수 없이 구조상 윗목과 아랫목이 나타나게 된다. 특히 겨울철에 따뜻한 아랫목에 발을 넣고 머리는 시원한 윗목에 두고 잠을 잤던 것으로 보아 온돌문화는 '음양오행' 의 수승화강水承火降이라는 원리와 두한족열頭寒足熱이라는 한방의 기본원리를 충실히 지키는 주거문화였다. 이것이 바로 현재의 찜질방 문화로 발전하지 않았나 생각된다. 지금의 찜질방과는 다소 약간의 차이는 있을 수 있지만 그래도 온돌문화가 어느 정도 영향을 주었을 것이라고 사료된다.

기본 원리

찜질방의 원리는 사우나욕의 원리인 온열작용에 의한 체온조절작용을 이용한 땀의 배출(발한작용)과 원적외선 원리라고 할 수 있다.

1990년대 일본에서 최고의 히트상품은 '음이온' 이었던 것처럼, 2000년대 대한민국 최고의 히트상품은 '원적외선' 이다라고 말할 정도로 원적외선이 아주 흔하다. 지금도 음이온과 원적외선의 인기는 끝이 없다. 그런데 참 아쉬운 것은 새로운 제품이나 시설, 상품 등이 원적외선 없이는 설명이 불가능하다는 사실이다. 그러니까 원적외선이 만병통치약이란 신상품의 원리를 설명하거나 차별화를 요청하면 오직 원적외선을 빼놓고는 말이 안 되는 상황이다.

최근 실내에 설치하는 개량형 참숯가마를 개발한 분과 만날 수 있어 대화를 하는 중에 원적외선 말이 나왔다. 참숯가마의 원리가 무

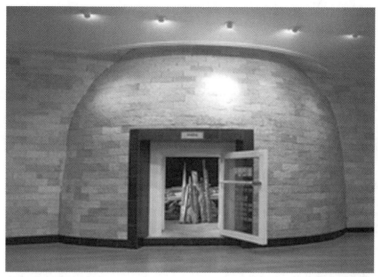

소나무 불한증막

엇인가에 대한 질문에 필자는 혹시 원적외선 외에 다른 오묘한 원리
가 있지 않을까 기대했는데 결국 원적외선일 수밖에 없는 현실이 정
말 안타깝기까지 했다.

쬠질방 전문이라고 하는 J산업 대표이사와 대화를 한 적이 있다.
자신이 개발한 게르마늄쬠질방이 참숯가마, 불한증막보다는 좋다며
자신을 대체의학전문가라고 하는 분과 대화를 하게 되었다. 결국 쬠
질방 내부에 가습장치를 통한 발한 유도와 원적외선이었다. 잘 모르
는 고객들은 당연히 습도 때문에 많은 땀을 촉진하는 쬠질방 시설에
현혹되어 좋아 보일 수 있었지만 원리는 원적외선이라는 사실이다.

원적외선이란 물질이 태양광선을 맞아 발산하는 광선의 하나로
파장대가 2.1~1000미크론 사이의 긴 파장을 가진 전자파를 말한다.
광선의 침투력은 파장의 제곱근에 비례하는데 4미크론 이하의 근적

외선은 반사의 성질을 갖는 반면 원적외선은 공명, 흡수의 성질을 갖고 있다. 이중 6~14미크론 파장대의 원적외선이 우리 생활에 가장 유익한 것으로 알려졌다. 원적외선은 지구상의 모든 물질에서 나오지만 특히 돌, 황토, 맥반석, 숯 등이 가열됐을 경우 많이 발생한다.

1989년 처음 국내 소개된 이후 침대, 장판, 속옷 등에 활용되다 우리나라 최초의 화증시설인 한증막도 원적외선을 이용한 건강보조 시설이었다는 사실이 알려진 이후 한증막을 개량한 찜질방, 불가마까지 발전되었다.

원적외선에 대해서는 탈취, 항균, 항곰팡이 작용을 한다는 것은 과학적으로 입증되었다. 생채에 대한 가온효과, 혈행촉진, 대사기능 항진, 발한촉진 및 진통효과 등이 보고되고 있지만 구체적인 효과에 대해선 아직 이렇다 할 연구결과는 나오지 않은 상태이다. 원적외선의 작용은 기존 생체에너지의 흐름에 대한 보조적인 혹은 추가적인 작용이므로 활용자의 건강상태나 신체특성에 따라 다양한 반응을 보일 수 있다.

원적외선 발열물질로 쓰이는 물질은 다양하며 그 중 대표적인 것이 맥반석이며 최근에는 옥과 게르마늄 등을 발열체로 찜질방에서 많이 사용하고 있다. 그러나 의학적이든 과학적이든 발열체에 따라 어떤 효과가 있는지는 규명되지 않고 있다. 일반적으로 맥반석에서 방출되는 원적외선은 인체의 신진대사를 원활하게 해 체내에 쌓인 납과 구리, 카드늄, 비소 등의 중금속을 제거하는 기능과 노폐물을 배출한다고 한다. 동의보감東醫寶鑑에서 약석藥石으로 기록된 천연옥에서 파생되는 기氣는 심신에 안정감을 줘 두통 해소, 피로회복, 순환기 장애 등에 좋다고 전해지고 있다.

현재 알려져 있는 차이는 발열물질이 원적외선을 방출하는 온도
가 다르다는 정도로 예를 들어 맥반석은 약 750℃ 이상의 고온에서
달궈야 최대의 원적외선이 방출된다. 옥은 약 300℃ 내외의 저온에
서 달궈야 원적외선이 가장 많이 방출된다고 한다. 그러므로 맥반석
체험실보다 체험실의 온도가 낮아야 정상인데 이를 무시하고 운영
되는 경향이 다반사라고 할 수 있다.

건강 찜질방 이용법

첫째 찜질을 하는 동안 수시로 물을 마셔 수분을 보충하여야 한
다. 찜질방에서 운영자의 잘못된 광고에 현혹되어 살을 뺀다고 아예

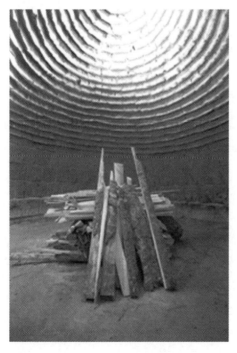

소나무 불한증막 내부

물을 입에도 안 대는 사람들이 있다. 하지만 이건 극히 위험한 행위로 체내의 수분이 많이 빠져나가면 탈수 증상이 나타난다. 수분 공급없이 계속 탈수가 진행되면, 우리 몸은 더 이상 수분을 밖으로 내보내지 않으려고 하기 때문에 땀 분비가 중지된다. 땀의 분비가 중지되면 체온이 급격하게 올라가게 된다. 체온이 40℃ 이상이 되면 체온조절 중추인 시상하부의 기능이 상실하게 되어 현기증이 나고 근육에 경련이 일어나며 진땀이 나면서 맥박이 빨라지는 탈수 증상이 나타난다. 이때에는 바로 수분을 공급하고 안정을 취하여야 하며, 수분 보충을 한다고 식혜나 맥주같은 음료를 먹는 사람들이 많은데, 이는 별 도움이 되지 않는다. 식혜나 맥주로도 수분을 보충할 수는 있을지 모르나 칼로리가 높아 찜질방에서 소모한 칼로리 이상을 보충해 버리기 때문으로 가장 효율적인 수분 보충은 소금 성분이 들어 있는 물이 좋으며, 이러한 물이 없을 경우에는 생수도 도움이 된다.

둘째 발열체 가까이 있는 것을 피하고 장시간 피부 노출은 좋지 않으므로 약 10분 정도가 좋다. 그리고 열기를 쬔 후에는 약 10분간 휴식을 취한다. 맥반석이나 옥 등의 발열체에 가까이 다가가 있는 것은 급격한 열기로 피부 모공의 확대와 수분 증발을 일으킬 수 있다. 피부가 건조해져 좋지 않으며 오랜 시간 땀을 빼면 몸에 무리가 갈 수 있어 무리한 열기욕은 피하는 것이 좋다. 또한 찜질방에서 열기욕을 하는 자세도 사우나에서와 같이 누워 있는 자세가 제일 좋은 자세라고 할 수 있다. 신체가 누워 있을 경우 혈액이 심장을 중심으로 평형을 이루게 되어 말초까지 간 혈액이 쉽게 심장으로 회두할 수 있기 때문이다. 몸이 매우 편한 상태가 되며 휴식을 위해 밖으로 나올 경우 먼저 누워 있던 몸을 일으켜 앉은 자세로 약 1분간 앉아 있다가 일어서서 혈액을 원래의 방향으로 흐르게 한 후 밖으로 나온다. 찜질방이나 원적외선 체험실은 목욕장에서의 건식사우나 도크와 같은 원리로 약 10분간이 적당하며 체험실에는 몸을 식히기 위한 냉탕이나 기타 시설이 설치되어 있지 않은 관계로 뜨겁지 않은 휴게실 등에서 최소 10분 이상 휴식을 취한다.

셋째 머리는 차게 하는 것이 좋다. 고온에 있을 경우 머리나 얼굴 부분을 찬 수건 등으로 감싸는 것이 좋다. 이는 대기순환 원리, 음양 오행의 수승화강 원리와 두한족열 원리를 이해하게 되면 쉽게 알 수 있다. 대기상에서 더운 공기는 위로 올라가게 되고 찬 공기는 아래로 내려가려는 성질이 있어 우리 신체도 더운 혈액은 위로 올라가려 하고, 찬 혈액은 아래로 내려가려는 성질이 있는데 원활한 혈액순환이 되려면 머리 부분을 차게 하여 혈액을 아래로 내려 보내고 다리쪽은 덥게 하여 위로 올라가게 하면 원활한 혈액순환이 이루어지게 된다. 이것은 두한족열의 원리와 일치하는데 머리가 더워지면 신경 감각적으로 흥분되어 화가 나는 상태가 됨을 알 수 있다. 보통 속된 말로 화가 날 때 "열받는다"라는 표현을 하게 되는데 바로 이러한 증상에서 쉽게 이해할 수 있다. 수승화강의 원리도 마찬가지로 물(차다)은 위로 올라가야 하고 불(뜨겁다)은 아래로 내려가야 한다는 뜻으로 물의 원래의 위치는 위에 있고 불의 원래의 위치는 아래로 자기 자리를 찾게 되어야 한다는 이론이다.

쉬어가기

기능형 레저스파 아이디어

Q) 사우나도크에서의 자세는 계단형 의자에 앉아서 땀을 빼는 것이 좋다!

A) 글쎄, 국내 대부분의 습건식 사우나도크 내부는 계단형 또는 기역자 의자로 되어 있어 의자에 걸터앉아서 땀을 빼도록 되어 있다. 도크 내부의 온도는 건식일 경우 약 100℃ 미만, 습식일 경우 약 50℃ 정도의 온도를 나타내고 있어 매우 무더운 장소가 된다. 그러다 보니 인체의 피부에 열이 가해져 피부쪽에 몰려 있는 모세혈관이 확장되어 혈액은 피부쪽으로 몰리게 된다. 이때 가만히 많아 있을 경우 확장된 혈관을 통해 혈액은 중력방향으로 흘러 아래쪽으로 원활한 흐름을 보여주나 발끝까지 간 혈액은 다시 심장쪽으로 올라와야 하므로 확장된 혈관으로 인해 그만큼의 힘이 들게 되며 무리한 심장운동을 해야 한다. 많은 사람을 이용하게 하려는 의도가 있지만 건강중심형의 도크라면……

아이디어

1. 사우나도크의 구조를 누울 수 있는 물결형의 구조로 변경한다. 사우나욕의 효과는 누워 있을 때 심장에 큰 부담이 없고 아주 편하게 사우나욕을 즐길 수가 있다. 목재로 적당히 누울 수 있도록 유선형의 안락의자형 구조로 만들면 좋다.

2. 수승화강 및 두한족열을 위하여 사우나도크 입구에 타올냉각장치를 설치한다. '머리를 차게 하고 하체는 뜨겁게 하라'는 원리처럼 사우나도크에 입장할 때 시원한 수건을 가지고 들어가서 적당한 자리에 눕고 머리에 시원한 수건을 덥게 되면 혈액순환도 활발해지고 뜨거운 곳에서도 쉽게 지치지 않으면서 쾌적하게 사우나욕이 가능해진다.
3. 활발한 혈액순환과 재미를 주기 위하여 몸 상체에 자극을 줄 수 있는 자작나무다발을 준비하여 고객이 자기 몸 또는 동료의 몸을 때리도록 한다. 자작나무는 잎이 많아 신체 가격시 통증이 적으며 혈액순환을 원활하게 해 준다.

기능형 목욕장 아이디어

아이디어

1. 아직까지는 땀이 많이 배출되어야 우수한 찜질방으로 알고 있는 고객이 많은 관계로 발한을 촉진시킬 수 있는 물장식을 내부에 설치한다. 습도가 높아지고 인체의 땀 증발을 막아주기 때문에 발한이 촉진되어 노폐물이 배출되는 착각에 빠져 고객에게 호감을 주게 된다.
2. 찜질방 내부에 발걸이 거치대를 만든다. 찜질방 내부는 일반적으로 누워 있는 경우가 많으므로 원활한 혈액순환과 모관운동을 할 수 있도록 벽부분에 발 거치대를 만들어 누워서 발을 걸치면 심장에 부담을 적게 준다.
3. 시원한 수건을 만들 수 있도록 타올냉각장치를 찜질방 입구에 설치한다.

제 3 장

다른 나라의
맛있는 레저스파 사례

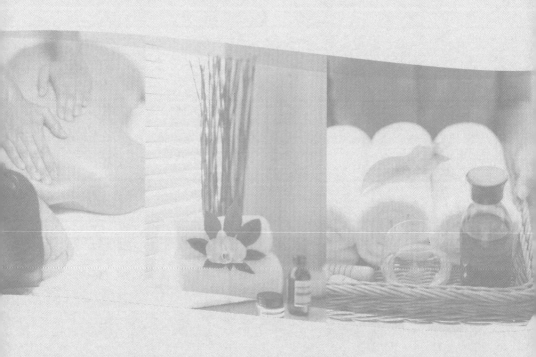

1. 일본의 레저스파

발달과정

　　　　　　일본은 세계적으로 보아도 뛰어난 온천자원을 갖고 있어 예로부터 사람들의 생활속에 온천욕이 깊이 자리잡고 있었다. 일본에서 이른바 '온천붐' 이라는 것이 떠들썩하게 일어난 때는 1984년, 85년경부터로 이러한 붐으로 일본 전국의 온천지와 온천여관은 과거의 정체로부터 벗어나 재생의 기회를 잡게 되었다.

　일본의 온천붐의 특징은 무엇보다도 젊은 여성에게 접근했다는 점으로 이제까지의 진부하고 약냄새 나는 온천 이미지에서 과감히 변모하여 온천을 즐긴다는 적극적인 레저개념으로 변화한 것이 포인트였다. 이는 일시적인 현상으로 끝나지 않고, 현재까지도 지속되어 일본의 온천붐은 각지 온천여관의 개장과 재개발을 촉진시켰고, 노천목욕탕에서 쿠어하우스 설치, 그리고 지방의 출자금에 의한 온천발굴 붐과 같이 온천을 중심으로 한 지역개발 구상까지 나오게 되었다.

　근래 십 수년간 일본의 온천시설은 격심한 변화를 겪어 왔는데, 이는 시설이나 형태의 다양화와 함께 이용자 혹은 그 시장이 확대, 다양화됐기 때문이다. 온천붐은 단적인 예이고, 남여노소 전 세대를

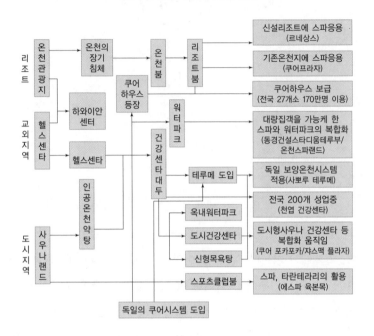

〈일본의 온천시설의 발달과정〉

대상으로 대도시권이나 지방권 모두 저마다 독특한 시설을 건설하고 또 이용할 수 있게 했다. 특히 시장확대의 계기가 된 것이 쿠어하우스의 도입과 건강센타의 대두라는 두 가지 현상으로 근대 공업화, 사회의 진전 속에서 사람들이 잊고 있었던 온천과 온천시설 본래의 모습을 부활시켰다는 공통점을 갖고 있다. 독일의 쿠어시스템을 도입한 쿠어하우스는 온천 본래의 뛰어난 치료, 보양효과를 재인식시켰고, 또한 건강센타는 가정내 목욕이 일반화되어 있지 않던 당시에는 유료목욕탕이 갖고 있던 지역 커뮤니티 장의 역활을 핵가족 시대에 다시 부활시켰다.

쿠어하우스Kur Haus란 독일어의 의료, 보양을 의미하는 Kur와 집

〈일본의 온천시설의 타입별 특징과 이용자 특성〉

구분	건강센타	건강랜드	쿠어하우스	커뮤니티 온천	수퍼전탕	워터파크	바데하우스
온천지대 특성	인공랜드를 기본으로 한 라돈욕조, 사우나를 병설	약탕은 천연온천을 기본으로 사우나를 병설, 욕조는 약 10종 정도	바가지, 폭포, 기포, 압주, 침욕, 전신부분욕을 기본 아이템으로 구성	대욕장, 노천탕, 사우나 등으로 구성	수종류의 사우나 병설	유수풀, 파도풀, 랩풀 등을 중심으로 한 시설	불감온도대의 바데풀, 냉온욕, 사우나 등을 병설한 시설
입지특성	도시교외형	역전입지형 도시교외형	관광지 지방입지 도시교외형	관광지 지방입지	도시교외형	도시교외형	도시교외형
상권규모	반경 10km 상권인구 30만명 정도	반경 20~30km, 상권인구 70~80만명 정도	반경 20~30km, 상권인구 20~30만명 정도	반경 10km 상권인구 20~30만명 정도	반경 5~10km, 상권인구 20만명 정도	반경 30~50km, 상권인구 100만명 정도	반경 20~30km, 상권인구 30~50만명 정도
시설규모 (연면적)	500평 이상	1,500평 이상	1,000평 전후	500~800평	400~500평	3,000평 이상	1,000평 전후
사업투자 규모	5~6억엔	20억엔	10~15억엔	5~10억엔	5~8억엔	30억엔 이상	15~20억엔
이용료	1,500엔 전후	1,800~2,500엔	1,200~2,500엔	300~800엔	300~800엔	3,000엔 이상	800~1,300엔
이용자 특성	·이용사 다수가 고령자 ·가족층이 주 이용객, 단체객도 많음 ·서설내의 체류 시간은 길다	·젊은층, 가족층이 이용객, 단체객도 많음 ·연회수요도 많음 ·레저 목적의 이용자 많음	·중장년층에 타켓 ·가족층 이용자가 많음 ·체류형의 장기간 이용자도 있음	·가족층, 고령층 많음 ·고령층의 고정객율이 높음	·주말가족객 많음 ·평일 싱글코스 많음 ·고령층까지 이용자 폭이 넓음	·가족객, 단체객 많음 ·단체객은 젊은층 중심이 많음	·가족층, 고령층 중심 ·레저객과 고령층이 혼재함

을 의미하는 Haus를 합친 말로써 다목적 온천보양관을 뜻하고 있지만, 처음 독일에서 쿠어하우스는 온천보양지에 있는 자유로운 활동을 위한 문화관련 행사 개최에 주로 사용하는 다목적 홀을 지칭하는 경우가 많았다. 이것을 일본의 교통공사가 모체가 된 (재) 일본건강개발재단이 독일의 쿠어시스템을 도입하면서 독자 모델을 개발해 쿠어하우스라는 호칭으로 1983년 상표등록을 하고 독점적인 사용권을 주장하기 시작했다. 쿠어하우스의 중심이 되는 시설은 각종 욕조를 조합한 바덴존(욕조설치존)으로 두뇌탕, 전신부분욕탕, 침탕, 기포탕, 지방탕, 보행탕 등의 입욕 형태와 욕조 구성을 기본으로 하고 그밖에 사우나와 바디샤워 등을 부가한 구조로 되어 있다.

또한 동 재단에서는 쿠어하우스 시설 시스템 기준을 만들어 설비 조건과 온도 관리, 입욕프로그램 등을 지도하고 있다. 일본의 온천 시설은 쿠어하우스와 건강센타를 필두로 입지 특성과 상권 규모, 이용자 특성, 시설규모 등에 따라 다양한 형태로 발달되었다.

일본의 가장 큰 특징의 하나는 기본적인 온천시설(H/W)을 기반으로 완벽한 온천 운영프로그램(S/W)을 갖추었다는 점이다. 온천시설은 입욕 프로그램을 위한 바덴존(욕탕구역)과 건강진단을 위한 건강상담실, 운동을 위한 트레이닝실, 신체 릴렉스를 위한 휴게실을 갖추었다. 이에 따른 운영 프로그램으로서 종합적 건강도모 시스템을 갖추었다는 사실을 그 특징으로 들 수 있다. 이중 쿠어하우스의 대표적인 운영 프로그램을 보면 건강증진 프로그램으로서 트레이닝 기기, 욕실죤의 모든 욕조에 운동생리학, 온천의학의 측면에서 실험반을 조직하고, 실제로 생체실험을 행하여 트레이닝 효과, 입욕의 효과를 측정하고 연령별로 어느 기기 어느 욕조를 어느 정도의 시간동안 어떻게 이용해야 하는가의 프로그램을 설계한다. 이 프로그램은 쿠어하우스 운영의 중심이 되는 것으로, 이 프로그램에 따라 쿠어하우스의 시설을 이용하게 된다. 또한 쿠어하우스를 정확하고 즐겁게 이용할 수 있도록 Good Health Note라는 소책자를 제작하여 쿠어하우스 전체 안내, 표준적인 건강인의 데이터와 자신의 건강 데이타를 비교하는 건강에 관한 지식, 입욕 프로그램, 운동 프로그램 등의 건강증진 프로그램 안내, 입욕, 운동 시설 이용에 대한 전체적인 주의사항 등을 친절히 안내하고 있다.

쿠어하우스 Kur HAUS

일본의 쿠어하우스는 온천을 활용한 건강 만들기를 위한 시설로 이 시설을 가지고 일본 후생성에서는 인정시설로 '온천형 건강증진시설'의 제도가 발족했고, 평성 3월에는 4개(쿠어하우스 노자와, 쿠어하우스 기점, 쿠어하우스 진남, 쿠어하우스 구곡)의 인정시설이 탄생하게 되었다.

〈쿠어하우스의 구축〉

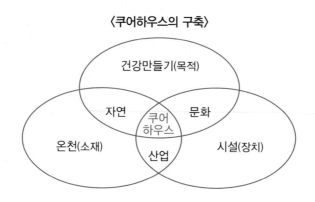

쿠어하우스에서의 온천은 단순히 온천수의 소재로서의 의미밖에는 없고, 주변의 사회환경과 자연환경을 포함한 전체를 의미한다.

쿠어하우스의 시설 구성은 크게 3개의 구역Refresh Zone(건강 만들기, 건강관리)으로 구성되는데, 그 기능은 휴식에서부터 운동까지를 포함하는 '적극적 휴양계' 중에서 전개되고, 다른 일상공간 중에서 신선한 감각을 실천하는 기능을 가진다.

또한 쿠어하우스는 크게 4가지의 타입으로 구분되는데, 그 사업 목적에 따라 사업자가 선택하고 결정하는 시스템으로 구성되어 있다. 그러나 각각에 대하여 엄밀하게 구분할 수 있는 것은 아니고, 어느 정도 융통성이 있다. 어느 타입이 진짜 쿠어하우스라는 것을 아는 것은 쿠어하우스가 '운동과 휴양'을 체계화하고 실천하는 건강 만들기의 종합 시스템 제공을 목적으로 한다는 점이다. 즐거움, 청결, 안전의 쾌적한 환경을 제공하는 것이 필수로 되어 있고 일상생활에서의 건강에 대하여 관심과 의식화, 실천화의 학습장으로, 이른

〈쿠어하우스의 기본적 시설 구성〉

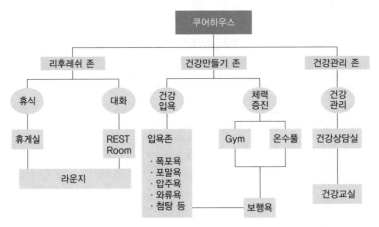

바 '건강정보발신기지' 로 전개되어지는 상황이다.

쿠어하우스 시설 이용 스타일을 보면, 실제로 시설 구성에 있어서는 바데존의 이용은 전라 스타일이고, 기타 시설은 수영복을 입고 남녀가 함께 즐기는 스타일로 이루어져 있다. 장점으로는 ① 3세대, 남녀가 모두 이용할 수 있다. ② 동작이 용이하여 자유도가 높다. ③ 옥외에서의 시각적, 동선적 연동이 가능하다. ④ 트레이너의 지도가 가능하다. ⑤ 타실과 시각적, 동선적 연동이 가능하다. ⑥ 남녀구별이 없어서 공간의 효율성이 높다. ⑦ 온천 설비가 단순해서 운영 및 관리비용이 적게 들어간다. ⑧ 청결감, 해방감의 확보가 용이하다. ⑨ 젊은 세대에게 인기가 높다. ⑩ 시설개보수가 용이하다 등이 있다. 역으로 단점으로는 ① 신체의 세척이 어렵고 ② 발한을 촉진하는 사우나 이용이 부자연스럽고 ③ 고령자의 저항감이 강하고 ④ 분

〈쿠어하우스의 유형〉

	구분	경영상 특징	시설상 특징	대표적 시설
의료/ 요양적인 측면	A형	의료법인 또는 의료법인 출자 회사	병원, 인간, 독, 진료서(병설 혹은 제휴), 노인보건시설 (병설 혹은 제휴)	석화 온천병원 (쿠어하우스 석화)
	B형	탕치언천조합 건강지향 회원제의 비중이 높다	탕치객이 집객하고 있는 탕치 온천지 국민 보양온천지	쿠어하우스 쿠어하우스 쿠어하우스
	C형	이용목적 이용자층이 넓다 지역진흥을 위한 관광시설	레저/레크리에이션 시설의 병설	쿠어하우스 쿠어하우스 쿠어하우스 등 다수
스포츠/ 레저의 충실	D형	경기, 스포츠 선수 등의 육성 리조트와의 조인트	스포츠 시설 병설	쿠어하우스

출욕 이용이 어렵다는 점이다.

쿠어하우스 운영 컨텐츠

쿠어하우스에서는 전술했던 것과 같이 건강증진 프로그램으로서 운동프로그램과 입욕프로그램이 있고, 이것을 헬스케어트래이너health care trainer에 의한 지도, 정확하고 즐겁게 쿠어하우스를 이용하는 방법을 적은 소책자 굿헬스노트GOOD HEALTH NOTE가 있으나 실제로 이용하는 단계에서는 잊어버리기 쉽기 때문에 법으로 그것을 방지하는 의미로 각각의 트래이닝 기기, 욕조에는 그 사용방법, 사용상의 주의사항, 효과 등에 대하여 친절하고 알기 쉽게 이용 안내표시를 한다.

건강증진을 위한 보양객에 대해서는 실제의 운영을 다음과 같이 행한다. 우선 보양객은 쿠어하우스의 후론트로 향하고, 헬스케어트레이너로부터 굿헬스노트에 의한 쿠어하우스의 이용방법에 대한 지도 안내를 받는다. 이때 헬스케어트레이너는 보양객이 입욕금지에 해당하는 사람인가 아닌가, 술이 취해 있는지 않은지를 체크한다. 건강상담을 받고 싶어하는 사람은 건강 지도실에서 헬스케어트레이너로부터 지도를 받는다. 다음으로 운동프로그램을 행하는 사람은 락커룸에서 트레이닝웨어로 갈아입고 트래이닝룸에서 헬스케어트레이너에 의한 체력측정을 받고, 헬스케어트레이너가 지시하는 운동프로그램에 따라 운동을 시행한다.

입욕프로그램을 행하는 사람은 트레이닝룸으로 가서 헬스케어트레이너로부터 간단한 체력측정을 받고, 어느 입욕프로그램을 행

〈일본 쿠어하우스 입욕프로그램〉

일반건강코스	바가지탕 10회	전신욕 3분	증기탕 5분	기포욕 3분	휴게실 5분	압주욕 5분	침탕 15분	휴식 30분
근육피로코스	바가지탕 10회	전신욕 3분	기포욕 3분	지압욕 1~2분	휴게실 5분	기포욕 5분	침탕 10분	휴식 30분
신경통코스	바가지탕 10회	전신욕 3분	지압욕 1~2분	압주욕 1~2분	휴게실 5분	기포욕 5분	침탕 10분	휴식 30분
위장병코스	바가지탕 10회	부분욕 3분	침탕 8분	증기탕 5분	휴게실 5분	증기탕 5분	침탕 10분	휴식 30분
정신피로코스	바가지탕 10회	침탕 6분	기포욕 3분	침탕 6분	휴게실 5분	증기탕 5분	침탕 10분	휴식 30분
근육피로코스	바가지탕 10회	전신욕 3분	기포욕 3분	지압욕 1~2분	휴게실 10분	압주욕 5분	침탕 10분	휴식 30분
미용코스	바가지탕 10회	기포욕 5분	증기욕 8분	지압욕 1~2분	휴게실 5분	증기욕 8분	기포욕 8분	휴식 30분

할까의 지시를 받는다. 그 후 바데존의 탈의실에서 탈의를 하고 입
욕프로그램에 따라 입욕한다. 입욕 후에는 휴게실 라운지에서 휴식
을 취한다.

〈쿠어하우스 내에서의 이용동선〉

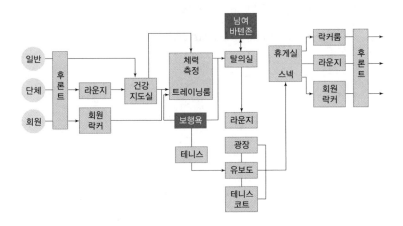

쉬어가기

기능형 목욕장 아이디어

아이디어

1. 고객을 단골화할 수 있는 '사우나헬스노트'를 만들어 고객에게 지급하고 입욕장 이용시 항상 가지고 다니도록 한다. 사우나헬스노트에는 고객의 신상정보뿐만 아니라 고객 방문일자, 이용프로그램, 목욕 전후의 신체상태, 방문횟수 및 입욕장의 이용방법 등을 기록해 이용할 수 있도록 한다.

2. 한국형 입욕안내프로그램을 설치하여 고객이 입욕장 이용시 스스로 신체상태를 체크해 보고 적당한 입욕방법을 찾아 이용하도록 안내해 준다.

3. 입욕방법을 안내해 주고 가르쳐주고 지도해 주는 전문인력(스파니스트)을 두어 전문입욕업소로서의 이미지를 확실히 심어준다.

4. 단순 입욕업소로만이 아니고 스포츠와 입욕시설이 적절히 조화를 이루는 스포츠사우나를 기획 개발한다.

2. 유럽의 레저스파

레저스파의 특징

　　　　　　유럽의 입욕시설은 모든 면에서 여유가 있어 천천히 편리하게 신체 깊숙이 들어 있는 질병을 제거하고 보양한다는 보양지향이 강하다. 이런 조류는 오래 전부터 있어 왔던 쿠어활동(건강증진, 보양활동)의 영향에 의한 것으로 스파SPA라고도 부른다. 스파SPA란 벨기에에 있는 온천지 스파우-SPAU라는 고유명사가 영어에서 온천(광천)이란 보통명사화된 온천명칭의 본가라고 할 수 있다. 현재에는 미용 및 치료요법, 이완요법, 원기회복 요법과 체력단련을 위한 종합적인 시설의 휴양지를 일컫고 있다.

　유럽의 스파 역사는 고대 로마시대와 그 이전까지 거슬러 올라간다. 로마인은 토목과 건축기술이 우수해 수도랑 하수의 정비가 잘 되어 있었다. 게다가 로마인은 갖가지 특권을 갖고 있어 휴일이 많았는데, 1년의 1/3이 공휴일이고 3세기에는 1/2이 공휴일이었다. 그래도 업무는 반나절이면 끝나서 시민들은 유한계급으로서 여유있는 삶을 즐길 수 있었다. 대량의 여가를 지닌 특권층으로서의 로마인에게 여유있는 삶을 즐길 수 있도록 제공되었던 것이 콜로세움(원형경기장)과 시민의 레크레이션 시설로서 기능을 담당한 것이 온천

대욕장이었다. 그 당시 로마시민들에게 있어서의 온천 대욕장은 원기회복과 연회를 즐길 수 있는 장소였다. 입욕이라는 단일기능뿐만 아니라 스포츠, 오락, 교양 등에도 홍미를 일으킬 수 있는 시설을 갖춘 건강유지와 사교의 장으로서 중요한 역활을 담당하는 일종의 종합 레크레이션센타였다. 디옥레티아누스욕장, 트라이누스욕장, 카라칼라욕장이 그 중 유명했다.

독일

독일의 경우, 1960~1975년까지 약 15년 동안 '문명병' 이라는 성인병 대책과 날로 증가하는 여가시간에 대응하기 위해 황금계획Golden Plan이라는 스포츠 시설에 관한 개발계획이 수립되어 수많은 시설이 건설되었다.

노동시간이 연간 1,642시간으로 세계에서 가장 적은 부류에 속하는 독일에서는 유급휴가가 약 30일이고 해외에서 바캉스를 보내는 사람들도 많다. 게다가 최근에는 남쪽지방의 해안 혹은 해변리조트가 증가하고 윈터리조트winter resort가 감소하는 추세에 있다. 그 결과 바캉스가 끝난 일상 혹은 주말에도 바캉스와 같은 열대 혹은 파라다이스 감각을 느낄 수 있고 쾌적성이 높은 시설이 요구되고 있다. 유럽에서 최근들어 발생한 온천붐은 이러한 배경에서 생겨났다고 할 수 있다.

비록 진짜 남국의 태양과 해변은 아니지만 그것에 대체할 만한 청결한 온수풀과 각종 휴식기능, 사우나, 스팀욕실, 수면실, 카페테리아, 바bar, 건강 검진실 등을 설치하는 것이다.

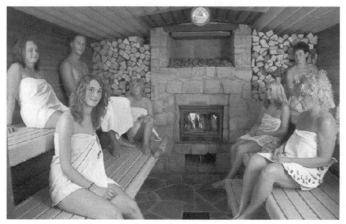

독일 사우나

　현재 독일에서의 온천시설은 크게 3가지 유형으로 발달되어 왔다.

　첫째는 대도시 및 그 주변에 입지한 초대형 온천시설이고, 둘째는 지방도시의 커뮤니티community 시설로서 지역주민을 위해 제공된다. 셋째는 리조트 도시에 위치하는 것으로 바덴바덴에 있는 카라칼라욕장이 유명하다. 이외에도 시티호텔City Hotel과 리조트호텔Resort Hotel에 다수의 온천시설이 구비되고 있다. 해안에 위치한 리조트호텔에는 스파기능을 충실히 도모하고 있으며 특히, 온수풀과 사우나는 그 보급이 현저하게 늘어나고 있다.

　독일의 온천은 완벽한 온천시설뿐만 아니라 온천요법 또한 완벽하게 갖추고 있다는 것으로 유명하다. 온천수에는 갖가지의 화학물질이 함유되어 있고 그것이 입욕을 할 때 피부를 통하여 몸에 유입되게 된다. 또한 광니(진흙)를 몸에 발라서 그 영향을 받아들이는 일도 행해지고 있으며, 온천수를 마시는 드링킹쿠어도 행해진다. 또한 독일의 온천 요양소에서는 음식물 섭취를 통한 건강증진방법도 지도하고 있다. '음식물은 반드시 이해하고 먹어야 한다' 는 것이 그곳의 일반적인 사고방식이다. 자기 건강에 도움이 되는 좋은 음식을 조리하는 방법을 배우는 한편 개개인의 건강 상태에 따른 식사 조절 및 지도도 행해지고 있다.

무엇보다도 독일의 온천에서 괄목할 만한 특징은 그곳에 들어간 사람들이 의사로부터 강연이나 지도를 받는다는 사실이다. 온천이용자들은 의사로부터 치료법의 의미를 배우고, 목욕방법(입욕 프로그램), 운동방법(운동 프로그램) 등의 지도를 받는다. 그리고 영양사로부터는 식사방법을 배우게 된다. 심리학자로부터 카운셀링을 받고, 심지어는 담배를 끊는 방법이나 술을 마시는 방법까지도 지도를 받게 된다. 즉, 단순히 목욕을 할 수 있는 장소에 가서 신체를 세척하는 것이 아니라 생활속에서 건강과 관련이 있는 요소를 모두 동원하여 보다 과학적이고 확실한 방법으로 건강증진을 꾀한다. 이러한 보양 혹은 요양을 위한 장기체제를 만족시키는 종합적인 기지를 쿠어오르트Kurort(온천보양기지, 온천요양소)라 부르며 약 300여개소가 성업 중으로 연간 1억명의 보양객을 맞고 있다. 이러한 온천요양소의 시설구성을 정리하면, 온천 이용시설에 의한 치료요법 혹은 유희를 바르네오 테라피라고 명명하고 있다.

독일은 사회보장 차원에서 온천수의 성질에 따라 온천요양소를 국가나 지방자치단체가 전문 치료목적형 온천으로 지정하여 특정 질병의 환자에게 적합한 온천을 소개해 주는 시스템도 갖추고 있다. 단적인 예로 당뇨병 환자의 경우에는 탄산온천이 대사장애를 치료하는 효과가 있으므로 탄산온천 요양소를 소개해줘 약 15일에서 한 달 가량 요양소에 머무르며 질병을 치료하는 시스템을 가동하고 있

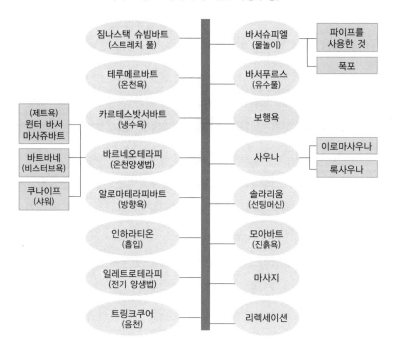

〈바르네오 테라피의 기본 욕장구성〉

자료: 국제산업경제연구소, 아쿠아 비지니스 구성요소의 전개, 월간 디벨로퍼 1992

다. 온천요양소 이용비용은 의료보험이 적용되어 매우 저렴하다.

아디다스로 유명한 '헤르쯔오겐 아우랏호'로 독일의 커뮤니티형 스포츠, 자유로운 수영, 그리고 입욕시설(스파)이 마련된 전형적인 다기능 풀로서 시설은 옥내풀, 옥외로부터 수영해 나갈 수 있는 옥외부, 옥외풀, 사우나가 있는 평야 등 4개의 존으로 나뉘어져 있다. 이곳은 사용 규칙이 자세하고 치밀하게 제공되고 있어 유아로부터 고령자까지 전 세대가 풀 혹은 아쿠아 활동을 충분히 즐길 수 있도록 만반의 준비를 갖추고 있다.

프랑스

다음은 프랑스의 온천으로 프랑스에는 지하에서 용출하는 온천수를 이용한 온천요법이 아닌 탈라소 테라피 thalasso therapy라는 독특한 온욕요법을 가지고 있다. 탈라소 테라피란 그리스어의 'Thalassa=바다(해)' 라는 것과 'Therapy=치료' 의 조어로서 1967년 프랑스인에 의해 명명되었고, 해사요법 또는 해수요법, 해양요법이라고 번역되고 있는데 주로 해수와 해조 등 바다의 생화학적인 힘을 이용한 건강, 미용, 재활요법이다. 소위 바다가 갖는 건강의 비밀과 이것을 이용한 방법을 모두 통합한 최근 의학계의 가장 중요한 발견이라고 말하고 있다.

현재 프랑스의 탈라소 테라피는 각지의 해안에 설비를 갖춘 센타가 형성되어 있다. 북대서양의 부르띠뉴 해안에는 호화스러운 호텔과 일체화된 시설이 많으며 프랑스인으로부터 인기를 모으고 있다. 연간 7만명이 방문하는 시설도 있다. 이러한 탈라소 테라피가 등장한 배경은 BC 2,500년 고대 그리스의 비극시인 에우리 피데스는 '바다가 인간의 병을 치료한다' 라는 말을 남겼을 만큼 고대 그리스는 단련을 위해 운동과 수욕이 발달하였다. '병을 치료하는 물은 곧 바다' 라는 개념이 생겨났고, 그리스 의학자 히포크라테스는 해수를 사용해 처방을 했다고 전해지고 있다. 동 시대의 이집트의 대사제가 해수탕을 이용해서 그리스의 철학자 플라톤을 치료하는데 성공했다고 한다. 그리스인들은 이 요법을 계승 발전시켰다. 이후 로마인들은 해수보다는 온천의 쾌적성과 치료효과에 주목하여 본격적으로 온천을 개발했다. 유럽 각지에 온천을 개발·개척하였고 그것에 의해 현대 독일의 쿠어테르메(온천요법)로 발전되어 현재에 이르고 있다. 고대 로마의 쇠퇴는 바다에 대한 관심을 종교적인 의미로 생각하고 오히려 바다를 악마가 사는 곳, 바람의 신들이 죽은 왕국이라는 식으로 적의가 충만했었다. 그러나 다시 바다에 관심을 갖기 시작한 것이 17세기 들어서 영국의 후로이야W.huroiya가 1679년 '영국에서의 온냉해수탕의 이용에 관한 연구' 라는 논문을 발표했다. 이후 프랑스는 해수요법을 지속적으로 연구·발전시켜 현재 프랑스의 대표적인 수치료 요법으로 인정받고 있다. 최근 프랑스의 후생성에서는 1961년 6월 통고문에서 탈라소 테라피를 '해수대기, 해양성 기후의 치료적 효용을 치료목적으로 이용하는 것' 이라고 정의했다.

탈라소 테라피의 요법은 다양하게 활용되고 있으나 대표적 요법에는 다음 4종류가 있다. 첫째 이드라 테리피(해수요법)로 가장 기초적인 요법으로 해수를 이용하여 피부층을 직접 자극해 혈행의 촉진을 꾀하는 것으로 대표적 요법은 해수목욕(오토매틱 해수 제트바스), 잠수샤워(욕조속에서 제트샤워), 해수샤워(해수풀에서의 운동), 고압제트 요법으로 구성된다. 둘째는 알고테라피(해조요법)로 해조의 액기스를 피부에 바르고 샤워하는 것이다. 해조의 엑기스를 미온에서 따뜻하게 해 온도를 일정하게 유지시켜 전신에 바르는 것으로 해조엑기스 전신팩, 해조목욕, 해조 마사지 등이 있다. 셋째는 피지오테라피(물리적 요법)로 근육운동을 중심으로 하여 운동기계 사용과 마사지를 한다. 재활 중에 있는 사람이나 비만해소 등에 탁월한 효과를 준다. 넷째는 일렉트라 테라피(초음파에 의한 요법)로 신경통이나 류마티스의 통증 등에 효과가 있으며 일반적인 피로에도 효과가 크다.

이상의 대표적인 탈라소 테라피의 요법도 있지만 바다의 기후, 경관을 이용하는 요법도 있다. 대기욕, 일광욕, 해안의 산책을 통한 릴렉세이션, 바다 진흙 및 모래 등의 요법, 가벼운 운동요법, 아로마요법(방향요법) 등 다양하다. 단독의 요법을 여러 가지 연계를 한 여러 종류의 요법으로 행하는 것이 보통으로 프랑스의 의학 아카데미에서는 10종의 요법으로 ① 해조요법 ② 해수욕요법 ③ 대기욕요법 ④ 머드(진흙)요법 ⑤ 모래욕요법 ⑥ 식사요법 ⑦ 일광욕요법 ⑧ 수리요법 ⑨ 기계요법 ⑩ 생리요법으로 구분하고 있다.

탈라소 테라피는 해수요법을 발전시키는 과정에서 단순 입욕에 의한 치료보양보다 높은 치료/보양 효과를 볼 수 있도록 다양한 테라피 설비를 개발하였고 발전시켰다. 대표적인 테라피 설비는 다음과 같다.

옥시머OXYMER

해수 또는 온천수를 이용한 하이드로 트리트먼트와 음이온 요법을 첨가함으로써 에어로졸 효과를 볼 수 있는 시설로 전문의의 진단에 따라 해초, 플랑크톤 등의 자연추출물을 첨가하여 사용한다. 수면에 문제가 있거나 스트레스로 인한 신경쇠약들의 stress relife therapie에 이용하며 기타 피부, 비만 등의 해소에 사용한다.

Jet Sous Mrine

프랑스의 오랜 임상결과에 의해 개발된 노즐을 이용한 수중 물리치료시설로 30여 가지의 프로그램을 테라피스트의 지도에 의하여 실행하는 수중 테라피 시설로 노화로 인해 경직된 근육을 부드럽게 해주며 혈액순환을 활발하게 하는 효과가 있다. 수중에어로빅 등의 테라피에 이용된다.

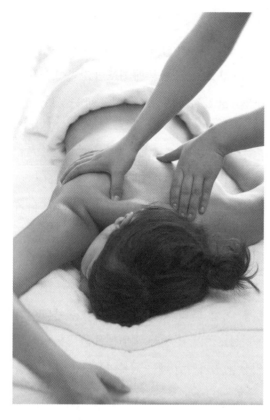

스파맛사지

Douche A Jet

제트방식의 스파샤워로 테라피스트가 전문인의 진단에 따라 물의 방향, 강도를 조절하며 일정거리 밖에서 물로 몸을 때려줌으로서 근육을 맛사지하는 시설, 지방의 축적을 예방, 감소시키고 체형을 균형있게 잡아주는 효과가 있으며 기타 테라피 처방에 의해 행하는 수치료시설.

Ban Hydromassge

움직이는 기포와 흐르는 해수(온천수)에 의한 전신맛사지 시설로 피부재생에 탁월한 효능이 있고, 흐르는 물과 기포의 강약이 컴퓨터로 제어되어 용도에 따라서 36가지의 기능으로 사용할 수 있다.

Manuluve & Pediluve

온천수를 이용한 팔, 다리 전용 맛사지 시설로 피곤을 많이 느끼는 팔, 다리의 혈액순환을 돕고 특히, 다리의 부종이나 피부의 터짐을 방지하며, 관절예방에 효과가 뛰어나다.

Harmonie

압추된 공기와 물로 등, 어깨, 다리, 허리부분에 수압을 이용한 자극을 주어 맛사지하는 시설로 지방을 분해시켜 몸의 균형을 잡아주며, 해조류 등의 특수약품을 첨가시킬 때는 피부미용의 효과도 얻을 수 있다.

Boule Therm

해조류를 이용하여 손의 피부를 관리하는 기기로 손 전용으로 제작된 기기에서 해초류 등을 이용하여 피부의 노화를 복구하며, 테라피를 통하여 손 피부의 세포 재생효과가 탁월하다.

Affusion

온천수 맛사지와 해초류 등을 이용한 찜질 샤워 전용기기로 온천욕과 맛사지가 한 욕조에서 가능하며, 빗방울처럼 흘러 내리는 샤워

맛사지가 피부를 기분좋게 자극하고, 몸의 탄력을 찾아주며 릴렉세이션을 도와준다.

Quatuor

기포를 이용한 하이드로 맛사지 전용 기기로서 테라피스트의 치료에 의하여 온몸을 기분 좋게 자극하여 혈액순환을 도와주며, 온천물이 신체 내부의 세포기관까지 침투하여 노폐물을 제거한다. 특히 목주위의 맛사지에 사용하여 건강을 돕는다.

Presso Therpie

공기의 압을 이용한 테라피 시설로 신체의 필요 부분을 공기압이 있는 튜브로 감싼 후, 공기압을 조절하여 생성된 피부, 신체교정 등을 지속시키는 효능과 신체 교정을 도와주는 시설.

Manicure-Pedicure

손과 발을 트리트먼트할 수 있는 전용기구로 테라피를 통한 손과 발의 마사지, 온천수를 이용한 손과 발의 치료, 손의 미용을 완벽히 행할 수 있는 고급 테라피 설비로 에스테틱과 함께 사용한다.

Skin scanner

자색의 특수관선을 얼굴표면에 비추어 육안으로는 볼 수 없는 피부결이나 피부의 트러블 상태를 색상별로 분석하여 피부 관리사의 컨설팅까지 받을 수 있는 시스템.

Myotech MT-2000

지속단파와 파동단파를 동시에 사용할 수 있는 피부치료 시스템으로 시작된 근육을 이완시키고 피부트러블을 개선시키며 특히 세포의 재생을 촉진시키는 효과가 있음.

Alpha Massage

사우나의 환경을 완벽하게 갖춘 인공지능 시스템으로 비만치료, 피부미용과 각종 현대 질환치료에 효능이 탁월하며 자신의 기호에 맞게 사우나 온도, 맛사지 정도, 사운드 강약 등을 조절할 수 있다.

스위스

스위스 온천요법도 독일이나 프랑스와 유사한 시스템으로 단순 세척의 목적이 아닌 적극적 치료/보양을 목적으로 하는 온천요법을 시행하고 있다. 스위스의 알프스는 사진만 들여다보아도, 아니 머릿속에 떠올리기만 하여도 지끈지끈하던 머리가 맑아지는 느낌이다. 그 아름답고 때묻지 않은 알프스는 지구촌 사람들에게 정신적 청량제로, 그런 아름다운 곳에서 온천을 즐기며 단 며칠이라도 편안하게 쉬고 싶은 것이 인간의 기본적인 욕구이다. 이런 알프스의 대자연 속에 파묻혀 휴식하며 온천과 광천수탕으로 치료도 하는 헬스 온천요법 또는 광천요법이 있다.

스위스 정부 관광청에서 제작해 배포한 스위스 스파안내서에 수록된 울리히프레리 박사의 '스파요법의 효과'라는 글에서 보면 광천수 요법은 만성기적인 퇴행성 류머티즘과 호흡기질환, 신진대사

불량, 부인병에 치료효과가 높다고 한다. 그러나 물성분에 따라 치료효과가 다르므로 증상에 맞는 휴양지를 선택한다.

　스위스의 광천수요법은 사고 후 물리치료를 받는 회복기의 환자에게 더욱 효과가 크다. 스트레스와 신경쇠약, 극도의 피로감, 불면증, 소화불량 등 정신적인 장애를 일으키고 있는 사람들에게 대체로 효과가 높다고 한다. 이 경우 단순히 광천수만을 이용하는 것이 아니라 정신적, 육체적인 활동까지도 첨가한 다양한 치료 프로그램을 보조수단으로 사용하고 있다. 이런 치료요법이 효과를 보는 데는 헬스스파의 편안한 분위기도 한 몫을 하고 있다. 또한 다양한 소비자의 요구를 충족하기 위하여 전문적인 훈련과 지식을 갖춘 전문스태프들을 두고 있다.

　스위스에서 유명한 온천시설은 '알펜테루메'로 스위스 알프스 남쪽 발레지역의 온천마을인 로이커바트에서도 명물로 손꼽히는 온천 휴양치료시설(알파인스파)로 물리치료에서 미용 마사지에 이르기까지 이곳을 찾는 휴양객들의 활동은 모두 의사의 처방에 따라 이뤄진다. 고객은 60대 고령층이 많으며 류머티즘 및 신경질환이 효험이 있어 세계적인 육상선수들도 부상을 치료하기 위하여 많이 찾는다고 한다. 이곳의 '류머티즘 클리닉'은 세계적으로 유명하다. 그 핵심은 스포츠 활동을 통해 류머티즘을 치료하는 새로운 물리치료법이다. 이 클리닉은 두 명의 전문의 등 30여 명으로 구성된 의료진이 환자를 돌본다. 이들은 환자에게 '그쳐' 보다는 '계속'을, '휴식' 보다는 '활동'을 권장하는데 동양의 온천욕이 물속에 몸을 담그는데 그쳐 정적인데 반하여 스위스의 온천욕은 온천수를 이용한 치료법에다가 스포츠 활동 및 정신요법까지 가미해 동적인 치료법으로 상처 부위를 가만히 두기보다는 지속적으로 움직이게 해 환자의 원상 회복 능력과 속도를 배가시키는데 촛점이 맞춰져 있다. 광천수는 지하 2,200~2,500m에서 용출되는 28~41℃의 불소를 포함한 칼슘황산염 온천수로 하루에 300만 *l*의 온천수는 현재 로이커바트에 있는 22개 실내외 온천풀에 공급되고 있다. 알펜테르메의 시설구성은 8개의 온천풀과 동굴식 사우나, 헬스클럽 등이 있는 대단위 온천욕장과 실내풀에서 실외풀로 나갈 수 있고 주변에는 자쿠지(고압분사 노즐탕)과 족탕(발만 담그는 탕) 등도 있다.

유럽의 온천은 독일과 프랑스, 스위스에서 나타났듯이 철저한 자연자원의 이용과 개발, 이에 따른 과학적인 운영프로그램이 그 특징이라고 할 수 있다. 주로 국가정책에 힘입어 스포츠 및 여가시설 정비에 따라 발전된 것이 많으며, 또한 사회 분위기가 연간 유급휴가가 약 1개월이 넘을 정도로 휴가문화가 발달되어 있다. 사회보장제도도 완벽해서 온천이용시 의료보험 적용 및 관공서에서 적정 온천보양소 소개 등 장기 요양 및 치료 목적의 온천이 발달되어 있다.

3. 미국의 레저스파

유럽에서는 소수의 사람들이 심신을 동시에 휴식시키기 위해 온천을 이용하는데 비해, 미국은 온천을 즐기는 방식이 사뭇 다르다. 미국은 다이나믹한 활동이 주체가 되고 온천은 그런 동적인 여러 공간 중 일부로 조용함을 즐길 수 있는 장소로써 선호한다. 유럽형 온천리조트는 반드시 온천과 스포츠가 조합되어 있는 경우가 대부분인데 비해 미국의 온천리조트는 생동감 있는 리조트 활동을 진행하다가 잠시 휴식을 취하는 소극적인 장소로써 리조트의 온천시설 워터파크 내의 온천공간이 등장한 것이다.

또한 미국의 장기형 건강 및 미용을 위한 온천시설로 헬스팜health farm이라는 시설이 있다. 이 시설은 거의 1주간을 표준단위로서 개인이 선택 가능한 코스, 팩케이지 플랜이 준비되어 있으며 엑서사이즈, 스파, 쟈구지, 마사지, 페이스 트리트먼트, 네일 케어아트, 메이크업, 영양지도 등이 주요 프로그램으로 다이어트식이 제공된다. 게임룸, 살롱, 각종 교양교실 부문도 충실하게 갖추어져 있으며 의사가 상주하여 상담이나 검진에 대응하고 있고, 온천리조트에서 가벼운 기분으로 놀면서 건강, 미용 프로그램을 소화시키게 한 것이 특색이다. 각각의 시설 노하우도 특색이라고 할 수 있는데 대표적인 헬스팜 시설로 캘리포니아주의 라 코스타 호텔La' costa Hotel &Spa을 들 수 있다. 개업은 1965년으로 30여 년이 넘는 세월을 지내고 있지만, 매력이 커질 뿐만 아니라 매년 이용객이 증가하는 추세이다. 그것은 경영자의 노력에 더하여 이 리조트가 가지고 있는 '토탈 피트니스total fitness'의 사상이 세월과 함께 보다 넓은 층에게 받아들여지고 있다는 것을 증명한다.

그 속에는 피트니스fitness시설, 스포츠sports시설, 컨벤션convention 시설, 숙박시설 등이 배치되어 있다. 여기서는 '1주간의 체재로 확실히 건강증진을 할 수 있다' 는 것을 테마로 하여 여러 가지 건강증진 프로그램이 마련되어 있다.

구성상의 특징으로는 헬스스파, 스포츠, 컨벤션 사업이 3기둥으로 되어 있고 사업규모도 이들이 각각 1/3씩 점유하고 있다. 그 시설 구성은 130실의 호텔 객실과 빌라, 호화저택 등의 다양한 숙박시설을 갖추고 있고, 호텔에서 분리되어 독립시설로 18세 이상만 이용할 수 있는 온천시설과 라이프 스타일 장수센타lifestyle longevity center가 있는데, 그 주요 프로그램 내용으로는 미용, 물리치료physio therapy, 요가yoga 및 체중감량diet menu에 의한 스파다이닝spa dining 있고, 장수센타에는 심장건강heart health, 체중조절control weight, 스트래스 해소stress reduction 등의 프로그램을 운영하고 있다.

미국의 대표적인 헬스팜형의 시설은 로스엔젤레스에서 남쪽으로 자동차를 이용하면 약 2시간 거리, 샌디에이고에서 북쪽으로 약 45분 정도 거리에 위치한 '라코스타 호텔과 스파LA COSTA HOTEL & SPA' 라는 곳으로 1일 평균기온은 24℃ 이고, 연간 온도차가 적고 강수량도 적기 때문에 연중 기후의 혜택을 받는 곳이다.

시설 개요를 보면 130실의 호텔과 2층 연동식의 cottage가 있고 Executive house, villa(4~6인이 이용할 수 있고 장기체재에 대응해 Dining Kitchen이 붙어 있다), Chateau(Living, Bedroom, Bar), spa room 등의 각종 타입으로 나눠져 있으며, 호텔에서 떨어진 독립시설로서 18세 이상이 이용할 수 있는 Spa 시설이 있는데 주된 내용은 미용, Physio therapy, Yoga 및 Diet menu에 의한 Spa dining이 있다.

스포츠 시설로써 Championship PGA Tournament에 대응한 18홀의 골프장 및 Champion ship Davis Cup에 대응한 All weather Tennis Court가 25면이 있다.

7,500ft²의 Conference center, 202석의 극장 및 AV(audio Visual) 설비 등도 있다.

이외에 특징 있는 독립시설로서 Heart Health, Control weight, Stress reduction 등에 대응한 Life Style Longevity Center가 있다.

주된 고객층은 미국 내의 사람들이 대부분이며 최근에는 외국관광객이 급증하고 있은 실정이다.

본 시설에서 자랑하는 주요 프로그램 및 서비스체계는 다음과 같다.

미국인 플렌 14일 코스에 의한 효과는 라이프스타일 센타에 의하면 콜레스테롤 수치가 약 16% 감소되었고, 혈압이 10% 감소, 체중 감량이 약 9.6포인트 감소되었다고 한다. Exercise & Beauty theray는 카세트 테이프에 프로그램된 것을 사용하고 있는데 그 효과는 혈행의 촉진, 근육의 조정, Automatic exercise 자극, 스트레스 해소, Relaxation과 같다.

라코스타 호텔과 스파의 특징은 기분좋게 리조트에 놀러가는 기분으로 누구라도 개방적인 분위기에서 이용할 수 있는 점이다. 패키지 코스도 있지만 건강, 미용프로그램에 대해서 자유롭게 하나씩 골라 좋은 메뉴를 선택할 수 있는 유연성이 있으며, 전문의사가 있는 장수문화센타Life Style & Longevity Center의 존재가 가장 큰 특색이다.

4. 동남아 레저스파

동남아시아 가운데 태국이나 인도, 인도네시아 등에는 독특한 스파문화를 가지고 있다. 많은 동남아 국가들은 관광산업이 국가 최고의 기간산업으로 생각해 발전시키고 있기 때문에 많은 외래 관광객 유치가 주목적일 수밖에 없고, 이와 더불어 고부가가치를 창출하기 위해서는 대중보다는 개개인의 독특한 서비스를 제공하여 수익을 창출하려고 한다. 앞장에서 언급한 대중형의 레저스파보다는 개개인에게 독특한 서비스를 제공하는 VIP스파와 같은 프라이빗스파 Private Spa가 더 발달되어 있다. 또한 과거에는 피부미용보다는 신체의 이완과 근육피로를 풀어주는 방식의 안마개념과 대체의학의 치료차원에서 맛사지 형태로 발달되었다. 최근에는 각종 천연재를 이용한 고급 피부관리, 즉 에스테틱까지 발전하여 동남아를 스파천국으로 발전시켰으며 현재 스파를 패키지화하여 상품을 판매하고 있는 실정이다.

대표적인 스파상품으로 인도의 아유르베다와 만다린스파, 태국의 오리엔탈스파가 대표적이다. 이들 나라가 처음부터 스파라는 상품이 있었던 것은 아니었다. 그들의 독특한 자연치료요법 가운데 물과 향료, 맛사지를 이용한 수치료요법을 전면에 내세워 스파를 상품화시켰다. 동남아의 스파는 우리가 생각하는 레저스파 개념과는 많은 차이는 있지만 그래도 현재 전세계 스파시장의 한축을 가지고 있을 정도로 발달한 것은 사실이다.

아유르베다 Ayurveda

아유르베다 Ayurveda란 인도 전통 민간요법으로서, '삶의 경전(지혜)' 라는 의미로 한국의 한의학과 중국의 중의학이라고 생각하면 무리가 없을 것 같다. 5,000년이 넘는 인도 전통의학이 서양에 의해 입증되어 현재, 대체의학의 선두주자로써 서양의 스파센터(특히, 메디컬 스파)에서 주요 프로그램으로 자리잡고 있다. 아유르베다는 진단, 체질개선, 약초처방, 오일처방, 면역체계개선, 마사지 요법, 명상 등의 복합적 치료 요법으로 인체의 균형을 되찾아주고자 하는 것이다. 특히 아유르베딕 마사지는 아유르베다 전문제품을 이용해서 마사지를 하는 아유르베다 요법 중의 하나이다. 이는 단순한 마사지 기법이 아니라, 정확한 진단에 따른 처방이 함께 이루어져야 하므로, 아유르베다 전문가의 숙련된 기술이 필요하다.

아유르베다의 뜻은 삶의 과학이란 의미로 약 10,000년 전 인도에서 처음 시작되었으며 가장 오랜된 고대 과학의 치료요법으로 알려져 있으며 세 가지 측면을 가지고 있다. 첫째 병의 치료효과, 둘째 병의 예방, 셋째 장수와 건강에 촛점을 둔다.

아유르베다는 병의 원인을 자연의 법칙으로 설명한다. 정신과 몸의 부조화와 외부적 환경요건에 의해 병이 발생된다고 보았다. 건강을 악화시키는 주요 원인은 첫째로 소화 불능, 즉 음식을 제대로 소

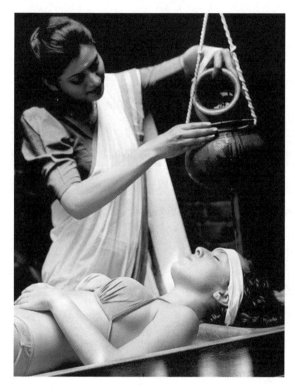

아유르베다 스파

화하지 못하고 흡수하지 못하면 몸 안에서 독소를 가지게 되며 질병
의 원인이 된다. 둘째는 약한 면역체계로 소화불능, 과로, 스트레스,
약의 과다복용 등으로 면역체계가 기능을 적절히 하지 못하게 되면
질병의 원인이 된다고 본다.

이러한 아유르베다의 장점은 첫째 개개인의 고유성을 중점으로
치료하며, 둘째 병의 증상만을 보는 것이 아니라 근본을 치료하며
예방한다. 셋째 자연적 요법만이 제공되고, 넷째 치료를 통한 부작
용이 없으며, 다섯째 치료효과가 효과적이고 저렴하다라는 장점을
가지고 있다.

아유르베다의 치료이론으로는 3도샤Tridosha이론으로 모든 생명의 주요 요소를 공기Vata, 물kapha, 불Pitta이 세 요소의 균형과 조화가 병을 예방하고 치료한다고 본다.

아유르베다의 치료요법으로는 몸의 오감을 이용한 전체적holistic 요법을 이용한다. 허브와 음식을 통한 미각요법, 마사지와 요가촉각 요법, 아로마 테라피의 후각요법, 컬러 테라피의 시각요법, 만트라 명상, 챈트 등의 청각요법, 그 외의 외적인 요소에는 집의 구조와 별 자리 등을 이용한 조화와 균형을 유지한다.

아유르베다의 3도사이론

A : 공기 타입의 사람(Vata dosha)

뼈가 약하고 몸이 마르고 공기가 몸 안에 너무 많이 축적되는 증상의 한 예로 건조한 피부, 관절이 약하며, 가스가 쉽게 차며 변비가 있다. 정신적 측면은 걱정, 두려움, 긴장 등을 유발한다. 조화가 잘 이루어질 때는 창조적이고 환경에 잘 적응하며 육체적으로 건강하다.

B : 불 타입의 사람(Pitta dosha)

몸에 열이 많은 타입으로 건강할 때는 목표지향적이며 리더가 될 자질을 가지며 따뜻한 마음을 가지나 균형을 잃을 경우는 참을성이 없고 쉽게 화를 내게 된다. 육체적으로는 종기나, 설사, 혹, 신장, 담낭, 비장 등 열과 관련된 질병에 걸릴 수가 있다.

C. 물 타입의 사람(Kapah dosha)

균형시에는 몸이 건강하고 근육질의 몸을 가지며 온화하고 성실하다. 부조화시에는 권태나 거만해질 수 있고 육체적으로는 충혈, 부종, 과체중, 심장, 신장 등에 문제가 생길 수 있다.

아유르베다에서는 건강은 이 세 요소의 조화와 균형이라고 보았다. 대부분의 사람들은 이 요소를 두세 가지 정도 가지고 있는데 그 요소가 불균형이 될 때 질병이 생긴다고 보았다. 음식과 여러 요법 등은 세 가지 요소의 균형과 조화를 돕는 역할을 한다고 보았다.

오리엔탈스파

오리엔탈스파는 태국의 대표적인 스파상품으로 최고의 서비스를 제공해 세계서비스대상을 수차례 수상한 오성급 관광호텔인 오리엔탈호텔에서 제공하는 스파상품이 태국의 스파상품으로 자리를 잡게 된 것이다.

이들이 제공하는 스파상품의 특징은 독창적인 44가지의 피부 맛

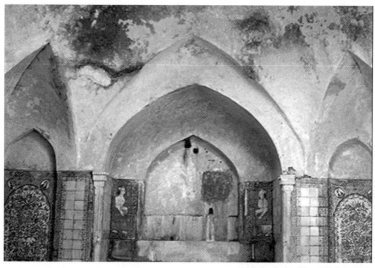

19세기 카자르왕조 당시 목욕탕

사지법을 개발하여 최고급 서비스 제공하고 있으며, 호텔 전체 종업원 중 스파관련 종업원은 약 100여 명으로 전문피부관리사와 맛사지사가 피부관리 및 맛사지를 제공하고 있다. 또한 1시간 코스부터 6박7일까지 다양한 스파코스가 있으며 2000년도에는 세계 최고급 호텔로 선정되기도 하였다. 스파상품 및 서비스 때문인지 몰라도 객실 가동률 평균 99%로 호텔 이용객 중 약 90%가 외국인이고, 호텔 고객의 약 40%가 본 스파프로그램을 이용하고 있다고 한다. 이용료는 당일 35만원에서 7일 약 3,600,000원까지 있으며, 최소 한 달 전 예약을 해야만 이용할 수 있을 정도로 많은 관광객이 몰리고 있다. 연간 약 120만 명이 이용하고 있고 이중 외국인 관광객은 70% 이상이라고 한다.

제 4 장

. . .

맛을 내려면
독특한 손맛이 있어야

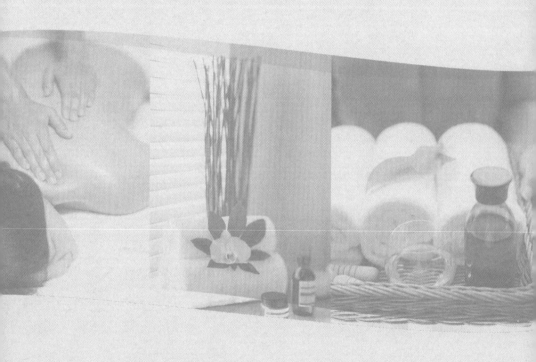

1. 레저스파의 손맛 내는 전략

상품화 과정

지금까지는 레저스파란 별도의 상품 구성없이도 영업이 가능한 노동집약형의 장치산업으로 인식되어왔기 때문에 상품화에 크게 신경을 쓰지 않았던 것이 사실이다. 이러한 장점 때문에 너도나도 레저스파업계로 진출하였고 현재에 와서는 공급 광잉에 따른 과당경쟁체제로 진입한 상황이다. 소비자 또한 이제는 단순한 형태의 레저스파는 더 이상 찾지 않고 외면하기 때문에 독특한 상품으로 다시 태어나야 할 시기가 도래한 것이다.

목욕과 찜질, 온천 등의 레저스파를 상품화하기 위해서는 먼저 상품의 이미지와 개발 상품의 이익 공헌도를 우선 생각해야 한다.

상품의 이미지는 첫째 지금까지 없는 물건을 처음으로 제작하여 성공한다는 이미지와 둘째 개발된 신상품이 독특한 맛이 있어 화제가 되어 토픽상품이 된다는 이미지, 셋째 고객의 호응도가 좋아 소정의 판매량이 달성된다는 이미지 등 세 가지로 압축할 수 있다.

다음으로 이익의 공헌도를 보면, 상품이 개발될 경우 개발투자비를 회수하고 큰 이익을 가져와야 하고 유사 상품군 속에서 최고의 시장점유율을 가져야 한다.

새로운 레저스파상품을 기획하기 위해서는 우선 체크해야 할 포인트를 보면, 고객은 누구로 할 것인지의 타켓 설정이 되어야 한다. 어떠한 요구에 응할 것인지의 고객욕구 분석과, 어떠한 기술과 재료가 제공될 수 있는지의 상품컨셉 설정, 요구에 부응하는 구상이 제공될 수 있는지 서비스의 유형결정, 투자 채산성이 맞을 것인지의 사업타당성 검토가 선행되어야 한다. 이와 같은 포인트에 관해서는 해답을 내지 않으면 안 되며, 앞으로 선진국 대열에 들어가 저성장 시대가 도래하더라도 타의 추종을 불허하는 기술적인 차별화 등이 필요하다. 더욱 중요한 것은 고객의 명확화와 고객의 요구를 분석하지 않으면 안 된다는 사실이다.

그렇다면 레저스파와 관련한 상품을 개발함에 있어 이러한 상품의 이미지와 이익의 공헌도를 가지고 생각해 보면, 상품화는 우리나라 전통의 입욕요법인 황실 약목욕방법 및 한증요법과 요즘 한창 인기있는 동양의학 중 한의학에서도 우리나라 외에는 없는 독보적인 의학인 사상의학을 통해 체질별 온천 입욕방법을 접목시킨다. 여기에 현대적인 요소를 도입해 목욕의 의학적 효과를 극대화시키게 되면 독창적인 온천 관광상품인 한국형 스파요법을 만들 수 있다. 그 기획 과정은 다음과 같다.

하나의 상품으로서 스파상품을 탄생시키기 위해서는 다음과 같은 순차적인 과정을 거치는데 ① 사업전략 수립 ② 입욕상품 개발전략 ③ 아이디어 발창 ④ 정사평가 ⑤ 컨셉시험 ⑥ 스파상품 개발과 시험 ⑦ 최종적으로 사업화시킨다. 여기서 기획과정은 한번 개발되면 끝나는 것이 아닌 지속적인 피드백feed back 및 사업 소프트웨어의 업그레이드가 핵심이 된다.

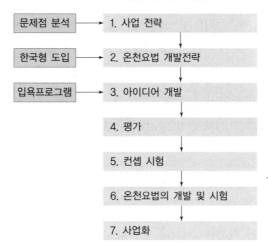

〈레저스파 상품화 기획과정〉

문제점 분석 → 1. 사업 전략

한국형 도입 → 2. 온천요법 개발전략

입욕프로그램 → 3. 아이디어 개발

4. 평가

5. 컨셉 시험

6. 온천요법의 개발 및 시험

7. 사업화

사업전략 단계는 먼저 스파상품에 대하여 문제의식을 도출하는 단계로 우리나라의 일반적인 목욕의 개념을 파악해 상품으로서의 스파를 이해하고, 이에 따르는 목욕요법의 개발방향 및 전략을 수립하면 된다.

개발전략 단계는 어떤 방식으로, 어떻게 개발할 것인가를 수립하는 단계로 우리나라의 레저스파 문화 발달과정 및 이용행태, 스파 선진국의 스파상품의 벤치마킹 및 운영 프로그램 분석, 우리나라 레저스파 문화의 문제점을 파악하게 된다. 문제점을 파악하게 되면 해결방안으로 독창적인 레저스파상품을 개발한다는 전략을 수립하게 되며 여기서 우리나라의 스파문화에 대한 아이디어를 도출하게 된다.

우리나라의 전통적인 스파요법을 위해 필요한 구성요소, 즉 사상의학과 한방약초 입욕제, 현대적인 목욕의 효과를 접목하는 아이디어를 발창하게 한다. 여기서 한국형 레저스파 프로그램 개발이라는

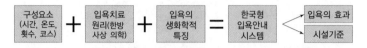

〈레저스파 개발 개념도〉

아이디어가 만들어지고 상품으로서의 가능성과 가치를 평가하는 정사평가 단계를 거처 컨셉concept을 설정해 상품으로의 모형을 시험하게 된다.

컨셉시험 단계를 거치면 완전한 상품으로서 한국형 레저스파 상품인 스파안내시스템(SGP 시스템)이 개발되고 이에 따른 소프트웨어와 하드웨어 기준을 만든 후 상품화 과정을 거치게 되면, 완전한 레저스파 상품이 탄생하게 된다.

한국형 레저스파 상품화 아이디어 도출

여기서 한국형 레저스파상품의 아이디어를 도출하기 위해서는 먼저 우리의 레저스파의 실태를 파악해야 한다. 그러고 나서 개선방안을 도출하게 되고 아이디어를 얻을 수 있으며, 그 과정은 다음의 그림처럼 나타낼 수 있다.

우리나라의 레저스파 문화의 문제점은 예를 들어 우리나라 온천은 체류형보다는 경유형의 단순숙박 관광이며, 획일화된 온천 및 목욕장 개발로 독창성이 결여되어 있다. 온천 및 목욕장 개발에 대한 문제점을 전장에서 제시하였고, 개선방안으로 공간을 합리적으로 계획하고, 운영프로그램을 개발해 우리의 독창적인 요법을 만들어내야 한다고 하였다.

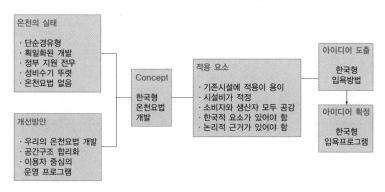

〈레저스파 아이디어 산출과정〉

이러한 과정에서 한국형 레저스파 개발이라는 컨셉을 설정하고 스파요법 개발을 위한 적용요소를 적용한다. 한국형 레저스파를 적용요소에 적용하면 우선 막대한 비용이 수반되어 경제적인 부담이 가중되는 시설 중심의 개발보다는 기존 온천의 시설을 최대한 수용하면서도 차별화할 수 있고 한국형을 적용하기가 용이하며, 논리적인 근거가 있는 방향으로 아이디어를 얻게 된다. 한국형 레저스파는 우선 소프트웨어와 본 소프트웨어를 지원하는 적당한 하드웨어 개발이 필요하다. 소프트웨어를 한국형 레저스파로 하며, 그 중 기존 시설에 최대한 수용이 가능한 스파안내 프로그램으로 개발한다는 방침이 결정된다. 여기서 스파안내 프로그램이란 각 개인의 체질이나 증상에 따른 찜질 및 스파방법을 제시하는 프로그램이다.

한국형 레저스파는 전술한 바와 같이 한국의 전통 목욕법과 동양의학 중 세계 유일한 사상의학을 도입하여 한국형임을 강조하게 되고, 여기에 현대 의학적 효과를 접목하면 한국형 스파요법 중 스파안내시스템이 개발된다. 그 개발과정은 다음 절에서 제시코자 한다.

2. 맛있는 스파상품 개발하기

상품화 요소의 발굴(한국형 아이디어 도출)

전통 한증막

한증막은 옛 선조들이 민간요법 중 하나로 현대에 이르기까지 그 명맥을 유지하는 전형적인 건강온열요법으로 그 인기는 국내뿐만 아니라 해외에서도 알아주는 시설이다.

한증막이란 몸을 덥게 하여 땀을 내어서 병을 치료하는 시설로 돌과 황토를 이용하여 담을 쌓아서 굴처럼 만들고 입구에서 불을 지피게 되어 있다.

한증막의 역사를 보면 언제부터 이용되기 시작하였는지 확실하지 않지만 고려시대 말부터로 전해지고 있으며 전통적으로 도자기나 옹기를 굽던 도공들이 무병장수를 많이 했다. 그 원인이 직업상 가마에 불을 지피고, 뜨거운 가마를 드나들면서 자연적으로 혈액순환이 잘 되어 장수를 했던 것으로 전해지기 시작했다. 또한 혈액순환이 원활하지 못한 사람들이나 아낙네들이 옹기를 굽고 난 가마에 꿀을 먹고 들어가 땀을 내고 나면 병이 나았기 때문에 민간의료시설이 거의 없었던 그 시대에 있어서는 아주 좋은 민간요법으로 많은 사람이 이 방법을 이용했다고 한다.

한증막이 문헌에 기록되기 시작한 시기는 조선시대 세종 때부터이다. 세종 4년(1422) 8월 한증욕이 병을 고치는 데 효과가 있는지를 예조에서 조사하라고 지시하였다. 마을 단위로 한증막을 만들어 목면과 나무를 무상으로 분배하고 한증승이라는 스님을 두어 관리하게 하는 등 국가적인 차원에서 이를 장려했으며 그 뒤로 개인이 할 수 있도록 하였다고 전해지고 있다.

전통한증막의 구조를 보면, 한증막의 주요재료는 황토가 주재료였다. 이와 병행하여 고열에도 잘 갈라지지 않고 원적외선 방사율이 높은 황등석에 황토를 이용하여 원통형의 돔으로 구성하게 된다. 전통적으로 한증막의 주요 재료는 황토로 만든 가마가 원칙이다. 한증막의 가열연료는 소나무가지를 쓰며 욕실 중앙 바닥에서 연소시켜 밀폐된 욕실내 공기와 주위의 구조물을 가열시킨다. 이때 연소를 촉진시키기 위하여 전실로부터 지하에 매설된 토관풍도를 통하여 공기를 보낸다. 이리하여 일정한 온도에 도달하면 물을 뿌려 불을 끄고 이때 발생하는 수증기로 탕내의 공기는 가열, 가습되며 남은 불재를 전실로 끌어낸 다음 바닥에 가마니 또는 멍석을 깔고 다시 물을 뿌린다. 이전에는 이 위에 소나무가지를 고루 펴서 깔았다고 한다. 입욕자는 맨 몸 또는 소금에 절인 가마니를 둘러감고 들어가 솔잎 위에 누워 땀을 낸다. 한증막에서는 보통 쑥찜을 하게 되는데 이 쑥은 본초명이 '애엽'이라는 약쑥으로 혈액순환작용과 몸을 따뜻하게 보호해 주는 특징을 가지고 있어 염증을 치료하는 역할과 진통작용을 하기 때문에 많이 사용하고 있다.

한증막 이용시간은 사람마다 다소 차이는 있으나 대개 4~5분 정도 땀을 낸 다음 일단 몸을 식히고 또 입욕을 반복하게 된다. 주로 감기, 기관지염, 기관지천식, 비만증, 신경통, 산후조리, 신경염 등에 효과가 뛰어나지만 출혈성 질환, 악성종양, 결핵, 급성염증, 심장병, 동맥경화증, 심한 고혈압, 급성 간염성 질환과 심한 신경쇠약 등은 금기시되어 있다.

한증막 이용은 주로 나이든 여성층과 환자들이 많이 찾고 있다. 최근 한증막의 효능과 이용방법이 널리 알려져 외국인 관광객, 특히 일본인 관광객에게 인기를 끌고 있어 한증막의 효과에 대한 지속적인 홍보와 이를 뒷받침해 줄 수 있는 학문적 연구, 지속적인 고객 유치를 위한 운영 프로그램 개발 등이 시급한 과제이다. 최근에 불고 있는 한증막의 열풍에 국가적인 차원에서 관광상품으로의 활용방안과 국민건강을 위해 많은 지원책이 요구된다.

최근에 불가마사우나 및 찜질방에는 한증막이 기본시설로 되었고 전문적으로 불을 지피는 인력이 있을 정도로 필수시설이 되었다. 그렇지만 한증막이 돌로 원형돔형식의 일률적인 모습으로 큰 차별점을 찾을 수가 없다. 한증막이 있다고 해서 고객을 유인하는 것은 아니기 때문에 이제는 한증막도 달라져야 한다고 생각한다. 전통도자기를 굽던 형식의 황토도자기가마 등과 같은 새로운 개념의 전통한증막으로 차별화를 강조할 필요가 있다.

참숯가마 찜질

숯가마는 어떻게 생겼을까?

숯가마는 황토로 만들어져 있다. 황토와 함께 작은 돌들을 쌓아올려 몸체를 만들고 가마 바깥에는 기둥을 세워 지렛대를 가로질렀다.

지붕은 지렛대를 이용하여 무너지지 않도록 단단히 연결해놓고, 그 위로 비가 새지 않도록 함석지붕을 얹어 방수기능까지 추가했다. 숯가마 뒤로는 뜨거운 열기로 인해 발생되는 수증기와 연기가 나가는 굴뚝이 설치되어 있다.

어른 한 명이 겨우 들어갈 수 있는 재래식 숯가마의 입구와는 달리 가마 안은 약 10여 톤의 참나무를 빽빽하게 쌓을 수 있을 만큼 넓다. 벽면을 따라 차곡차곡 참나무를 세워 쌓은 후 가마에 불을 붙인다. 나무전체에 불이 붙으면 작은 굴뚝 세 개만 남겨두고 모든 입구를 진흙으로 봉한다. 이렇게 5~6일 후면 굴뚝에서 파란 연기가 나는데 파란연기는 나무가 아래 부분까지 모두 탄화됐음을 의미한다. 이때부터 인부들의 손놀림은 부산해지기 시작한다. 진흙으로 막았던 가마의 입구를 열고 곱게 구워진 숯을 꺼내는 작업이 시작되는 것이다. 요란한 선풍기 굉음을 등에 지고 붉은 숯이 모습을 들어내면 인부들은 재빨리 미사토를 숯 위에 덮는다. 미사토 속에서 열기를 다 잃은 숯은 회백색의 고운 백탄이 된다. 잘 구워진 백탄을 두드려 보면 맑은 금속 소리가 난다.

숯가마의 구조와 기능

숯가마는 점화실과 탄화실 및 배연장치의 세 가지 부분으로 구성되고 있다.

점화실: 탄화실 내에 채워진 탄재를 가열하여 자발탄화로 유도해주는 작용을 맡은 부분으로써, 가열실 또는 연소실이라고도 부르고 있다. 이 점화실에서 연료를 연소시킴으로써 만들어진 뜨거운 가스

는 천장을 따라 탄화실 상부로 들어가므로 탄재는 높은 부분으로부터 탄화하기 시작하여 아래로 향해서 진행된다. 그와 동시에 점화실에 가까운 탄화실 앞 부분은 강하게 가열되어 탄재는 갈라지거나 또는 회화하기 쉽다. 따라서 이것을 방지하기 위해서 탄화실과 점화실 사이에 벽을 쌓아올리기도 하며 이 벽을 장벽이라고 한다. 점화실의 크기는 발생하는 열의 양과 탄화실의 크기에 따라 정해야 하며 보통 출입구를 겸하고 있으나 벽을 쌓아올릴 경우에는 별도로 출입구를 만들어야 한다. 또한 될 수 있는 대로 불이 잘 타도록 점화실의 바닥보다 낮게 만드는 것이 좋다.

탄화실: 탄재를 채워 탄화시키는 곳으로, 요벽, 요저, 천장의 세 가지 부분으로 구성한다.

요벽: 천장을 받치며 열이 달아나는 것을 방지하는 동시에 습기의 침입을 방지한다. 열이 도망하는 것과 천장이 무너지는 것을 방지하기 위해서 어느 정도의 두께를 가지도록 잘 다져 축조하도록 해야 하며 바깥쪽에는 흙을 충분히 채워 무너지지 않도록 하여야 한다.

요저: 요저부는 탄화가 더디며 탄화되지 않은 부분이 생기기 쉬울 뿐 아니라 물이 고이기 쉽다. 따라서 지하수 또는 빗물이 스며들지 않도록 하고 동시에 열이 잘 돌도록 진흙을 다져 축조해야 하며 토질에 따라서는 방습장치의 필요성이 생긴다. 또한 요저에는 배연구의 바닥으로부터 외부로 배수구를 마련하여 요내에 생긴 수분으로 인하여 흡연구가 막히지 않도록 해야 한다.

천장: 열이 축적되므로 가장 온도가 높으며, 탄재를 자발탄화로 유도하는 작용을 맡는 부분으로 열의 발산이 적고 보온력이 높은 진흙으로 만들어야 한다. 또한 보온과 내구력을 고려하여 요벽에 가까운

부분을 두껍게 하고 중심부로 감에 따라 얇게 만들어야 하며, 경사도는 사용되는 흙의 성질에 따라 달라지나 떨어질 위험성이 없을 정도로 경사져야 한다. 천장의 축조법은 우선 요저와 요벽을 만든 다음 그 속에 탄재를 차근차근 세워서 채우고 그 위에 가느다란 탄재 및 짧게 자른 가지 등을 쌓아올려 천장과 동일한 형태로 만든 뒤 그 위에 나뭇잎이나 가마니를 덮고 흙을 씌운 다음 달구로 단단히 다져서 천장 모양으로 만든다. 이와 같은 방법을 목구치법이라 한다. 이 외에도 탄재를 채우지 않고 천장형의 시령을 만들어 흙을 놓는 붕치법도 있다.

배연장치: 배연구와 연도, 연도구, 연돌구로 구성되며, 탄재가 가열되므로서 생기는 수증기와 가스를 뽑아내는 동시에 숯가마 속의 공기를 유동시켜 탄화를 순조롭게 진행시키는 역할을 한다. 따라서 배연장치의 크기는 통풍구와 밀접한 관계를 가지고 있으며 외풍의 영향을 피하기 위하여 상부는 가늘게 하고 하부를 넓게 만들어야 하며 요내의 가스를 잘 빨아내도록 하기 위해서는 배연구를 숯가마의 바닥보다 약간 낮게 설치하도록 하는 것이 좋다.

꽃탕: '숯가마찜질' 매니아들이 가장 선호하는 '꽃탕' 으로 불리는 숯가마는 숯을 꺼낸 직후부터 1~2일 정도의 숯가마 내부온도가 고온을 유지하는 시기를 일컬으며 최고의 찜질효과를 볼 수 있다.

참숯 생산시 약 일주일 정도 1,300℃ 전후의 고온에서 방출된 숯가마 내부의 다량의 원적외선은 황토의 기와 어우러지며 '숯가마찜질' 의 모든 효능을 상승시키는 시너지효과를 가져온다.

'꽃탕' 의 효능으로는 노화방지, 중풍예방, 피부미용, 피로회복, 아토피성 피부 회복, 세포기능 활성화, 두통, 요통, 냉대하, 신경통,

관절염, 고혈압, 간질환 호전, 혈액순환, 신진대사촉진, 혈액순환촉진, 긴장완화, 수면촉진, 안질환 및 시력회복, 다이어트, 숙취제거 등 다양한 질환에 효과가 있는 것으로 알려져 있다.

가장 좋은 숯을 고르는 방법

옛부터 조상들의 귀한 땔감이었던 숯은 우리 생활에 다양하게 사용되어 왔다. 아기가 태어나면 금줄에 숯을 달아 악귀와 나쁜 균들을 막았고 음식의 기본이 되는 장을 담글 때도 숯은 장맛에 중요한 역할을 했을 뿐만 아니라 세계문화 유산으로 지정된 해인사 팔만 대장경 등 귀중한 목조 문화재들이 지금까지 아무런 탈없이 보존되고 있는 것도 숯의 힘이었다. 이토록 숯은 오래 전부터 우리에게 친근한 물건이다. 숯은 크게 검탄과 백탄으로 나뉜다. 우리가 일반적으로 생각하는 검은빛의 숯은 검탄으로 가마 속에서 약 500~600℃로 구워진다. 반면에 백탄은 회백색의 숯으로 1000℃ 이상의 온도로 가마에서 구워지는데 검탄보다 단단하고 불이 쉽게 붙지 않아 화력은 약하지만 불이 아주 오래 간다는 특성이 있다.

불을 때는 솜씨에 따라 숯의 품질이 결정되는데 불의 세기를 조절하는 것은 오랜 시간 단련되어온 노하우라고 한다. 숯가마에 나무를 쌓고 입구를 막은 다음 불을 지피면 다 타서 숯이 저절로 되는 줄 알았던 우매함을 여기서 깨우쳐준다.

숯 만들기에서 가장 중요한 과정은 불때기. 한 번의 불때기로 끝나는 것이 아니라 숯이 만들어지는 일주일 동안 정기적으로 들여다보면서 불의 세기를 조절해 주는 정성이 들어가야 질 좋은 숯을 만들 수 있기 때문이다.

숯가마를 돌아볼 때는 조심스럽게 다가가서 봐야 한다. 가마의 열기가 만만치 않아 함부로 접근하면 화상을 입을 수도 있다. 또한 숯을 꺼내는 곳에는 대형 선풍기가 돌아가며 강력한 바람을 일으키고 있어 그 바람에 재가 날려 눈으로 들어오기도 한다. 일을 방해할 수도 있고, 구경을 하는 사람의 안전에도 문제가 생길 수 있어 멀리서 지켜보는 것이 좋다.

숯은 원래 나무 굵기의 30%만이 제대로 된 제품으로 나온다. 또 이 과정을 모두 일일이 손으로 해야 하는 수공 100%의 상품이다. 웬만한 정성이 아니고선 만들 수 없는 것이 숯이 아닌가 싶다.

숯 제조과정에서 얻어지는 다양한 쓰임새

참나무가 가마 속에서 불이 붙어 타오르는 동안 가마 뒤의 연통을 타고 연기와 수증기가 뿜어나온다. 그중 수증기가 외부의 공기를 만나 물이 되어 경사진 굴뚝을 타고 흘러내려오는 것이 목초액이다. 목초액은 초산을 주성분으로 하는 산성 액체인데 나무로 숯을 만드는 과정에서 나오는 연기를 액화하여 6개월 이상 정제하여 독성과 유해물질을 제거하여 얻은 것이다. 이 때문에 초산의 신맛과 탄내(불냄새)를 풍기는 자극적인 냄새가 난다. 목초액을 처음 접하는 사람은 코를 콕 쏘는 강한 냄새에 거부반응을 일으키기도 하지만 그 특유의 냄새 때문에 병충해 방지 효과가 있는 것이다. 예전엔 모두 그냥 버렸으나 지금은 대체농법에 대한 연구가 이루어지면서 농약 대신 농작물에 살포하기도 한다. 특히 축산업, 원예, 버섯재배, 의약품, 건강음료, 탈취제 등으로 활발히 이용되고 있다.

숯은 고열처리된 제품으로 원적외선이 방출되는 상품이다. 숯을 가만히 들고 있으면 손 안이 따뜻해지는 느낌이 드는 데 이는 숯이 가지고 있는 원적외선 때문이다. 실제로 요즘 많이 나오는 생활용품의 경우 일반 매트보다 숯을 이용한 매트들이 보온상태가 좋다고 한다. 원적외선은 전자파의 일종으로 물질을 따뜻하게 하는 힘을 강하게 반사하기 때문이다.

또한 숯은 음이온을 방출시켜 숲 속이나 폭포, 온천 등에서 느끼는 상쾌함을 맛볼 수 있게 해준다. 음이온을 마시면 세포의 신진대사를 촉진하고 활력을 증진시키며, 피를 맑게 하고 신경 안정과 피로 회복, 식욕 증진의 효과를 볼 수 있다. 그래서 음이온은 공기 비타민으로까지 불린다. 숯을 집안에 놓아두는 것만으로도 공기가 깨끗해지고 음이온 발생률을 높여 건강을 유지, 증진시킬 수 있는 것이다. 우리 선조들이 집 안 구석구석에 숯을 놓았던 것도 다 이런 생활의 지혜에서 비롯된 것이다.

사상의학과 스파의 만남

우리나라 사람에게는 병이 나면 두 가지의 다른 방향에서 치료를 받을 수 있다. 한 가지는 양방이고, 다른 한 가지는 한방이다. 양방은 눈에 보이는 직접치료 위주의 치료이고 한방은 보신위주의 간접적인 치료방식이다.

한방의학에서도 증치요법과 체질치료법이라는 두 가지 치료법이 있다. 증치의학은 인간을 수동적인 위치에 놓고 보는 의학으로 병의 원인이 풍, 한, 서, 습, 조, 화(육음)와 같은 외적인 요인이 인체에 작용하기 때문이라고 본다. 각 개인의 신체적인 약점과 특성을 주요한 요인으로 보지 않는 것에 비하여 사상의학은 '인간은 자기 스스로 자신의 몸을 조절할 수 있는 존재이고, 개개인이 가진 심신의 특성에 따라 병이 생길 수도 있다'고 보는 것으로 병의 일차적인 원인을 인간 자신에게 둔다는 의학으로 가장 한국적이면서도 가장 세계적인 의학이라고 한다.

사상의학은 1894년 동무 이제마 선생(1837~1900)이 '동의수세보원'을 통해 발표되었으며, 여러 가지 체질론 가운데에서 가장 획기적이고 체계적인 이론으로 평가받고 있는 우리나라 밖에 없는 유일한 동양의학이다.

사상의학에서는 체질에 따라 인체의 장부에 대·소·크기의 차이가 아닌 기능의 차이가 있다. 이 불균형이 병의 주요한 요인이 되며, 이 균형을 이루는 데 치료의 목적을 둔다. 또 병의 원인은 심신 양면에 있으므로 외적인 요인만을 경계하여 약물에만 의존하는 치료는 옳지 않다고 보고 정신적 요인을 다스리는 치료를 중시하는 치심치병의 의학이다.

사상의학은 기존의 한의학의 인체분류를 오장육부 중 오장(폐肺, 비脾, 간肝, 신腎, 심心)에서 심장을 제외시킨 사장(폐, 비, 간, 신)으로 나눈다. 이 사장은 각각 올라가는 기운과 내려가는 기운이 다르다. 이러한 기운 차이는 각 개인의 체질에 따라 다르며 그 체질을 사상체질이라고 한다. 이 체질구분을 태양인, 태음인, 소양인, 소음인의 4가지로 구분한다.

이 사상체질론에 따르면 체질별로 잘 걸리는 병과 잘 걸리지 않는 병을 파악할 수 있다. 또 병을 치료하는 방법과 평소에 건강을 관리하는 방법까지도 체계적으로 할 수 있다고 한다. 그 체질을 감별하

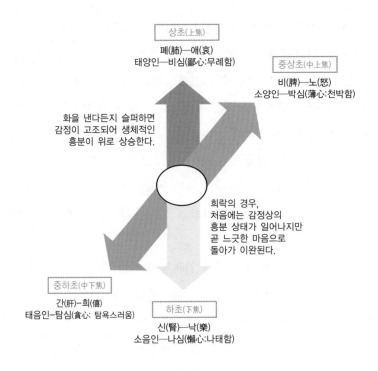

상초(上焦)
폐(肺)—애(哀)
태양인—비심(鄙心:무례함)

중상초(中上焦)
비(脾)—노(怒)
소양인—박심(薄心:천박함)

화을 낸다든지 슬퍼하면
감정이 고조되어 생체적인
흥분이 위로 상승한다.

희락의 경우,
처음에는 감정상의
흥분 상태가 일어나지만
곧 느긋한 마음으로
돌아가 이완된다.

중하초(中下焦)
간(肝)-희(喜)
태음인-탐심(貪心: 탐욕스러움)

하초(下焦)
신(腎)—낙(樂)
소음인—나심(懶心:나태함)

는 데는 많은 사람들이 자신의 타고난 체질을 잘 드러내지 않은 채 활동하기 때문에 어려움이 많다. 일반적으로 체형에 따른 분류 방법에 차이가 난다. 성격이나 인상으로 보는 방법, 병적 증세로 분석하는 방법, 진맥을 통해서 보는 방법, 약을 복용한 후 반응으로 알아내는 방법, 침 치료 후 반응으로 알아내는 방법, 근력 조사를 통해 반응을 보는 방법 등으로 구분한다.

사상체질은 다양한 방법으로 알아낼 수 있다. 일반적으로 체형 및 성격, 기호식품, 자주 나타나는 병증 및 오링 테스트 등을 통해서 사상체질을 구분한다. 그 구분 기준은 사상체질의 구분표와 같다.

그러나 후천적인 환경과 교육 등으로 본성이 감춰지는 경우가 많

구분	태양인	태음인	소양인	소음인
체형	뒷목 부근이 발달	배가 발달	흉곽이 발달	아랫배나 엉덩이가 발달
인상	눈에 광채가 있고 몸이 마른 편	느긋하면서 겁이 많음	마르고 신경질적인 인상	소심하고 답답한 인상
자주 나타나는 병증	뒷목이 당기는 증세	허리나 무릎이 자주 아프고 소변을 자주 봄	혈압이 쉽게 상승하여 중풍이 걸릴 위험이 높음	소화불량과 설사가 잦음
완실무병 조건	소변이 잘 나오면 건강	많이 잘 나오면 건강	변비가 없으면 건강	소화가 잘되면 건강
증병 증상	구토, 게거품, 건구역, 열격증	신경성 대장증후군, 정중증	가슴답답, 불안하면서 변비가 옴	설사(아랫배가 차가움)
장기 특징	폐기능이 좋고 간기능이 약함	간기능이 좋고 폐, 심장, 대장, 피부기능이 약함	비위의 기능 좋고, 신장기능 약함	신장기능이 좋고 비위기능이 약함
성격	적극적이고 독선적인 성격	묵직하고 느릿한 성격	강하고 날렵한 성격	유순하고 치밀한 성격
인구분포	거의 희박 약 1% 정도	50%	30%	19%

아 사상체질의 구별이 매우 어려운 것이 오늘날의 현실이다.

　이러한 한의학 및 사상의학은 관광학적인 측면에서 볼 때 우리의 독창적인 의술이면서도 우리나라를 찾는 관광객과 우리나라에 사는 외국인들은 한의학의 혜택을 잘 보지 못하고 있다. 한의학적 치료관광을 위해 한국을 찾지 않으며, 또한 한국에 사는 외국인도 본국에 돌아가서는 우리의 한의학을 전달하는 간접 홍보관의 역활을 못하고 있는 단계이다. 이는 다음과 같은 이유에서 그 원인을 찾을 수 있다.

첫째는 외국인들이 한약에 대한 선입관을 가지고 있고, 둘째는 한방이 외국인들에게 홍보가 되어 있지 않기 때문이다. 그러므로 관광학적 측면에서 한방을 홍보하는 방법으로는 이들이 관광을 하거나 기타 목적에서 쉽게 한방에 접근할 수 있도록 시설이나 방안을 연구하여야 하며 생활에서 체험하여 화제성을 높여야만 한방이 세계화될 수 있다. 그 예로 생활에서 쉽게 접하는 방법 중 하나로 목욕을 들 수 있다. 사상의학에 의한 사상체질과 목욕을 연계하여 체질마다 고유한 특성을 가지고 있는 바, 체질별 목욕방법을 제시하는 것이다. 이렇게 할 경우, 입욕을 하는 관광객은 먼저 자기체질을 판정받아 체질에 대한 정보를 알게 됨으로써 사상의학이라는 한의학을 알게 되고, 체질별 목욕방법을 제시받게 되어 입욕을 시행함으로서 건강증진 및 독특한 한국 목욕문화를 자연스럽게 알게 되는 효과를 누릴 수 있다.

우리나라 한방의 근원은 약 350년 전에 제작된 허준의 동의보감이다. 한방에서 약초나 음식, 약재 등의 효능과 효과를 언급할 때 그 근거를 동의보감에서 찾아 말하곤 한다. 약 350년 전에 그 시대에 임상을 거쳐 만들어진 의서로서 현시대에 와서 볼 때 많은 부분은 달라졌을 것이라고 생각되지만 아직도 대한민국 국민들은 한의학을 신뢰하고 있으며, 동의보감에 근거를 두고 있는 것에 대해서는 의심을 하지 않는 국민성과 연계하여 이를 바탕으로 상품화하는 것이 절대적으로 필요하다.

약초와 목욕의 만남

　　　　　질병의 치료를 위해 식물을 사용하는 것은 아주 오랜 옛날부터 전해 내려오는 보편적인 요법이다. 약초요법이란 약초의 잎, 꽃잎, 줄기, 열매, 그리고 뿌리를 이용하여 질환을 예방하며 증상을 호전시키고 치료하는 요법이다. 아직까지 약초의학을 현대의학의 눈으로 바라다보면 비과학적이고 검증되지 않은 학문으로 바라다보는 견해가 많다. 그러나 20세기에 개발되어 주요 질환을 치료하는 많은 약들이 약초에서 발견되어졌으며 최근의 연구에 의해 많은 수의 약물들이 새로 개발되어지고 있다.

약초요법은 합성의학과 같이 항균성, 항바이러스성 같은 성분들을 가지고 있다. 그러나 합성약물들과는 달리, 약초에는 부작용이 거의 없어 몸의 균형을 바로 잡고 정화하여 몸 자체의 자연적인 치료 능력을 자극해 주고 나아가서 인간의 몸을 건강한 상태로 되돌리게 하는 장점이 있다.

현재 25%의 약이 아직도 나무와 관목 그리고 약초로부터 얻어지고 있다. WHO의 발표에 의하면 119종류의 식물로부터 얻어진 약물 중 74%가 현대의학에서 사용되어지고 있다고 보고하였다.

현대의학에서 약초는 경제적 이유와 쉽게 얻어지지 않는다는 이유, 그리고 현대인들이 합성되어진 약물에 보다 익숙해져 있기 때문에 제한적으로 사용되어지고 있다. 하지만 최근 현대의학은 약초요법을 바라다보는 이런 관점들이 빠르게 변하고 있고 마크 블르멘탈M. Blumenthal은 "약초의학에 대한 관심의 증가는 이제 세계적인 추세이다"라고 말한다.

약초에 대해 알려진 최초의 기록은 기원전 3,000년경으로 추측된다. 동양에서는 중국에서 약초의 사용이 기록되었고 서구에서는 이집트에서 맨 먼저 기록되었다. 그러한 기록에서 발견되는 몰약沒藥(동 아프리카, 아라비아 산 수지樹脂의 일종으로 향료. 약재로 사용), 유향乳香(아시아, 아프리카 원산의 감람과 나무에서 채취하는 종교 의식용의 향료)과 같은 것은 오늘날에도 여전히 사용되고 있다.

약초를 이용한 치료법은 수천년 동안 동서양에서 의약 처방의 주된 부분을 형성해 왔다. 아마도 가장 유명한 약초들은 유럽의 르네상스(인쇄술의 등장 이후)에서부터 유래한다. 그때 출간된 엄청나게 많은 책들은 의약적인 식물들에 대한 사람들의 끝없는 지식욕을 반영했다. 그중 가장 두드러진 것은 니콜라스 쿨페퍼Nicholas Culpeper의 〈완전한 약초〉였다(1653년 저작). 그러나 그 당시 약초요법은 흔히 점성술과 민속학의 용어로 설명되었다. 19세기까지 약초요법에 대해 출판된 간행물들은 과학적인 식물학의 발전을 통해 상당한 증가를 보였다. 20세기에 들어서 우리에게 익숙한 많은 약들이 수많은 약초로부터 생산되어지고 있고 연구도 활발하게 이루어지고 있다.

약초요법은 일반적인 약물과 대부분 비슷한 방법으로 치료적 효과를 나타낸다. 약초는 많은 양의 화학물질을 갖고 있으며 이러한 화학물질을 이용하여 많은 약이 생산되어지고 있다. 약초에 의한 치료효과는 비교적 간접적으로 혈액과 장기에 흡수되기 때문에 합성약물보다는 대부분 천천히 작용하게 된다. 따라서 현대의학에 익숙한 사람들은 합성약물의 신속한 작용에 익숙해져 있기 때문에 약초의 사용을 꺼리기도 한다. 하지만 약초는 천천히 진행하는 만성질환에 대해 신중히 선택되어지면 합성약물이 갖는 부작용 없이 우리의 몸을 치료할 수 있다. 또한 약초는 약초 자체가 갖고 있는 특별한 화학물질에 의해 직접적으로 작용하기도 하며 다른 물질과의 상승작용으로 우리 몸의 생리를 변화시킨다.

약초의 사용 형태는 여러 가지가 있다. 약초 자체를 말린 후 잘라 사용하기도 하며 티백형태로 제조되어 차茶, tea로 만들어 마시기도 한다. 차로 만들어 마시는 것은 약초가 약간의 카페인을 함유하고 있기 때문에(마테차) 카페인의 효과를 보기 위해서 마시기도 하고 향기의 치료효과(peppermint: 후추, spearmint: 박하향), 들장미, 레몬(anise: 아니스, 미나리과 식물)를 이용하거나 여러 가지 약리효과를 위해서 마신다.

또한 너무 쓴맛이 나는 식물이나 복용하기 쉽게 캡슐이나 알약형태로 만들어 먹기도 하며 추출물 형태로 농축하거나 에센셜 오일 형태로 만들어 먹는다. 피부의 질환을 위해서는 연고형태로 이용하기도 하거나 입욕제 형태로 해서 이용한다.

입욕제 형태는 목욕상품으로 만들 수 있는데 입욕제로 가장 많이 사용하는 약초로는 쑥, 마늘, 인삼, 생강, 은행, 감초, 창포, 알로에 등 다양한 약초가 있다.

약초목욕을 피부로 흡수하기 위해서는 수용성의 약초성분은 물 속에서 절대 흡수가 불가능하므로 지용성이거나 별도의 입욕요법이 필요하다. 또한 단순히 상기의 약초를 대형욕조(탕)에 넣는 방식의 탕욕보다는 자기 체질이나 피부타입에 따라 적당한 약초를 선택해서 탕욕을 하며, 위생적이고 효과를 높이기 위해서는 개별 약초탕 방식을 권할 수 있다.

독특한 약초를 가지고 성공한 대구 '팔공산 만유약초탕'은 규모나 시설, 접근성 면에서 아주 열악한 조건을 가지고 있는 레저스파

시설이지만 조상대대로 내려오는 비법을 가지고 약초(만유초)를 만들고 입욕법을 개발해 개별독탕시스템으로 수용인원은 고작 60여 명 정도가 가능한 100여 평의 공간을 가지고 떼돈을 번 대단한 스파 업소다. 최근에는 약초를 더욱 발전시켜 입욕제뿐만 아니라 화장품, 족욕제 등으로 홈쇼핑까지 진출하여 떼돈을 긁어내고 있다. 최근에는 일본 온천에서 전국민의 마음을 사로잡은 약초탕이 있는데 '여명약탕' 이라는 브랜드로 처음 이 약탕에 목욕을 하게 되면 피부 등에 강력한 자극이 와 고통을 느낄 정도라고 한다. 5분을 넘기기가 힘들지만 익숙해 지게 되면 피로회복 및 정력증진, 피부미용에 탁월한 효과를 보인다고 알려졌다. 일본 전국 온천에 약탕붐을 조성한 제품으로 필자도 이 약초에 많은 관심를 가지고 있었는데 반갑게도 한 국내 모 수입업체에서 배타성이 아주 강한 일본업체에서 여명약탕을 수입할 수 있게 되었다. 조만간 국내에서도 여명약탕의 참맛을 보게 된다고 하니 필자도 매우 흥분되고 또한 기대되는 바이다.

스파전문가(스파니스트)의 활용

여기서 스파니스트란 온천장, 워터파크, 불가마사우나, 찜질방 및 유사입욕시설 등의 대형 스파시설에서 1차적으로 고객의 올바른 입욕문화를 체험할 수 있도록 건강입욕요법을 진단 및 안내, 체질별 스파프로그램을 진행한다. 2차적으로는 스파업소의 영업활성화를 위한 운영마케팅 기획 및 스파시스템 운영, 스파시설의 유지관리, 조직관리 등을 종합적으로 담당하는 스파업소의 전문지도관리사를 말한다.

우리나라 입욕 등의 스파산업의 규모는 연간 2조 5천억원 이상의 시장을 가진 거대산업으로 발전하고 있다. 매년 찜질방/불가마사우나 등의 대형입욕시설이 지속적으로 증가하고 있는 실정으로 2004년 현재 일반목욕장 10,000여개소, 온천탕 2,000여개소, 찜질방 3,000여개소, 기타 유사 입욕시설 5,000여개소 등 전국에 약 2만여개소 입욕업소가 있는 것으로 집계되고 있으며, 1,000평 이상의 대형입욕시설이 30% 이상을 차지하고 있다. 700평 미만의 중소형 규모의 입욕시설은 줄어들고 있는 반면 1,000평 이상 대형규모의 입욕시설은 증가하고 있는 실정이다. 또한 시설의 대형화뿐만 아니라 고급화가 되어가고 있다. 시설구성도 보다 다양화되고 있어 원스톱형의 복합시설화Complex되어 가고 있는 추세로 목욕이 이제는 단순히 때를 씻어낸다는 개념에서 목욕을 통해 다양한 건강 활동이 가능하다는 개념으로 바뀌고 있다.

목욕의 원리도 모르고 일상에서 자기 나름대로의 목욕법을 가지고 목욕을 수행하다 가끔 입욕장에서 돌이킬 수 없는 결과를 초래하기도 하고, 몸에 좋다는 온천에 와서도 전문적인 온천요법이 없다 보니 막연히 탕에 몸을 담그면 좋다는 식의 입수만 하고 신체 세척(일명 때밀이)만 행하고 오는 경우가 많다. 1999년 연간 100여 명이 사망하고 있다는 보고 이후 매년 입욕장에서 사망하는 인구수도 시설이 발전하는 것만큼이나 비례하여 증가하고 있는 실정이다. 일본의 경우에는 온천욕을 하다 사망하는 인원이 년평균 17,000명으로 교통사고 사망자보다 더 높았다고 한다. 이러한 안전사고를 사전에 미리 예방하기 위하여 일본의 경우는 자발적으로 조직되어 양성된 직업이 '온천 소믈리에' 라는 직업이다. 온천욕을 온 사람들에게 건강온천욕을 가르쳐주고 알려주고 도와주는 도우미로서의 역할을 하는 독특한 직업인데, 이 직업이 생긴 이후 사망자가 약 30% 이상 현격히 줄어들었다는 보도가 일본에서 이미 나왔다.

스파니스트는 스파업소의 전문 이미지 구축 역할을 하고, 고객에 게 스파를 통한 건강유지를 할 수 있도록 지원해 주는 역할을 하게 된다. 또한 시설의 유지 및 관리와 합리적인 운용으로 원가절감 및 매출증대 역할, MGP시스템 운영을 통해 고객에 맞춤건강 스파요법 을 제시하고 도와주는 역할, 고객의 신상정보 등을 기록하고 유지/ 관리하는 역할, 다양한 건강관리지도 및 상담/카운셀링 역할, 기타 직원의 서비스교육 및 유지관리교육의 역할 등 핵심적인 역할을 하 게 된다. 왜냐하면 최근 경쟁이 심화되면서 차별화된 입욕상품을 기 대하는 소비자들의 욕구가 증가하고 있고 시설로서 차별화하기에 는 한계에 달했다. 그리고 입욕사업의 업태는 바로 서비스업이고 전 문인력이 절실히 요구되기 때문이다.

스파니스트를 배치하게 될 경우, 스파 등의 입욕문화 수준을 한 단계 업그레이드시킬 뿐만 아니라 경쟁업소와 완전한 차별화를 가 질 수 있고, 감동연출을 통한 고객중독으로 단골고객을 확보할 수 있을 뿐더러 차별화된 서비스 프로그램으로 기존의 매출보다 크게 매출을 확대할 수 있다. 별도 상담실을 운영하게 될 경우 스파니스 트의 인건비 이상의 별도 매출을 발생할 수 있는 아이템 제공이 가 능해져 인건비 부담이 낮아지고, 고객의 흥미를 유발시키고 또한 타 경쟁업소와 차별화 이미지를 제공하게 된다. 기타 시설물(사우나 및 탕, 기타 부대시설)에 대한 전문지식을 가지고 고객에게 서비스를 제 공하게 되어 전문 입욕업장으로 이미지 제공도 가능해지게 되는 셈이다.

그러므로 떼돈을 벌기 위해서는 우선 우리 업소를 체계적인 전문 입욕장으로 구성할 필요가 크며, 입욕장 구성이 끝났다면 전문인력인 스파니스트를 배치하는 것이 절대적으로 필요하다.

SGP Spa Guidence Program 시스템의 활용

최근 1999년 소비자보호원의 조사에 의하면 목욕으로 사망하는 사람들이 연간 약 100여 건이 발생하는데 그 중에서 약 80%가 목욕장 미끄럼 사고가 원인이 되어 일어난 사망사고고 약 5%는 화상 및 어린이 익사 등이며 약 15%가 심신장애, 즉 심장마비 등으로 사고가 발생하였다고 발표하였다.

여기서 주목해야 할 사항은 전체의 약 80%를 차지하는 미끄럼사고와 화상, 익사 등은 어느 정도 주의 및 사전 안전장치를 함으로서 예방이 가능하지만 심장마비 등의 사고는 사전에 안전장치 설치 및 주의로는 예방하기가 쉽지 않다. 목욕에 어느 정도의 지식과 자신의 신체상태 등을 파악하고 있어야 예방이 가능한 것으로 이러한 사고는 목욕에 대한 인체 생리학적인 작용을 잘 모르는 무지에서 기인한다고 해도 과언이 아닐 것이다.

SGP시스템은 이러한 사고를 미연에 예방할 뿐만 아니라 목욕을 통한 건강만들기를 수행해 나가는 시스템으로 각 개인의 신체상태를 컴퓨터에 입력하게 되면 그 신체에 적합한 입욕방법을 제시해주는 입욕처방 프로그램이다.

시스템구성은 육체적, 정신적, 신경 감각적 피로증상을 회복시켜

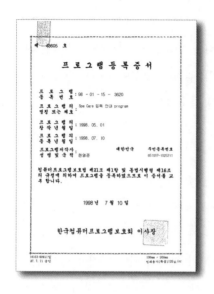

주는 입욕방법으로부터 스트레스 해소, 숙취 회복과 신체의 주요 질병인 심장병, 고혈압, 당뇨병, 위장병 등까지도 과학적인 데이타에 입각하여 개인의 신체에 적합한 입욕과정을 탕의 온도, 입욕시간, 입욕코스를 안내해주는 시스템으로 크게 3가지로 영역이 설정되어 있다. 그 날의 증상에 따른 입욕방법과 사상의학을 기초로 한 사상체질별 입욕방법 및 특수 목욕법을 제시하게 되어 목욕을 즐기는 사람들에게 건강 만들

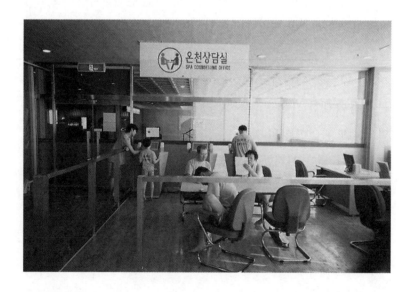

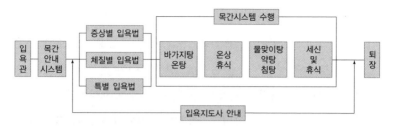

〈SCP시스템의 활동과정〉

기를 수행하여 나간다.

본 시스템의 주요 원리는 우리 전통과 한방의 가장 기본적인 원리인 두한족열頭寒足熱의 원리와 음양오행의 수승화강水昇火降원리 및 사상의학의 사상 체질四象體質의 원리를 기본으로 한다. 인간이 물과 접할 때 가장 먼저 접촉하게 되며 가장 빠른 반응을 보이는 기관은 피부로 피부의 구조인 표피, 진피, 피하조직의 기능과 역할을 근거로 개발되었다.

주요 구성요소로서는 입욕시 가장 중요한 요소라고도 하는데 입욕온도, 입욕시간, 입욕횟수(간격), 신체조건, 체질, 병력 등을 고려한 입욕방법으로 구성하게 된다. 또한 우리가 시행하는 목욕의 기능은 약 4가지로 구분되어지는데 가장 큰 기능은 신체 세척이지만 부가적으로 목욕의 기능은 피로회복기능, 질병치유기능, 질병예방기능, 피부관리기능으로 구분된다.

적용방법은 찜질방 등에 스파상담실을 통해 입욕자에게 제시될 수 있거나 대중형으로 입욕장 입구에 설치하여 입욕자가 직접 컴퓨터를 조작하여 제시받을 수 있다.

상품화 모형Model

레저스파 상품을 개발하기 위해서는 우리만이 가진 독특한 것을 먼저 찾아야 한다. 그 중 가장 중요한 요소는 가장 세계적이면서도 상품성이 높은 것을 반영하여야 하고, 기존 입욕장 시설에도 적용이 어렵지 않아야 한다. 여기서 독창성이란 결국 '우리의 것이 세계적' 이란 의미를 최대한 이용하여 우리의 문화를 반영하고 논리적인 타당성을 갖춘 상품으로서 개발되어 상품화되어야 한다는 사실이다.

우선 레저스파라는 자원을 상품으로 개발하기 위해서는 상품화 과정을 거쳐야 한다. 상품화란 공급자가 소비자에게 개발된 상품을 제공하는 과정을 말한다. 상품화는 공급자, 상품, 소비자라는 세 가지 요소가 존재하며, 이 과정에서 상품화의 주체는 공급자다. 공급자는 또한 개발된 상품을 소비자에게 인식시키기 위하여 최적의 마케팅적 노력이 절실히 필요하다.

레저스파 문화상품의 하나로서 온천 관광지나 도시형 목욕장, 호텔사우나에 적용하기 위하여 하나의 사례로 입욕시스템의 개발과정을 모델로 제시한다.

상품화

상품화란 '생산자로 생산된 제화나 용역을 소비자나 이용자에게 일정한 상품 또는 서비스를 시장에 유통시키기 위해 가공하는 활동' 이라고 나름대로 정의할 수 있다. 이러한 과정에는 마케팅 활동도 중요한 요소가 되며 이것은 유형의 상품뿐만 아

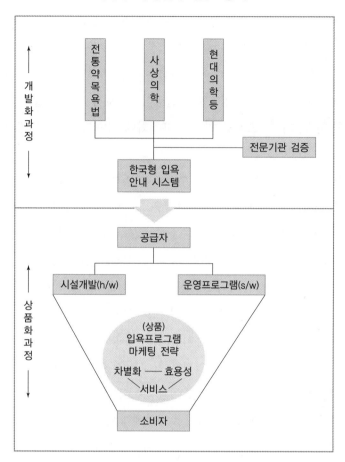

〈레저스파 상품화 개발 모형도〉

니라 무형의 서비스도 함께 포함한다.

상품화하기 위해서는 먼저 상품의 가치를 높이기 위한 주요 구성요소의 도출이 필요하며 그 상품이 가지는 가치를 표현하여야 한다.

상품으로 개발된 한국형 입욕안내시스템은 다음과 같은 가치를 가진다. 정신적으로는 인간의 휴식과 이완relaxation & release을 제공한다. 육체적으로는 질병의 치료와 육신의 건강 보양therapy & care을 제공하며, 시각적으로는 한국형 온천보양관의 표준을 제공하여 온천의 이미지를 상승시키며Image Up, 경제적으로는 기존 온천시설을 최대한 활용하면서도 최대의 효과를 제공한다. 사회적으로는 한국형 온천문화를 새롭게 창조하여 관광상품으로서 세계에 알리는 역할을 한다. 의학적으로는 한방의 세계화에 이바지한다는 관광상품으로서의 가치를 부여하게 된다.

상기와 같은 상품의 가치가 부여되면 본격적으로 상품을 소비자에게 고지시키는 상품 인식화 과정을 거친다. 한국형 목욕요법 중 입욕 안내시스템이라는 상품을 소비자 또는 이용자에게 인식시키기 위해서는 우선 한국형 레저스파의 ① '상표개발' 이 가장 중요한 요소라고 할 수 있다. 다음으로는 본 스파안내시스템(SGP)이라는 상품의 적용이 가능한 ② '한국형 레저스파의 설치가 중요하다' . 왜냐하면 본 온천상품은 일반제품이 아니라 무형의 서비스상품으로 서비스를 제공하기 위해서는 일정한 형태를 갖춘 하드웨어가 필요하기 때문이다. 다음으로 소프트웨어와 하드웨어, 즉 입욕 안내시스템과 한국형 보양관이 갖추어지면 소비자에게 인식시기는 과정, 즉 ③ '마케팅 활동' 이 필요하다. 아무리 우수한 시설과 서비스를 갖추었다고 하더라도 소비자가 인식을 하지 못한다면 그 상품은 상품으로서의 가치를 상실하게 된다. 상품인식 과정이 끝나면 소비자가 상품을 직접 구매 또는 사용하는 ④ '소비자 구매활동과정' 을 거친다. 이 과정은 소비자가 한국형 보양목욕장에서 한국형 입욕프로그램을 직접 수행해 보는 과정을 의미한다. 이러한 과정에서도 소비자가 이용시 쾌적하고 편리하게 이용하도록 입욕처방을 위한 자가진단 컴퓨터 등을 설치하여 소비자의 접근을 쉽게 하며, 안내자를 배치하여 입욕안내시스템의 시현을 도와주는 고품질의 서비스 연출이 필요하다. 이러한 활동은 소비자에게 감동을 주어 다음에 다시 찾아오게 하는 재 방문력을 높이는 역할을 하게 된다. 마지막으로 지속적인 ⑤ '소비자관리 및 프로그램의 업그레이드 활동' 이 필요하다.

상표 brand 개발

일본의 쿠어하우스, 독일의 쿠어테루메, 프랑스의 탈라소 테라피 등과 같이 한국적 정서가 담긴 고유한 우리의 상표(가칭 스파 안내 시스템 '목간통' (SPACARE 'MOKGANTONG')를 개발하고 시설기준과 상표명을 등록하여 상품가치를 높여야 한다.

한국형 보양입욕관 설치

한국형 보양입욕관은 소프트웨어인 목간안내 시스템을 완벽히 수행할 수 있도록 시설을 갖추어야 한다. 지금까지의 우리나라 온천 시설은 단순 탕 나열식의 획일적인 시설 배치만 되었다. 그러므로 대부분의 목욕시설들이 대동소이하고 차별성이 없어 온천에 관광을 와서도 일반 대중목욕탕 형식의 신체 세척 활동밖에는 할 수가 없었다.

마케팅 활동

마케팅이란 쉽게 설명해서 '소비자를 오게 하는 방법' 이라고 하는데 오늘날 외국인이나 도시인은 그들의 돈을 쓰려고 관광지에 오며 항상 돈을 쓸 준비가 되어 있다. 소비자를 온천지로 오게 하려면

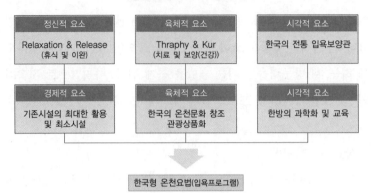

〈상품화의 주요 구성요소〉

정신적 요소	육체적 요소	시각적 요소
Relaxation & Release (휴식 및 이완)	Thraphy & Kur (치료 및 보양(건강))	한국의 전통 입욕보양관

경제적 요소	육체적 요소	시각적 요소
기존시설의 최대한 활용 및 최소시설	한국의 온천문화 창조 관광상품화	한방의 과학화 및 교육

한국형 온천요법(입욕프로그램)

우수한 상품의 인식과정이 필요하다. 그 방법으로는 소비자에게 빠른 반응을 기대할 경우에는 직접적인 마케팅 활동으로 방송이나 인쇄매체를 활용한 광고/홍보 방식이 있고, 비록 반응은 느리지만 상품에 대한 신뢰감과 꾸준한 반응을 보이는 방법으로 구전에 의한 간접적인 마케팅 활동이 있다. 이것은 소비자 개인이 온천지 등에 스스로 방문하여 새로운 목욕요법을 경험하고 돌아가서는 주변 사람들에게 상품의 우수성을 전달하는 방법으로 효과면에서는 가장 우수하다고 할 수 있으나 반응이 느리다는 단점이 있으므로, 직접적 방식과 간접적 방식을 혼합한 형태의 마케팅이 필요하다.

소비자 구매 활동

이 활동은 소비자가 온천관광지를 방문하여 수행하는 활동으로 한국형 목간안내시스템을 보다 쉽게 적용하도록 해 소비자가 이해하기 쉽고, 소비자의 선택의 폭을 넓게 하는 도와주는 방법이다. 그래서 생산자는 소비자가 쉽게 입욕안내시스템을 접할 수 있도록 컴퓨터를 활용할 수 있다. 목간안내시스템을 컴퓨터 프로그램밍하여 소비자가 한국형 온천보양관 또는 보양목욕장 입구에 도착하면 목간안내시스템을 입력시킨 자가진단 입욕처방 컴퓨터에서 컴퓨터의 질문에 응답하는 방법으로 소비자 개인의 데이타를 입력하면 컴퓨터가 집계 후 소비자에게 적당한 입욕안내 프로그램을 제공하게 된다. 소비자는 컴퓨터가 제공한 입욕안내 프로그램의 내용을 보면서 지시한 적정 입욕방법대로 입욕과정을 수행하도록 한다.

이러한 소비자 활동을 할 때, 소비자에게 고객만족을 위한 관광종사원들의 입욕시스템 안내 및 노약자를 위한 입욕 활동 보조, 외국인을 위한 안내 도우미, 단체객을 위한 입욕처방 시스템 강연회 등의 고품질 서비스 연출은 매우 중요하다. 이러한 서비스 연출은 고객의 구전홍보 활동에 중요한 역할을 할 뿐만 아니라 고객이 재 방문을 하고 싶도록 욕구를 불러일으키게 된다.

소비자 관리 및 입욕 프로그램의 업그레이드 활동

관광객이 최종적으로 입욕활동까지 끝나면 그것으로 모든 상품 활동이 끝나는 것이 아니라 소비자 관리가 필요하다. 관광객이 외국인, 내국인 관계없이 시설이용 후의 느낀 점이나 다소 불편했던 점 등을 설문식으로 간단하게 받아 둘 필요가 있다. 이럴 경우 소비자의 간단한 인적사항(성명, 주소, 전화번호 등)을 적도록 하여 소식지 발송 등의 홍보활동에 이용할 수 있으며, 설문 내용은 입욕안내시스템을 업그레이드하는 데 중요한 역할을 한다.

지금까지의 이러한 상품화 활동을 위해 먼저 내국인과 외국인이 쉽게 접근할 수 있는 시설이나 지역에 한국형 입욕요법을 도입해야

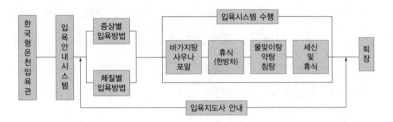

〈입욕활동 과정〉

한다.

즉 외국 관광객들이 많이 숙박하고 있는 특급 관광호텔의 사우나에 설치하여 외국 관광객에게 입욕안내시스템을 시행하는 방법과 동양의학 중 세계 유일한 사상의학의 개념을 입욕 안내자가 설명하여 주고 해당 외국어로 된 자가진단 입욕안내 시스템을 시연하도록 유도한다. 국내 관광객을 위해서는 유명 온천장에 입욕안내시스템을 설치하고 안내인의 설명과 직접 자가진단으로 입욕방법을 안내받아 입욕을 수행하여야 한다.

이렇게 함으로써 내국인 관광객에게는 새로운 온천시설을 경험하게 하여 온천의 이미지를 높일 뿐만 아니라 국민관광으로서의 온천지역을 활성화시키는 계기가 될 수 있다. 외국인 관광객에게는 한국의 온천문화를 새롭게 인식하고 독특한 한국의 사상의학을 배워가게 된다. 또한 이들을 통해 세계에 간접홍보 효과와 재 방문력을 높여 관광한국의 위상을 높일 수 있다고 생각된다.

쉬어가기

기능형 입욕장 아이디어

아이디어 사상체질 찜질방

1. 체질에 적합한 찜질방을 만든다.

소음인방(온도가 다소 낮고 40~50℃), 소양인방(온돌바닥을 머리쪽은 차갑게, 발쪽은 따뜻하게), 태음인방(온도를 전체적으로 높게 하거나 습도를 20% 높이거나), 태양인방(온돌바닥을 머리쪽은 차갑게, 발쪽을 따뜻하게 하고 습도를 다소 높임)

2. 체질에 맞는 적당한 음료를 만들어 고객에게 보급한다

소음인(생강차, 수정과), 소양인(산수유차, 보리차, 구기자차), 태음인(오미자차, 칡차), 태양인(모과차 ,야채즙) 찜질 후 즐기는 사상체질 건강차 한 잔.

3. 자기 체질을 모르는 고객을 위하여 체질판정프로그램 등을 설치하여 자가 판정이 가능하도록 도와준다.

제 5 장

• • •

맛있는 레저스파 만들기
: 레저스파 창업하기

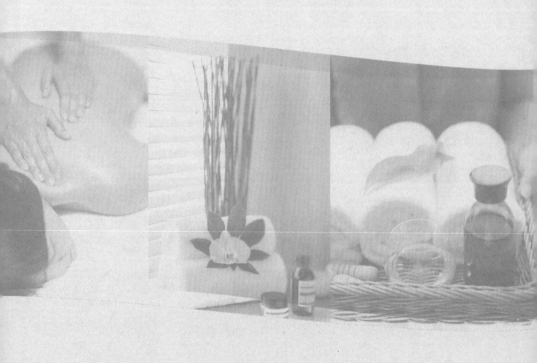

1. 목욕을 하는 형태의 변화

최근 찜질방, 불가마사우나 등 레저스파라면 우리국민 중 남녀노소를 막론하고, 적어도 2주일에 1회 정도는 찾는 우리 생활에서 없어서는 안 될 업종 중의 하나로 등장했다.

왜! 이런 찜질방이나 불가마사우나 등의 레저스파 입욕장이 생활의 일부분으로 자리잡게 된 이유는 목욕을 하는 행태의 변화에서 찾을 수가 있다. 과거 목욕탕을 찾던 90년대 이전까지의 목욕의 목적은 세신, 일명 때밀이였다. 그러나 최근 2000년대에 와서는 때밀이는 부차적인 요소로 밀려나고 건강, 휴식, 보양을 목적으로 입욕장을 찾게 되었다. 이러한 이유로 과거 목욕이 전부였던 시설규모가 건강을 추구하는 모습으로 변모하고 있다. 시설 또한 과거 특급호텔에서만 볼 수 있었던 고급마감재를 이용하여 시설을 꾸미는 등 우리나라 입욕장은 내외적으로 크게 발전을 거듭하고 있다. 또한 레저스파 사업은 시설만 잘해 놓으면 손님들이 알아서 찾아와 스파를 하기 때문에 별도의 어려움없이 운영하는 장치산업이면서 시설운영관리도 임대보증금을 내고 입점한 임대점포주(일명 용역이라고 함)가 기본적인 운영관리를 해주기 때문에 어렵지 않고 쉽게 떼돈을 벌 수 있다는 과거의 고정관념과 IMF 이후 경제 활성화를 위해 정부에서 그동안 금지되었던 관광시설 및 숙박시설, 위락시설에 대해 여신금지를 해제하면서 본격적으로 단순목간통사업에서 한발 더 나아가 레저스파사업으로 거듭 발전하게 된다.

그러나 이러한 외형적 발전에도 불구하고 최근에는 레저스파를 설치한 지 1년도 안 돼 망하는 사업체가 속출하고 있다. 매매시장에는 헐값에 매물로 나온 입욕장들이 쌓여 있다. 이러한 현상은 고객 수요는 한정되어 있는데 정확한 시장 분석없이 크면 성공한다는 과거지향적인 사고방식 때문에 무절제한 공급으로 공급과잉현상이 일어나 경쟁이 치열해졌고 경쟁에서 밀린 업체가 속출하면서 망하는 곳이 많이 생겨났다. 또한 목욕장업 등 레저스파사업이 서비스업이라는 인식을 간과한데서 그 원인을 찾을 수가 있다. IMF 이후에 많은 서비스업체가 종업원 교육 등을 집중적으로 시켜 서비스 질을 향상시킨데 반하여 입욕장은 전혀 서비스 강화 노력이 미흡했다. 이는 대부분의 부대시설을 직영하기보다는 임대운영을 하고 있고, 사업주는 대부분 입욕료 관리만 하다 보니 운영체계가 다원화되어 이용하는 고객입장에서는 제대로 된 서비스를 받을 수 없었던 것이다. 이처럼 과거 서비스의 개념조차 없었던 시대를 그대로 재현하다 보니 서비스의 사각지대로 운영되고 있는 것이 오늘날의 현실이다.

그러나 공중위생관리법에서 언급하고 있는 숙박업, 이·미용업, 세탁업, 위생관리용역업, 공중이용시설업 등 공중위생업소 중에서 목욕장업은 시설과 이에 따른 설비비가 매우 높은 업종에 속하고 있다. 그럼에도 불구하고 외상이 없이 현금을 취급하고, 일정 부분은 임대보증금으로 공사비 충당이 가능할 뿐만 아니라 금융기관에서도 시설자금 대출이 용이한 안정적인 사업으로 평가받고 있어 목욕사업을 위해 레저스파 창업의 문을 두드리는 분이 많다. 그러나 과거의 안정적이었던 레저스파 사업이 최근에는 공급과잉으로 인한 치열한 경쟁과 생활문화 패턴의 변화로 인해 고객감소로 이어져 이제는 철저한 시장조사와 사업구상, 계획수립, 타당성 검토 및 운영컨텐츠 개발 등이 필요한 사업으로 변화하였고, 잘못하다가는 폐가 망신하는 경우도 자주 일어나고 있다. 이제는 철저한 사업계획 수립과 차별화된 운영컨텐츠 개발이 사업의 성패를 결정하는 매우 중요한 사업으로 레저스파 사업이 등장하게 되었다.

그래서 필자는 신규로 레저스파업을 시작해 떼돈을 벌기 위해서 가져야 할 사업주의 마음을 세 가지로 정리할 수 있다. 그 중 첫째로 가져야 할 덕목으로 고객을 제일로 생각하는 마음가짐, 즉 사업자 자신이 서비스마인드를 가지고 있는지가 제일 중요하다. 둘째는 독창적인 아이템을 스스로 연구하는 자세가 필요하다. 레저스파는 그 원리만 알면 정말 다양한 아이디어가 나온다. 셋째는 철저한 시스템화다. 과거에는 탈법과 탈세를 잘하는 경영자가 훌륭한 경영자로 취급받고 전문경영인으로서 가져야 할 첫째 덕목이기도 했지만 이제는 시대가 달라졌다. 탈법과 탈세가 아니라 철저한 시스템관리와 절세와 절감을 잘하는 경영자가 대접을 받는다.

최근 공급과잉현상에서 이제는 달라져야 한다는 사실을 잘 알고 있는 예비창업자들이 최근 많이들 늘어나고 있으나 의외로 아주 기본적인 정보 및 자료 등이 부족해 도움을 받지 못하고 있는 경우도 적지 않다. 이에 필자는 레저스파 창업에 대해 조금이나마 도움이 되고저 나름대로 정리해서 게재하니 참고하기 바란다.

레저스파 창업 과정

　　　　　일차적으로 레저스파를 창업을 하려면 사업계획을 준비하게 되는데 이는 자금융자나 허가를 받는데 활용하거나 기존 입지에서 스파사업을 운영할 목적에 사용하게 되는데 기본적인 과정은 다음과 같다

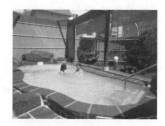

사업계획 수립
· 시장조사 및 트랜드분석
· Concept 설정
· 규모 검토 및 가설계
· 투자비 및 타당성 검토
· 자금운영 계획 등
· 기타

↓

기본운영계획 수립
· 운영컨셉 설정
· 관리운영계획 수립
· 운영 소요예산 규모 등
· 주요 운영서비스 선정
· 타사 벤치마킹 등

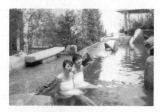

↓

기본설계 및 실시설계
· 평면도면 작성
· 공사비 산정 및
　운영예산 산정 등
· 주요 운영서비스 결정
· 마감재 결정 등

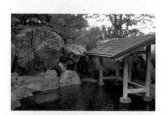

공사 및 오픈 준비

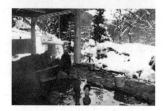

법적인 내용 숙지하기

　　　　　　목욕장업을 하기 위해서는 우선 법적인 사항에 대하여 철저히 인식한 후 진행하여야 시행착오가 없다. 목욕장업에 적용되는 법령은 '공중위생관리법'에서 그 정의와 시설기준 등이 나와 있다. 공중위생관리법 제2조 1항 3호에 '목욕장업'에 대해 물을 이용하는 시설과 찜질을 통해 땀을 내는 시설을 모두 목욕업에 포함한다고 정의가 되어 있다. 시설 및 설비의 기준은 공중위생관리법 시행규칙 별표에 나타나 있다.

〈공중위생관리법〉

제2조(정의)

3. "목욕장업"이라 함은 다음 각목의 어느 하나에 해당하는 서비스를 손님에게 제공하는 영업을 말한다. 다만, 숙박업 영업소에 부설된 욕실 등 대통령령이 정하는 경우를 제외한다.

가. 물로 목욕을 할 수 있는 시설 및 설비 등의 서비스

나. 맥반석 · 황토 · 옥 등을 직접 또는 간접 가열하여 발생되는 열기 또는 원적외선 등을 이용하여 땀을 낼 수 있는 시설 및 설비 등의 서비스

〈공중위생관리법 시행규칙〉

《별표1》공중위생영업의 종류별 시설 및 설비기준(제2조관련)

〈개정 2003.6.7, 2005.11.1〉

1. 목욕장업

가. 욕실, 욕조 및 샤워기를 갖춘 목욕실과 탈의실, 발한실을 각각 설치하여야 한다. 다만, 법 제2조제1항제3호 가목의 규정에 의한 서비스만을 제공하는 영업을 하는 경우에는 발한실을 설치하지 아니할 수 있고, 법 제2조제1항제3호 나목의 규정에 의한 서비스만을 제공하는 영업을 하는 경우에는 목욕실을 설치하지 아니 할 수 있다.

나. 발한실 내에 발열기(맥반석 등을 직접 가열하여 발한을 돕는 시설 등)를 설치하는 경우에는 그 주변에 방열 및 불연소재의 안전망을 설치하여야 한다.

다. 발한실은 실내가 잘 보이도록 하여야 하고, 밀실 형태로 구획하여서는 아니된다.

라. 탈의실과 목욕실은 남녀 구분하여 운용하여야 한다.

마. 목욕실, 발한실, 탈의실, 편의시설 및 휴식실(해당시설을 설치하는 경우에 한한다)은 각각 별도로 구획하여야 한다.

바. 욕조수를 순환하여 여과시키는 경우에는 자동유입기에 의한 염소소독장치 또는 오존장치를 설치하여야 한다.

사. 목욕실, 발한실 및 탈의실 외의 시설에 무인감시카메라(CCTV)를 설치할 수 있으며, 무인감시카메라를 설치하는 경우에는 반드시 그 설치여부를 이용객이 잘 알아볼 수 있게 안내문을 게시하여야 한다.

《별표2》 목욕장 욕수의 수질기준과 수질검사방법 등(제4조관련)

〈개정 2003.6.7〉

I. 욕수의 수질기준

1. 원수

가. 색도는 5도 이하로 하여야 한다.

나. 탁도는 1NTU(Nephelometric Turbidity Unit) 이하로 하여야 한다.

다. 수소이온농도는 5.8 이상 8.6 이하로 하여야 한다.

라. 과망간산칼륨 소비량은 10mg/l 이하가 되어야 한다.

마. 총대장균군은 100ml 중에서 검출되지 아니하여야 한다.

2. 욕조수

가. 탁도는 1.6NTU(Nephelometric Turbidity Unit) 이하로 하여야 한다. 이 경우 다른 법령에 의하여 목욕장에서 사용할 수 있도록 허가받은 제품을 첨가한 때에는 당해 제품에서 발생한 탁도는 계산하지 아니한다.

나. 과망간산칼륨 소비량은 25mg/l 이하가 되어야 한다.

다. 대장균군은 1ml 중에서 1개를 초과하여 검출되지 아니하여야 한다. 이 경우 평판마다 30개 이하의 균체의 군락이 형성되었을 때는 원액을 접종한 평판의 균체의 군락을 평균하며, 기재는 반드시 1ml 중 몇 개라고 표시한다.

3. 그 밖의 사항

가. 해수를 욕수로 하는 경우에는 환경정책기본법 제10조, 동법시행령 제2조 및 별표 1의 제3호 라목(1)의 규정에 의한 I등급(수소이온농도, 화학적산소요구량, 대장균 균수에 한한다)의 기준에 의하되, 화학적산소요구량(COD)항목은 원수는 II등급, 욕조수는 III등급기준에 준한다.

II. 수질검사방법 등

1. 원수의 수질검사방법은 먹는물수질공정시험방법에 의한다. 다만, 욕조수의 대 장균군검사는 수질환경보전법 제7조의 규정에 따라 환경부장관이 정하는 수질 오염공정시험방법의 대장균군시험방법중 평판집락시험방법에 의한다.

2. 욕조수의 대장균군을 검사하는 경우의 채수 방법은 욕조의 대각선(욕조에 대각선이 없는 경우에는 욕조의 양쪽 끝간의 거리가 가장 긴 지점을 연결한 선을 말한다)을 기준으로 욕수를 3등분하여 물의 표면에서 같은 양의 욕수를 채수하되, 균일하게 혼합하여 1개의 시료로 사용한다.

3. 욕수의 수질검사에 필요한 시료를 채취하는 경우 이화학시험용은 1개의 용기에 2L 이상을 채취하여야 하고, 대장균군시험용은 멸균된 100ml 이상의 용기에 채취하되, 채취된 시료는 섭씨 10℃ 이하의 저온으로 유지하여야 하고, 6시간 이내에 검사기관의 검사실에 도착하여야 한다.

《별표4》 공중위생영업자가 준수하여야 하는 위생관리기준 등(제7조관련)

〈개정 2003.6.7, 2005.11.1〉

2. 목욕장업자

가. 목욕실 등의 청결

(1) 목욕실은 해충이 발생되지 아니하도록 매월 1회 이상 소독을 하여야 한다.

(2) 탈의실. 옷장, 목욕실, 발한실, 물통, 깔판, 휴게실, 휴식실, 현

관 및 화장실 등은 매일 1회 이상, 배수시설 및 오수조는 수시로 청소하여야 한다.

(3) 수건, 가운 및 대여복을 손님에게 제공할 때에는 반드시 세탁한 것을 제공하여야 한다.

(4) 이용기구 또는 미용기구를 비치할 경우에는 소독을 한 기구와 소독을 하지 아니한 기구를 각각 다른 용기에 넣어 보관하여야 한다.

(5) 부대설비로 좌욕기 및 훈증기 등을 설치하는 경우에는 손님 1인이 사용할 때마다 반드시 소독하여야 한다.

(6) 욕수는 별표 2의 I. 욕수의 수질기준 중 제2호의 규정에 의한 기준에 적합하도록 유지하여야 하며 매년 1회 이상 수질검사를 하여야 한다.

나. 발한실 등의 안전관리

발한실 안에는 온도계를 비치하고, 발한실 안과 밖에 이용시 주의사항 등에 관한 내용이 포함된 게시문을 붙여야 한다

다. 조명 및 환기

(1) 발한실, 휴게실, 탈의실, 접객대, 복도, 계단. 현관 및 화장실 그 밖에 입욕자가 직접 이용하는 장소의 조명도는 75룩스 이상이 유지되도록 하여야 한다.

(2) 휴식실, 목욕실 및 세면시설의 조명도는 40룩스 이상이 유지되도록 하여야 한다

(3) 목욕실, 편의시설, 휴게실 및 휴식실 등에는 실내공기를 정화

할 수 있는 용량에 맞는 환풍시설 및 정화시설을 설치하거나 환기용 창을 설치하여야 한다.

라. 그 밖의 준수사항

(1) 다음에 해당되는 자를 출입시켜서는 아니 된다.

(가) 전염성질환자로 인정되는 자(온천수 또는 해수를 사용하는 목욕장으로서 환자의 요양을 위한 입욕시설에서 입욕하는 경우를 제외한다)

(나) 다른 사람의 목욕에 방해가 될 우려가 있다고 인정되는 정신질환자

(다) 음주 등으로 목욕장의 정상적인 이용이 곤란하다고 인정되는 자

(2) 목욕실 및 탈의실은 만 5세 이상의 남녀를 함께 입장시켜서는 아니된다.

(3) 목욕실, 탈의실 및 발한실에 종사하는 자는 남자목욕장의 경우에는 남자, 여자목욕장의 경우에는 여자에 한하여 종사하도록 하여야 한다.

(4) 목욕실, 탈의실 및 발한실에 이성의 입욕보조행위를 하는 자를 두어서는 아니된다.

(5) 영업소 안에 목욕업신고증, 접객대에 목욕요금표를 게시하여야 한다.

(6) 발한실 입구에 아래 해당자에 대한 입욕 주의문을 붙여 게시하여야 한다.

(가) 감기에 걸렸거나 만 5세 미만 또는 전신 쇠약 증세 어린이

(나) 수축기 혈압이 180mmHg 이상인 자

(다) 백내장이 우려되거나 안면홍조증 환자인 자

(라) 노약자, 임산부, 고열환자 및 중증심장병 환자

(마) 술을 마신 후 2시간 이내의 자

(바) 출혈을 많이 한 자

(7) 법 제2조제1항제3호 나목의 규정에 의한 서비스를 제공하는 목욕장업의 영업자가 남녀공용 발한실을 운영하고자 하는 경우에는 발한복을 착용한 뒤 출입하거나 이용할 수 있게 하여야 한다.

(8) 숙박에 이용되는 침구류 등을 비치하여서는 아니된다. 다만, 이용자의 일시적 수면이나 휴식을 위한 대형타월 및 베개 등은 비치할 수 있다.

(9) 목욕장 안의 먹는 물은 정수기를 사용한 물이거나 「먹는물관리법」에 의한 먹는 물의 수질기준에 적합한 물이어야 한다.

(10) 법 제2조 제1항 제3호 나목의 규정에 의한 서비스를 제공하는 목욕장업으로서 24시간 영업을 하는 영업소의 경우에는 22:00 이후부터 05:00까지 「청소년보호법」에 의한 청소년의 출입을 제한하여야 한다. 다만, 보호자가 동행하는 경우에는 그러하지 아니하다.

(11) 영업소의 표시는 신고된 명칭(상호) 및 영업의 종류를 표시하여야 하며 다른 업종으로 오인될 우려가 있는 표시를 하여서는 아니된다.

(12) 영업소 안에 별지 제12호서식의 출입, 검사 등의 기록부를 비치하여야 한다.

[별표 7] 〈개정 2003.6.7, 2005.11.1〉
행정처분기준(제19조관련)

I. 일반기준

1. 위반행위가 2 이상인 경우로서 그에 해당하는 각각의 처분기준이 다른 경우에는 그 중 중한 처분기준에 의하되, 2 이상의 처분기준이 영업정지에 해당하는 경우에는 가장 중한 정지처분기간에 나머지 각각의 정지처분기간의 2분의 1을 더하여 처분한다.

2. 위반행위의 차수에 따른 행정처분기준은 최근 1년간 같은 위반행위로 행정처분을 받은 경우에 이를 적용한다. 이때 그 기준적용일은 동일 위반사항에 대한 행정처분일과 그 처분후의 재적발일(수거검사에 의한 경우에는 검사결과를 처분청이 접수한 날)을 기준으로 한다.

3. 행정처분권자는 위반사항의 내용으로 보아 그 위반정도가 경미하거나 해당위반사항에 관하여 검사로부터 기소유예의 처분을 받거나 법원으로부터 선고유예의 판결을 받은 때에는 II. 개별기준에 불구하고 그 처분기준을 다음의 구분에 따라 경감할 수 있다.

가. 영업정지의 경우에는 그 처분기준 일수의 2분의 1의 범위안에서 경감할 수 있다.

나. 영업장폐쇄의 경우에는 3월 이상의 영업정지처분으로 경감할 수 있다.

II. 개별기준

2. 목욕장업

위반사항	관련법규	행정처분기준			
		1차 위반	2차 위반	3차 위반	4차 위반
1. 법 또는 법에 의한 명령에 위반한 때	법 제11조 제1항				
가. 시설 및 설비기준을 위반한 때	법 제3조 제1항	개선명령	영업정지 15일	영업정지 1월	영업장 폐쇄명령
나. 신고를 하지 아니하고 영업소의 명칭 및 상호 또는 영업장 면적의 3분의 1 이상을 변경한 때	법 제3조 제1항	경고또는 개선명령	영업정지 15일	영업정지 1월	영업장 폐쇄명령
다. 신고를 하지 아니하고 영업소의 소재지를 변경한 때	법 제3조 제1항	영업장 폐쇄명령			
라. 영업자의 지위를 승계한 후 1월 이내에 신고하지 아니한 때	법 제3조 의2제4항	개선명령	영업정지 10일	영업정지 1월	영업장 폐쇄명령
마. 욕수의 수질기준에 적합하게 욕수를 유지하지 아니한 때	법 제4조 제2항	개선명령	영업정지 10일	영업정지 15일	영업장 폐쇄명령
바. 공중위생영업자가 준수하여야 하는 위생관리기준 등을 위반한 때	법 제4조 제1항, 제2항 및 제7항				
(1) 목욕실 등의 청결을 유지하지 아니한 때		경고	영업정지 5일	영업정지 10일	영업장 폐쇄명령

(2) 발한실의 안전관리를 하지 아니한 때 또는 조명기준을 준수하지 아니한 때	개선명령	영업정지 5일	영업정지 10일	영업장 폐쇄명령
(3) 전염성질환자로 인정되는 자(온천수 또는 해수를 사용하는 목욕장으로서 환자의 요양을 위한 입욕시설에서 입욕하는 경우는 제외한다), 다른 사람의 목욕에 방해가 될 우려가 있다고 인정되는 정신질환자 또는 음주 등으로 목욕장의 정상적인 이용이 곤란하다고 인정되는 자를 출입시킨 경우	경고	영업정지 5일	영업정지 10일	영업장 폐쇄명령
(4) 목욕실 및 탈의실 내에 만 5세 이상의 남녀를 함께 입장시킨 때	경고	영업정지 5일	영업정지 10일	영업장 폐쇄명령
(5) 목욕실·탈의실 및 발한실에 이성의 종사자를 둔 때	영업정지 1월	영업정지 2월	영업장 폐쇄명령	

(6) 목욕실·탈의실 및 발한실에 이성의 입욕보조자를 둔 때	영업장 폐쇄명령			
(7) 목욕장업신고증 및 목욕요금표를 게시하지 아니한 때	경고또는 개선명령	영업정지 5일	영업정지 10일	영업장 폐쇄명령
(8) 숙박을 목적으로 침구류 등을 비치한 때	경고또는 개선명령	영업정지 10일	영업정지 1월	영업장 폐쇄명령
(9) 발한실의 실내가 보이지 아니하거나 밀실 등의 형태로 구획한 때	개선명령	영업정지 10일	영업정지 1월	영업장 폐쇄명령
(10) 목욕장 안 먹는 물의 수질기준을 위반한 때	개선명령	영업정지 5일	영업정지 10일	영업장 폐쇄명령
(11) 22:00 이후부터 05:00까지 청소년을 출입시킨 때	경고	영업정지 10일	영업정지 1월	영업장 폐쇄명령
(12) 신고된 명칭(상호) 및 영업 종류의 표시 외에 다른 업종으로 오인할 우려가 있는 표시를 한 때	개선명령	영업정지 1월	영업정지 3월	영업장 폐쇄명령
(13) 영업소 안에 출입·검사 등의 기록부를 비치하지 아니한 때	경고	영업정지 5일	영업정지 10일	영업장 폐쇄명령

사. 시·도지사 또는 시장·군수·구청 장이 하도록 한 필 요한 보고를 하지 아니하거나 거짓 으로 보고한 때 또 는 관계공무원의 출입·검사를 거 부·기피하거나 방해한 때	법 제9조 제1항	영업정지 10일	영업정지 20일	영업정지 1월	영업장 폐쇄명령
아. 시·도지사 또는 시장·군수·구청 장의 개선명령을 이행하지 아니한 때	법 제10조	경고	영업정지 10일	영업정지 1월	영업장 폐쇄명령
자. 영업정지처분을 받 고 그 영업정지기 간중 영업을 한 때	법 제11조 제1항	영업장 폐쇄명령			
차. 위생교육을 받지 아니한 때	법 제17조	경고	영업정지 5일	영업정지 10일	영업장 폐쇄명령
2. 「성매매알선 등 행 위의 처벌에 관한 법 률」·「풍속영업의 규제에 관한 법 률」·「의료법」에 위 반하여 관계행정 기 관의 장의 요청이 있 는 때	법 제11조 제1항				
가. 손님에게 성매매알 선등행위 또는 음		영업정지 2월	영업정지 3월	영업장 폐쇄명령	

란행위를 하게 하 거나 이를 알선 또 는 제공한 때				
나. 손님에게 도박 그 밖에 사행행위를 하게 한 때	영업정지 1월	영업정지 2월	영업장 폐쇄명령	
다. 음란한 물건을 관 람·열람하게 하거 나 진열 또는 보관 한 때	개선명령	영업정지 15일	영업정지 1월	영업장 폐쇄명령
라. 무자격안마사로 하 여금 안마사의 업· 무에 관한 행위를 하게 한 때	영업정지 1월	영업정지 2월	영업장 폐쇄명령	

( )영업신고서	처리기간
	즉시

신고인	① 성명		② 생년월일	
	③ 주소		(전화:)	
	④ 명칭(상호)		⑤ 영업의 종류	
	⑥ 소재지		(전화:)	

「공중위생관리법」 제3조제1항 및 같은 법 시행규칙 제3조제1항에 따라 위와 같이 영업을 신고합니다.

년   월   일

신고인   (서명 또는 날인)

시장 · 군수 · 구청장 귀하

구비서류	신고인(대표자) 제출서류	담당 공무원 확인사항
	1. 영업시설 및 설비개요서 2. 교육필증(「공중위생관리법」 제17조 제2항에 따라 미리 교육을 받은 경우에만 해당합니다) 3. 면허증 원본(이용업 및 미용업의 경우에만 해당합니다)	○ 건축물대장등본 (일반/집합)

공부확인	구분	일자	결과	확인자(서명 또는 날인)
	○ 건축물대장등본 (일반/집합) ○ 토지이용계획확인서			

210mm×297mm[일반용지 60g/m²(재활용품)]

1999년 8월 9일부터 새로이 적용된 공중위생관리법에서는 입욕장 사업이 허가나 신고 절차없이 자유업화하여 구청에 신고없이 사업자등록하고 통보만 하면 영업을 할 수 있으나 영업소의 난립으로 업소간 무질서 및 음란퇴폐영업 등 여러 가지 문제점으로 인해 2003년 3월부터 다시 신고제로 변경되었다. 공중위생법 개정에 따른 영업제한도 가능해져, 에너지 절감과 무절제한 물자원 낭비를 예방하기 위하여 이미 서울시는 2004년 8월부터 24시간 영업 및 주1회 의무 휴업을 결정한다고 발표하였다. 업소측의 반발로 철회되었지만 아직도 유효한 상태로 남아 있다. 레저스파의 최대시장인 서울에서 영업이 제한받게 되면 그 파급효과는 타 지방자치단체까지 영향을 미쳐 영업제한을 고려하게 될 것으로 보여 이에 따른 대책마련이 절실히 요구한다. 또한 2005년 11월 1일 개정된 공중위생관리법시행규칙에 의하면 2006년 1월부터는 청소년은 오후 10시부터 오전 5시까지 찜질방 출입을 제한토록 한 공중위생관리법시행령이 발효되어 현재는 청소년이 심야시간대 이용이 불가능한 상태지만 아직까지는 집중적인 단속은 이루어지지 않고 있다. 그리고 2006년 3월 1일부터 찜질방 내 영화방에서도 영화를 저작권자의 허락없이는 영화상영이 불가하게 되었다. 이런저런 찜질방 등의 레저스파에 행정 및 법률 등에 규제를 가하고 있어 레저스파도 이에 적당한 대응이 필요한 시점에 도래했다.

그리고 목욕장업은 행정적으로 국민생활에 필수적인 개인 서비스업으로 분류되어 주로 공중위생관리법의 적용을 받으며 개발과 관련해서는 소방법, 환경개선비용부담법, 건축법, 전기안전법, 수도법, 다중이용시설의공기질관련법 등 약 20여개의 관련법에 저촉을 받고 있고, 최근 찜질방내에서 각종 안전사고 등이 발생하고 있어 건물 준공검사시 소방법의 적용을 강화하여 시설기준을 매우 까다롭게 적용하고 있기 때문에 시설 완공 후 소방검열에 걸려 오픈 예정일을 맞추지 못해 손해를 보는 경우가 많다. 그러므로 레저스파 개발시 전문기관인 기획 컨설팅업체 등에 도움을 받아 입욕장을 시공하는 시설업체에 의뢰해 공사를 진행하거나 시설개발을 추진하는 것이 좋다.

레저스파의 입지조건

어느 업종이나 마찬가지로 상권과 접근성이 용이한 입지조건은 최고의 중요한 요소이다. 과거 입욕장 사업도 마찬가지로 입지 및 상권이 매우 중요한 요소였지만 지금은 사회환경과 생활패턴, 의식수준의 변화 등으로 상권보다는 시설의 컨텐츠가 중요한 시대가 되었다. 그렇다고 지금도 상권 및 입지가 중요하지 않다는 것은 아니다. 그러나 최근의 추세는 자동차의 보급과 인터넷을 통한 정보수집이 용이해져 좋은 레저스파 등을 찾아다니는 시대가 되었다. 종합커뮤니케이션 시설로서 발전하고 있기 때문에 어느 정도 경쟁력을 확보할 수만 있다면 지가나 건물비용이 고가인 도심지나 주택지보다는 적당한 입지조건과 상권을 갖춘 곳이 더 낫다. 예를 들면 경기도 파주 등에는 대형 입욕시설이 5곳이나 되고 현재 새롭게 개발되는 시설도 다수 있다. 강원도 횡성, 대구 팔공산 등 입지적으로 매우 불리한 곳에도 새로운 형태의 전문 입욕장이 개발되어 호황을 누리는 등 입지보다는 사업 컨텐츠에 따라 사업의 성패가 결정되는 경우가 많다. 그러나 찜질방 등 레저스파시설이 평범한 시설과 서비스라면 입지가 중요한 요소가 된다.

레저스파의 우수한 입지라는 것은 주변 환경과 조건에 따라 다르다. 일반적으로 우수한 입지조건은 주변환경이 아파트 등 주거밀집지역, 오피스가 집중되어 있는 도심지역, 유동인구가 많은 대규모 상업지역, 역세권지역 등으로 구분할 수 있는데 이에 따라 시설과 운영컨셉이 달라지기도 한다.

그러나 상권 및 입지조건이 우수하고 컨텐츠도 우수하다면 금상첨화이기 때문에 나름대로 좋은 상권 및 입지조건을 제시하면 다음과 같다.

사람이 많이 모이는 역세권 또는 대형 도매상가 지역이 유리하다.
지금까지는 99년 공중위생관리법의 개정으로 자유로운 영업활동이 보장되고 영업시간 제한도 없어 365일 24시간 영업이 가능하였기 때문에 수면기능과 휴식기능을 갖춘 대형 레저스파이라면 역세권이나 대형도매상가 주변이 아주 우수한 입지조건이었다. 그러나 최근 개정된 공중위생관리법은 지자체가 알아서 영업을 제한할 수 있도록 해 2004년 8월부터는 서울시가 24시간 영업을 제한하는 등의 조치를 시행하려다 업계의 반발로 시행하지는 못했지만 지속적인 국제 고유가 기조와 에너지 절약 분위기가 조성될 경우 영업시간 제한 조치는 다시 나타날 수 있기 때문에 이에 항상 대비하여야 한다.

아무리 역세권이고 상업지역이라 하더라도 입지조건에서 중요한 것은 도로의 접근성과 주차장 확보가 영업의 가장 중요한 요소가 된다.

아직까지는 역세권 및 도매상가 등의 상권에 입지한 레저스파 찜질방의 가격이 높은 것은 사실이다. 왜냐하면 상업지역임을 감안할 경우 토지비가 매우 높은 것은 당연한 결과이기 때문이다. 그렇다고 상업지역에 위치한 레저스파의 이용료가 별도로 비싼 것도 아니고 타 지역과 동일한 가격에 영업을 해야 하기 때문에 평범한 레저스파 시설을 가지고는 아무리 좋은 위치에 있다고 하더라도 타 지역에 비해 보다 많은 고객이 내방해야만 사업수지가 맞게 된다. 많은 고객을 유치하기 위한 전략과 시설, 서비스가 필요하며 상권, 입지조건 보다는 고객이 선호하는 기능형 레저스파로 개발되어야 한다.

접근성이 양호하고 대형 주차시설을 갖춘 조건의 지역이라면 주거밀집지역이 아니더라도 상관없다.

자동차의 보급으로 인해 세대당 1대 이상 보유하는 시대가 도래하다 보니 신속한 기동력을 바탕으로 다소 먼 장소라고 하더라도 도로망과 접근성이 양호한 곳으로 주차시설까지 넉넉하면서 입욕장 시설까지도 좋은 곳이라면 가족들과 나들이 및 계모임 장소로도 애용되는 등 생활밀착형시설로 발전하였다. 최근에 좋은 시설로 평가받는 첫째 조건은 편리한 주차시설이다. 고객이 레저스파시설에서 가장 먼저 그 업소의 이미지를 결정하는 중요한 시설이 주차시설인 것이다. 주차관리가 용이하면서 주차관리인의 친절여부에 따라 고객은 레저스파업소의 이미지를 가지고 카운터로 입장하게 된다. 이때 부정적인 이미지를 받았다면 종업원의 인상, 시설, 규모, 청결 등을 모두 부정적으로 보게 되고 아무리 좋은 이미지를 주려해도 나쁜 인상이 남는다. 그러나 반대도 기분 좋은 이미지를 주었다면 그 다음은 모두 좋게 보이는 것이 인간의 심리이다. 다소 상권과 떨어져 있다고 하더라도 주차가 편리하다면 고객은 모일 수가 있다. 다음으로 차가 아닌 도보로 찾아올 수 있는 거리에 있다면 정말 금상첨화라고 할 수 있다.

아파트 밀집지역 또는 주거밀집지역이 그래도 유리하다.

옛날 목욕탕은 주택지에서 없어서는 안 되는 필수시설로서 위치를 점하고 있었으며, 지금까지도 생활의 일부분으로 자리를 잡은지 오래다. 그러나 2000년대 들어서는 우리나라 국민의 생활수준 향상과 주거기능의 선진화, 자동차의 보급으로 이왕이면 시설 좋고 서비스 좋은 곳을 찾아다니는 시대가 도래하였다. 목욕이 더 이상 때를 씻어내는 세신기능이 아니고 건강, 웰빙, 사교 및 가족휴식과 미용 등을 위한 레저시설로서 발전되어 굳이 주택밀집지역이 아니더라도 비관적으로 보지 않아도 될 정도로 되었다. 그래도 전통적으로 아파트 및 주거밀집지역은 주 고객층이 집중적으로 모여 있기 때문에 아직까지는 레저스파 설치지역으로 높게 평가받고 있다.

이러한 주택가나 주거밀집지역의 경우는 주요고객이 여성으로 여성의 입에 의해 시설의 성패가 좌우되는 경우가 많으므로 여성고객을 위한 시설 비중을 높이는 것이 필요하며 서비스 또한 여성고객에게는 각별할 필요가 있다. 예를 들어 단순한 모임방이 아니라 건강도 챙기면서 그 동안의 스트레스도 풀 수 있는 기능형 모임방도 좋은 아이디어다.

컨셉 설정 및 기획설계(가설계)

　　　　　　　　적당한 부지나 건물이 선정되었다면 레저스파 개발을 위한 본격적인 첫 번째 작업에 들어가게 된다. 우선적으로 해야 할 일은 시장조사 및 분석을 통한 테마설정작업에 들어간다. 이때 주변 경쟁시설의 벤치마킹은 기본이고, 시장 고객층 분석과 접근성 등을 철저하게 분석해야 한다. 그 다음으로 새로운 차별화된 시설과 운영방법, 영업전략, 요금전략 등에 대하여도 잠정적으로 결정해 놓아야 한다.

　레저스파를 개발하기 위해서는 우선 전문 기획 및 컨설팅업체와 상의하는 게 좋다. 전문 기획업체를 통해서 컨셉 및 테마를 설정하고 운영 및 마케팅전략을 수립한 후 진행하는 것이 기획설계에 도움이 된다. 다음으로 레저스파를 전문으로 시공하는 인테리어업체에 의뢰하는 것이 좋다. 왜냐하면 시행착오가 적으며 나름대로의 노하우가 있어 어느 정도는 공사비 절감도 가능하기 때문이다. 그러나 그렇다고 너무 일방적으로 인테리어업체에 의존하게 되면 자신의 능력을 과신한 나머지 자신들의 고정관념에 사로잡혀 독창적이고 새로운 아이디어를 무시하고 과거에 연연하여 진행하는 경우도 많아 너무 많이 의존하기보다는 사업주가 나름대로 운영전략과 아이템, 기타 필요한 사항들을 정리한 설계요구 조건을 작성하여 인테리어업체에 지시하게 되면 향후 공사를 진행하면서 시행착오도 줄일 수 있고 이에 따른 투자비도 더욱 줄일 수 있게 되는 등 많은 부분에서 유리하게 된다. 예를 들어 이용요금과 관련하여 고객이 선불제, 현금제, 후불제에 따라 동선이 크게 달라지게 되고 키시스템에서도 원키냐 투키냐에 따라 크게 동선이 달라지게 되는데 이를 간과하고 과거에 하던 방식대로 진행하다 보면 향후에 새롭게 해야 하는 등 어려움이 있게 되기 때문이다. 또한 세탁실 설치와 외주 여부에 따라 시설이 달라지고, 어떤 서비스를 제공하느냐에 따라 시설이 달라지게 된다. 예를 들어 서울 성수동 L 사우나의 경우는 문화컨텐츠를 모토로 해서 각종 문화이벤트를 도입한다는 영업전략이 설정됐고 이를 도면에 반영하도록 지시하자 무대의 위치가 결정되고 이에 따른 조명 및 방송장비 등의 무대장치와 출연자 대기장소 등 관련한 시설과 장비가 준비되어지는 등 이러한 운영컨텐츠는 나중에 시설 완료하고 별도로 진행하는 것이 아니라 컨셉 설정 및 평면개발 단계에서부터 차별화된 운영방법 등을 고려해서 개발이 되어야 한다.

향후 운영전략 등이 수립되면 이에 따른 평면 가설계 또는 다른 표현으로 기획설계을 하게 된다. 기획설계란 건축주가 직접 행하는 것으로서 사업의 의의를 명확하게 하고 방향을 설정하여 사업착수로부터 준공 후의 운영에 이르기까지를 예시하는 작업이다. 기획설계의 중요성은 이때 설계한 내용이 사업규모와 사업투자비 및 사업타당성 검토의 기초가 되기 때문이다.

이때 설계 전문업체를 선정하는 것도 매우 중요한 과정이므로 업체의 말에 현혹되기보다는 나름대로의 객관적인 기준을 설정하여 업체를 선정하는 것이 좋다.

사업타당성 검토 및 사업계획 수립

목욕장업과 같은 레저스파는 공중위생업소 중에서 시설과 설비에 대한 투자비가 매우 높은 업종 중에 하나이다.

최근에는 규모의 대형화 및 시설의 고급화, 부대시설의 다양화에 따른 입욕장 개발비용도 무척 높아진 것이 사실이다. 약 1,000평 정도의 입욕장을 개발하려면 시공비만 하더라도 최소 20~30억원에 건물 또는 분양경비 등을 감안할 경우 거의 50~80억 이상 투자비가 소요될 정도로 부담이 큰 사업이다. 이러한 규모의 사업이라면 웬만한 중소기업 이상의 규모로 중소 분식집과 같은 음식업을 창업하는 정도가 아니기 때문에 정말 철저한 시장조사와 분석, 그리고 사업타당성 검토 및 사업계획수립은 필수라고 하지 않을 수 없다. 그러나 아직까지도 과거의 동네 목욕탕 정도의 구멍가게로 생각하고 시설을 준비하는 경우가 많아 심히 우려되는 바가 크다고 할 수 있다.

과거 십 수년 전까지만 하더라고 목욕장사업은 큰 어려움 없이 노후에 가족이 편히 지낼 수 있는 매우 안정적인 업종 중에 하나로 인정받아 왔으나, 최근 목욕장업이 완전 자유업종으로 인정하고 있고 IMF 이후 경기 활성화를 위한 여신금지 해제, 거리제한 폐지, 부동산사업의 기획상품으로서 인정되는 등에 힘입어 우후죽순처럼 많은 대형 시설이 설치되어 최근에는 공급과잉현상까지 보이고 있다. 이로 인해 이제는 더 이상 가만히 앉아 있으면 떼돈 벌던 사업이 아닌 업체간에 고객유치를 위한 치열한 경쟁에서 이겨내야만 생존할 수 있게 되었다. 이제는 레저스파업계에서도 '마케팅' 이라는 용어가 낯설지 않아졌다.

우리나라의 레저스파 사업의 특색은 '이상하게 단골이 없는 사업' 이라고 한다. 왜냐하면 수십수백 억원의 돈을 들여 시설하여 2, 3년 영업을 잘 했는데 옆에 다른 레저스파가 들어서면 고객은 매정하리 만큼 새로 생긴 레저스파업소로 이동하는 것이다. 이것을 '고

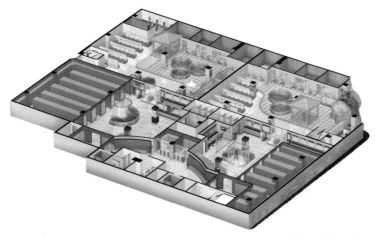

사우나 내부 조감도

객이동의 법칙' 이라고 하는데 고객이 레저스파시설을 이용하려 할 때 여러 곳에 유사시설이 있다고 한다면 고객이 선택하는 동기가 뚜렷이 없을 경우 고객은 유사시설 중에서도 단골업소, 시설규모 크고 깨끗한 곳, 가격이 저렴한 곳, 거리가 가까운 곳 등으로 선택하게 된다. 이때 새로운 시설이라고 한다면 규모가 크고 깨끗하면서 다양한 시설 등으로 기존의 업소보다는 잘 해놓았을 것은 당연한 이치기 때문에 고객은 새로운 곳으로 이동할 수밖에 없다. 그러나 고객이 이동하지 않고 계속적으로 우리 업소에 오게 하려면 뭔가 다른 것이 있어야 한다는 것은 당연한 사실이기 때문에 그 뭔가를 만들어내지 않고는 고객이 이동하는 현상을 막을 수가 없다. 그것을 과거에는 고객을 계속적으로 잡아두기 위해 가장 흔한 전략이 가격할인 마케팅전략으로 요금을 내리게 되지만 한번 이동한 고객은 여간해서 찾아오지 않게 된다. 그러니까 막대한 투자비를 회수할 길이 없게 되는 셈이다. 타 업종 전환도 거의 불가능한 것이 레저스파사업으로, 타 업종으로 전환하려 해도 막대한 투자비를 들여 만든 시설과 설비를 철거하는 데에도 또한 막대한 비용이 들기 때문이다.

그러므로 먼저 레저스파 사업을 하기 위해서는 기획설계를 기준으로 먼저 전문기관 등을 통해 사업타당성 검토 및 사업계획을 수립한 후 사업을 진행하는 것이 좋다. 그리고 뭔가 새로운 아이템을 얻고 싶다면 전문연구기관이나 전문가를 활용하여 기획설계시 반영하는 것도 좋다.

또한 사업계획서는 금융기관 등에서 자금을 조달할 때 요구하는 가장 기본적인 자료이기도 하기 때문에 관련하여 사업계획을 철저히 수립하도록 한다.

사업계획서 작성 조건

첫째, 사업계획서만 읽으면 누구나 이해할 수 있도록 구체적으로 작성한다.

레저스파사업의 경영진, 인력수급계획, 설비투자계획, 마케팅계획, 조직운영계획, 자금조달계획, 사업추진일정, 손익계획 등을 빠짐없이 기술해 통상적인 지식을 갖고 있는 업계 종사자는 누구나 그 내용을 머리에 그릴 수 있도록 해야 한다.

둘째, 실현 가능한 계획을 담아야 한다.

사업계획서란 기업을 운영하기 위한 지침서요, 가이드라인이다. 따라서 사업계획서가 지나치게 교과서적이거나 비현실적이어서는 곤란하다. 일단 사업이 시작되면 사업계획서 대로 운영해도 손색이 없을 정도로 현실에 맞게 기획돼야 한다.

셋째, 차별화 전략의 수립이 필요하다.

시설의 차별화도 중요하지만 운영의 차별화도 매우 중요한 요소가 된다. 시설의 경우는 새로운 품목에 대하여 효능과 사용방법 등을 집중적으로 개발하여야 하고, 운영의 차별화는 고객을 흡입시킬수 있는 새로운 아이템이나 서비스를 개발하여야 한다.

넷째, 자금조달 및 사업타당성 검토내용이 반드시 필요하다.

레저스파는 대규모 자금이 투입되는 사업으로 자체자금에 대한 조달방안과 사업수지에 대한 객관적인 자료를 가지고 추정손익 및 현금흐름 분석을 통한 사업타당성이 높은 사업이라는 믿음을 줄 수 있도록 작성되어야 한다.

다섯째, 오픈 및 운영계획 내용을 포함한 세부 추진일정도 필요하다.

사업계획의 주요기능은 수립한 사업일정을 충실하게 지켜나가는 것으로 스케줄관리는 절대적으로 필요한 사항이다.

계획설계 및 기본설계시 사전에 결정해야 할 사항

기획설계를 가지고 어느 정도 사업규모와 투자비 등이 산출되면 이에 따른 사업타당성 검토 결과 우수한 프로젝트로 결정이 나게 되면 자금조달을 위한 금융기관 등에 필요한 사업계획서를 작성하게 되고, 사업을 확정하게 되면 이와 관련하여 계획 및 기본설계에 들어가게 된다.

계획설계란 기획설계시 검토, 분석된 자료와 설계협의시 건축주와 협의된 협의사항을 기초로 하여 제반사항을 확정시켜 건축주의 의사결정을 하는 단계를 말하며, 기본설계는 실시설계의 작업을 위한 준비작업으로 계획설계에서 미비된 사항을 보완하고, 각실의 용도, 위치, 면적, 치수를 확정시켜 실시설계에 차질이 없도록 건축주와 최종 합의하는 설계로 이때부터는 전기, 설비, 구조, 소방 등의 설계가 함께 참여하게 된다.

이런 계획 및 기본설계를 위해서는 우선적으로 동선에 영향을 주는 몇 가지 요인들이 확정되어야 원활한 설계가 진행될 수 있다.

요금 문제 결정

과거 레저스파 요금은 정부의 물가를 측정하는 경지지표로서 정부로부터 심하게 규제를 받아왔던 게 사실이다. 그러나 1999년 공중위생관리법의 개정으로 입장요금이 자유화되면서 바로 우리 레저스파 수준을 결정하는데 중요한 바로미터가 되었다.

요금 결정방법을 구분하면 약 3가지가 있다.

첫째, 시설 등에 대해 큰 투자가 있어서 우리 레저스파만이 가지고 있는 독특하고 차별화 서비스 및 기능적인 요소가 있다면 주변 경쟁시설과 상관없이 경쟁시설보다 약 5,000원 이상 높게 책정하는 고가전략을 펴 고객을 선별할 필요가 있다.

둘째, 주변 경쟁시설과 큰 차이는 없으나 규모나 시설면이 우수하다고 판단되면 주변여건을 고려해 경쟁시설과 유사한 가격 또는 1,000~2,000원 정도 높게 책정하더라도 고객이 레저스파을 선택하는데 있어서 크게 부담을 느끼지 않는다.

셋째, 시설에 대해 큰 투자도 별로 없고 규모나 시설이 크게 차이가 없고 특별한 기능도 없어 일반서민을 주요타켓으로 한다면 주변

경쟁시설보다 약 1000~2000원 정도 낮은 저가전략을 통해 경쟁력을 확보해 볼 필요도 있다.

생활수준이 달라지고, 목욕하는 패턴도 달라졌다고 하더라도 아직까지는 목욕요금에 레저스파를 선택하는 기준이 되는 고객도 상당수 있기 때문에 저가전략도 펴 볼 만하나 오래 가지 못하고 결국 문을 닫는 경우가 많다.

요금 문제는 레저스파 설계시 업장의 수준을 결정하는 중요한 요소이므로 사전에 충분히 검토하여 결정하여야 한다.

이용요금 납부 문제

입장 요금이 결정되면 이번에는 입장한 고객이 시설을 이용하면서 부대시설 이용에 대한 요금을 지급하는 방법이 결정되어야 한다. 부대시설 이용요금 지급방법에는 3가지가 있다.

첫째, '현금제'가 있다. 현금제는 입장요금 지불 후 각종 부대시설 및 유료 서비스 이용시 고객이 현금을 가져와 서비스 이용시마다 현금을 지급하고 이용하는 방식으로 가장 흔하게 사용하는 방법이다. 별도의 고가의 POS시스템 구성없이 운영이 가능할 뿐만 아니라 이용요금에 대한 별도의 정산 등이 필요없어 관리가 매우 용이하나, 고객이 별도로 현금을 가지고 다녀야 하는 등 고객이 매우 불편해하고, 현금만 사용이 가능하므로 부대시설 이용시 고객의 구매욕을 감소시킬 수 있다는 단점이 있다. 가장 흔한 현금제 불만요건으로 현금을 찜질복에 그대로 남겨두고 찜질복을 그냥 반납하는 경우가 발생하여 카운터에 와서 불평을 하는 고객이 발생하는 경우가 많다.

둘째, 부대시설 등에서 사용할 요금을 미리 결정하고 이에 따른 선불카드를 구비하거나 키락Key Lock시스템 등에 일정금액을 입력을 시키고 사용하는 방식인 '선불제'가 있다. 미리 이용요금을 결정하여 선불카드 등을 구입해야 하기 때문에 고객이 다소 부담을 느끼는 경우가 많아 매출을 높이는 데 큰 도움은 적으나 선출결재 및 이용요금 환불 등에 필요한 고가의 POS시스템을 갖추어야 하는 등 투자비가 많이 들어 대형 워터파크 등에서만 도입하여 운영하고 있는 시스템이었으나 최근에는 스키퍼skipper[1] 문제가 많이 발생하는 레저스파업소에서는 스키퍼 예방을 위해 선불제를 도입하는 업체가 늘어나고 있다. 선불제를 할 경우 미리 현금을 지불하고 사용하기 때문에 100% 스키퍼를 예방하여 레저스파 운영의 가장 큰 골칫거리를 사전에 예방할 수 있다. 선불이용 후 잔여금액이 적을 경우 환불을 하지 않는 고객이 다수 있어 잔여금을 보아 불우이웃돕기를 한다든지 타 용도로 활용할 수 있다는 장점도 있다. 하지만 잔여금 환불과 선불금을 모두 소진하였을 경우 재 충전을 위한 별도의 카운터가 운영되어야 하고 매출이 생각보다 많이 나오지 않는다는 단점도 있다.

세째, 입장요금 지불 후 각종 부대시설 및 유료서비스 이용시 키 번호만 가지고 이용하고 마지막 퇴장시 카운터에서 정산하는 방식인 '후불제'가 있다. 이는 고객 중심의 운영으로 현금없이 각종 부대시설 등을 이용할 수 있어 고객이 매우 편리하게 사용할 수 있고 현금없이 POS시스템을 이용한 키번호만 가지고 각종 부대시설을 이용할 수 있고, 정산시 가족이 사용한 금액을 합신하여 일괄적으로

---

1) 여기서 스키퍼(Skipper)란? 정당한 체크 아웃 절차를 이행하지 않고 떠나거나 식당에서 식대를 지불하지 않고 몰래 떠나는 손님을 지칭하는 호텔용어로 레저스파에서도 후불제를 하면서 부대시설을 이용한 후 정산없이 몰래 떠나는 손님을 칭함.

신용카드결제가 가능하기 때문에 부대시설의 충동구매 등 고객의 구매욕을 증대시켜 매출을 극대화할 수 있다. 고객입장에서도 현금을 가지고 다녀야 하는 불편함이 없기 때문에 최근에 많은 레저스파 업소들이 도입하고 있는 시스템이나 고가의 POS시스템을 설치해야 하는 것이 부담이다. 각종 매출에 대한 노출을 꺼리는 임대업장과 이용요금을 정산하지 않고 사라지는 스키퍼 고객이 다수 발생할 수 있기 때문에 많은 신경이 쓰이는 시스템이다. 또한 후불제의 특징으로는 임대업소와 사업주간의 문제를 들 수 있는데 손님이 입대업소에서 이용한 요금을 주간 또는 격주간 정산을 해주어야 하는데 이때 정산을 차일피일 미룬다던지, 임대업소의 매출이 그대로 노출되기 때문에 임대업장 측에서 꺼리는 경우도 있지만 현금제보다 매출이 약 20~30% 정도 증가하기 때문에 대부분 받아들이고 있는 실정이다. 또한 사업주 측면에서 볼 때 정산을 하면서 관리비 부과 등에서 정산시 관리비나 임대료 등을 제하고 지급할 수 있기 때문에 관리비 및 임대료 지연 납부 등을 사전에 막을 수 있다는 정점이 있어 후불제는 사업주 측에 유리한 요금제라고 할 수 있다.

상기 세 가지 시스템에서 현금제는 사업주 입장에서 운영하는 시스템이고, 후불제는 고객입장에서 운영하는 시스템이라고 할 수 있는데 중요한 것은 어떤 시스템을 결정하느냐에 따라 동선이 크게 달라지게 된다. 예를 들어 후불제를 하게 될 경우 신발락커를 남여 구분없이 매표카운터 전에 두어야 하고 카운터에서 락커키와 신발키를 교환하는 동선이 되어야 한다. 그래야 스키퍼를 방지할 수 있기 때문이다. 또는 키를 어떤 종류로 선택하느냐에 따라서 동선이 달라지게 된다. 사소한 것 같아 나중에 오픈시점에 선정하면 되지! 하다가 큰코다치는 경우가 바로 키시스템이다.

　최근에 성공하는 서비스업은 고객 중심을 표방한 사업으로 다소 사업주가 불편함이 있다고 하더라도, 고객에게 좋은 이미지와 이용편리를 우선해야 한다. 투명한 기업경영과 매출 증대 등을 고려할 경우 다소 고가의 비용이 투입된다고 하더라도 후불제 시스템을 적용하는 것이 필요하다고 사료되며, 최근의 레저스파 개발방식이 후불제 시스템으로 가고 있는 추세이다.

원키One Key 또는 투키Two Key

　후불제를 하게 될 경우 봉착하는 문제가 있는 바로 신발장과 옷장 간의 키 호완문제다. 가장 일반적인 방식이 투키시스템Two key system인데 신발장에서 신발을 보관하고 키를 매표카운터에 가져와 옷장키와 교환하는 방식이다. 이때는 동선상 신발장이 카운터 입구에 설치되어 있어야 하고 키는 호환되지 않는 옷장과 신발장의 두종류 키를 가지고 고객과 교환해야 한다.

　투키시스템이 나온 배경은 스키퍼 예방에서 나왔다. 아무리 스키퍼라고 하더라도 신발없이는 도망가는 경우가 드물기 때문에 인간의 심리에서 착안한 시스템이다.

　투키시스템의 문제점은 입장시 주중 고객이 별로 없을 경우는 큰 문제가 없고 또한 인력도 최소로 활용할 수 있으나 고객이 몰리는 주말, 공휴일에 고객 대기시간이 길어지고, 가족 전부에 대한 일일 확인이 어려운 점 등이 문제점으로 나타나곤 한다. 일본에서는 사람이 몰릴 때는 질서정연하게 차례를 기다리며 입장하는 것이 관례화되어 있어 대기시간이 길다고 하더라도 문제될 것이 없으나 성격이

급한 한국인의 정서상에는 문제가 발생한다. 조금만 기다리게 해도 바로 불평이 쏟아지기 때문이다. 그래서 한국에서 레저스파를 설계하고 기획할 때에는 입장시스템과 동선이 최고 우선적으로 고려되어야 한다. 또한 정산시 개개인이 개별로 정산하게 되면 문제될 것이 없으나 가족이 함께 이용한 후 일괄 정산할 경우 남자와 여자 키박스가 떨어져 있을 경우 카운터 요원의 행동반경이 넓어져 복잡해진다. 단체객이 입장시 여러 개의 키를 한번 뽑아 줄 경우 신발장 키 보관시 정확하게 보관할 수 없어 시설이용 후 시간차이 때문에 나오는 고객간의 신발장 키가 바뀌는 경우가 발생하여 혼동을 주게 된다. 또한 스키퍼 예방을 위해 투키시스템으로 했지만 의도적으로 신발장 키 두 개를 가지고 이용할 경우 스키퍼를 막을 수도 있다.

투키시스템의 단점을 보완한 방법이 원키시스템이다. 원키방식은 신발장과 옷장의 키락이 같은 종류 키로 되어 있어 옷과 신발장의 키가 같다는 점이다. 현금제 서비스에서는 원키시스템으로 하여도 전혀 문제가 되지 않지만 후불제를 하게 될 경우 정산을 하지 않고 사라지는 스키퍼가 다수 발생할 수 있다. 그래서 기계식 키로 원키시스템을 하게 될 경우 신발장과 옷장키를 동일하게 키락을 설정해야 하고, 카운터 동선배치를 입출구를 분리하여 입장과 정산이 가능하고 통로도 달라지게 해야 한다. 이런 경우 신발장 위치는 카운터 내부에 배치하게 되고 키를 사용하고 퇴장시 반듯이 가져나와야 하는데 여기서 문제가 발생하곤 한다. 투키시스템의 경우는 신발을 볼모로 잡아두고 정산시 키를 교환해 주는데 기계식 원키의 경우는 신발을 찾아서 나오면서 정산하게 된다. 이때 카운터가 복잡해질 경우 대기고객의 불평이 나올 수 있다. 두 번째는 복잡한 틈을 이용해

키를 버리고 몰래 퇴장하는 고객이 다수 발생하는 경우가 생긴다.

그래서 원활하고 소기의 목적을 달성하는 원키시스템이 되려면 신발장 제어방식의 전자키시스템이 되어야 한다는 조건이 있다. 전자키는 최근에 새로운 기술개발과 발달로 신발장을 제어하는 시스템이다. 예를 들어 입장시 요금을 내지 않으면 키가 뽑히지 않고 또한 후불정산을 하지 않으면 신발장 키가 작동을 하지 않아 신발을 가져갈 수 없게 된다. 일반 투키시스템의 문제점인 신발장 키를 두 개 뽑아서 갈 경우 속수무책이었던 스키퍼 문제를 해결할 수가 있게 된다. 전자키는 원천적으로 키를 한번에 두 개를 뽑을 수 없기 때문이다. 전자키 제어시스템이 개발되어 원키를 하게 될 경우 키가 하나이기 때문에 그만큼 원가를 줄일 수도 있게 된다. 그러나 신발장을 제어하기 때문에 별도의 키박스가 필요없어 키를 교환해주는 등의 행위가 없어 단순해지는 장점이 있는 반면 별도의 정산소를 두어야 한다는 점이다. 공휴일 또는 성수기 오후에는 많은 고객이 퇴장하면서 정산소가 복잡해지고 별도의 인력을 두어야 하기 때문에 그만큼 인건비 부담도 있게 된다.

신발장 제어방식에 어려움이 있다면 최근에 나온 RF키(센서키라고도 함)가 이를 보완해주는 시스템으로 개발되었다.

기계식 키락KEY-ROCK **또는 전자식 키락**KEY-ROCK

레저스파를 개발하면서 가장 고민되는 분야 중 하나가 락카 키락의 선택이다. 키 종류는 여러 가지가 있지만 단순하게 분리한다면 기계식키와 전자식키다. 기계식키는 별도의 동력장치 없이 키락 자체의 기계적 구조에 의해 잠기고 열리는 방식으로 가격은 단순하기 때문에 저렴한 것부터 자석식으로 되어 있는 고가의 키도 있고 자석과 기계식을 복합화한 이중복합형도 있다. 그래도 기계식 키락의 가장 큰 장점은 상당히 비용이 저렴하다는 점이다. 전자키에 비해 약 1/5 정도의 가격이면 구입할 수 있지만 보안성이 다소 떨어진다라는 단점이 있기는 하지만 가격에 비해 감수해야 하는 부분이다. 그리고 고객이 이용시 키를 분실하게 될 경우, 복제가 쉬워 키락 전체를 교환해야 하는 등의 단점이 있고, 쉽게 드라이버 등으로 락카문을 열 수가 있어 도난의 표적이 되는 경우가 많아 보안성을 높인 자석키와 복합키 등도 등장하고 있다.

전자식 키는 별도의 전자식 전달장치가 있어 개폐되는 키락으로 전자식의 시스템을 가지고 있고 별도의 전자경보장치를 부착하게 될 경우 정상적인 개폐가 아닌 드라이버 등으로 비정상적 개폐가 발생할 경우 경보장치가 울리는 등의 보안성이 매우 뛰어나나 가격이 기계식 키보다 약 4~5배 정도 비싸다는 것 때문에 투자비를 고려할 경우 선뜻 결정하지 못한다는 단점이 있다. 키를 분실했다고 하더라도 키속에 내장되어 있는 키락에 있는 메모리칩을 다시 세팅만 해주면 되므로 키락 전체를 교환하지 않아도 되고 복제가 불가능해 모든 면에서 가장 뛰어나지만 그렇다고 단점이 없는 것은 아니다. 가장 큰 단점은 관리비용이 많이 들어간다. 기계식 키락의 경우는 설치 후에는 별도의 비용이 크게 들어갈 게 없으나 전자식 키는 말 그대로 전기의 힘이 필요해 전기를 발생시키는 배터리가 별도로 들어가게 된다. 1.5V 일반 배터리가 4개 정도 들어가는데 개발하려는 레저스파의 락카수가 약 3,000여 개 된다고 한다면 운영 중에 배터리 소모로 배터리를 교환해야 하는데 그 수가 장난이 아닌 경우가 발생하며 한번 교환시 배터리구입 비용과 배터리 교환 작업 등 관리비가 많이 소요된다. 그래서 전자키 업체에서도 신제품으로 배터리식이 아닌 전기공급식 일체형 제품이 출시되어 좋은 반응을 보이고 있으나 정전에 사용이 불가능하고, 전기케이블이 락카 내부표면에 노출되어 락카 내부가 지저분하게 보이는 등의 단점이 나타나기도 한다. 그래서 결론적으로 말하면 원키시스템이 아닌 투키시스템으로 하는 경우에는 도난방지를 위한 관리시스템을 확실히 한다면 굳이 고가의 전자키보다는 기계식 키로 하는 것이 관리적인 측면에서도 용이할 뿐만 아니라 투자비도 낮출 수 있다. 원키시스템으로 할 경우에는 관리 측면에서 전자키를 하는 것이 낫고, 전자키를 하게 되면 반드시 미관상 좋아 보이지는 않지만 관리 측면에서 투자비는 더 소요되겠지만 배터리 교환방식이 아닌 전원공급식으로 설치하는 것이 좋다. 최근에는 전자키 업체에서 키락만 생산하는 것이 아니라 후불제 포스시스템까지 종합적으로 관리하는 프로그램을 개발하여 시판하고 있다.

전자키시스템은 디지털 홀삽입식 전자키로 키구멍에 키를 접촉하고 돌리면 개폐되는 시스템이다. 노약자나 어린이 등에게는 다소 불편함을 주기도 하지만 신발장 제어시스템을 할

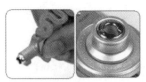

꼭지형 전자키

수 있다는 장점이 있는 전자키가 바로 디지털 홀삽입식 전자키이다. 장점은 신발락카에 키를 꼽아놓고 있기 때문에 매표카운터에 별도의 키박스를 두지 않아도 되고, 매표 및 정산을 하지 않으면 신발락카에서 키가 뽑히지 않기 때문에 관리가 매우 용이한 장점이 있지만

대형레저스파의 경우에는 별도의 정산소를 두어야 하는 등의 추가 인력이 필요하다.

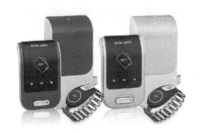

RF전자키

최근에는 센서키라고 불리우는 RF키가 나왔는데 센서키는 키를 카운터에서 발급하여 주고 내부로 진입하면 신발장에 대면 개폐되고 옷장 또한 키를 단말기에 대면 개폐되며 이후 후불정산방식으로 이용하면 되는 아주 편리한 동선을 가지게 된다. 그리고 키를 별도의 키박스를 설치하여 카운터에서 지급하고 퇴장시 다시 카운터에 자연스럽게 가져오게 되어 있어 동선이 편리하게 구성될 수 있다는 장점이 있기는 하지만 매표카운터에 별도의 키박스를 두어서 입퇴장시 키를 가져와 반납해야 하는 불편이 있다. 비접촉식 RF방식은 익숙하지 않아 고객이 혼동을 하는 경우가 많다. 아직까지는 일체형전원공급식이 없어 개발 배터리를 이용해야 한다는 점 등이 매우 불편하다. 디지털형 홀접촉식 전자키의 단점을 어느 정도 보완해서 나왔다고 하나 디지털 전자키보다 약 70~100% 정도의 고가여서 선택의 폭이 좁아지기는 하지만 고급스러운 이미지를 준다고 하여 최근에 RF센서키를 선택하는 레저스파업소가 증가하고 있는 추세이다.

여기서 중요한 사실은 디지털 전자키 또는 RF키 선택에 따라 출입동선이 크게 달라진다는 사실이다. 신발락카 제어방식이 있는 디지털 전자키는 키박스 없이 신발락카에 꼽아두고 사용하기 때문에 카운터 모양이 간단하고 캐셔의 업무를 줄여줘 캐셔인력을 다양하게 활용할 수 있지만 별도의 정산소와 인력이 필요하다. RF 센서키는 매표카운터에 키박스를 두어 키를 관리해야 하기 때문에 카운터가 다소 복잡해 보이는 단점이 있으나 출입구를 유연하게 활용할 수 있다는 장점도 있다.

후불제 POS 시스템으로 RF 방식과 전자키 방식

일반적으로 후불제 이용시 접촉식과 비접촉식이다. 접촉식은 전자키 방식이고 비접촉식은 RF칩 방식이다. 전자키는 키헤드에 각종 정보를 입력할 수 있도록 되어 있어 키헤드를 접촉구에 접촉하면서 가격정보가 입력되는 방식이다. 그러나 RF방식이란 Radio Frequency의 줄임말로 우리말로 하면 무선주파수 방식이라고 할 수 있다. 일반적으로 기계식 키를 이용한 후불제나 선불제 포스시스템에 사용시 본 RF방식의 시스템을 이용하게 되며, RF키 방식도 있지만 워낙 고가이기 때문에 아직까지 국내에 적용했다는 소식을 듣지 못했고, 기계식 키에 RF칩을 택TAG에다 부착하여 사용하는 것이 일반적이다.

본 RF 후불방식은 무선주파수 방식으로 전파수용기 근처에 갔다 대면 자동적으로 계산되는 방식으로 시계를 찬 것과 유사하다고 하여 시계형 후불시스템이라고도 한다. 이용방법에서는 크게 다른 점은 없지만 설치가격에서 다소 차이가 있다. 전자키의 경우에는 후불시스템은 다소 낮은 반면 전자식 키락 자체가 고가이기 때문에 락카수에 비례해서 고액의 투자비가 들어가게 된다. 기계식 키락의 경우는 키락은 저렴한 반면 RF시스템이 고가지만 전체적으로 볼 경우 기계식 키에다 RF칩을 내장하여 운영하는 RF방식이 다소 비용이 적게 들어간다. 그런데 문제는 내부에서 영업하는 장소마다 전자키든

RF방식이든 별도의 RF리더기 또는 접촉식 리더기를 설치해야 하는데 이 비용이 만만치 않다는 사실이다. 2009년도 현재 레저스파에서 상기 방식의 키를 생산하는 업체 견적을 비교해본 결과 키와 키락은 전자키가 당연히 비싼 반면 부대업장에 들어가는 포스형의 리더기(미니포스)는 전자키업체가 상대적으로 매우 저렴했다. 레저스파를 오픈하기 전 면밀히 검토할 필요가 있는 부분이다. 최근에는 RF센서키를 활용하는 업소가 증가하기 때문에 키 선택에 따라 POS 시스템의 결정이 따르게 되는 경우도 많다.

POS업체를 선정할 때 중요한 기준을 제시한다면 POS는 영업의 성패를 좌우하는 아주 중요한 도구로 시스템의 안정성과 운영중 오류발생 여부 및 대처능력, 신속한 프로그램 수정 및 변경 등이 얼마나 원활하느냐가 중요한 기준이 된다. POS는 크게 H/W(서버 및 장비 등)와 S/W(프로그램)로 나뉘는데 H/W는 POS시스템회사에서 얼마나 좋은 제품을 얼마나 저렴하게 구입하여 클라이언트(발주자)에게 공급하느냐가 관건이다. S/W는 프로그램 개발능력과 얼마나 많은 업소에서 안정적으로 운영되고 있고, 당 업소에 적합한가와 신속한 사후관리, 향후 확장계획이 있다면 확장 인터페이스 가능여부가 평가기준이 되어야 한다.

헬스클럽 설치 및 회원제 운영

최근의 레저스파는 단순 세신과 휴식보다는 건강과 다이어트, 피부미용 등 적극적인 웰빙건강 트랜드로 발전하고 있기 때문에 시설 또한 적극적으로 가야 한다. 그래서인지 최근의 레저스파인 찜질방에서 가장 필수적인 부대시설로 등장하고 있는 시설이 바로 헬스클럽이다. 동네에 단순 헬스클럽보다는 찜질방 내의 헬스클럽이 보다 많은 장점을 가지고 있기 때문에 회원모집도 원활하다. 또한 헬스클럽이 있어야 운동회원을 유치할 수 있기 때문에 회원제 운영이 원활하다는 점이다. 문제는 헬스클럽 코치 선임의 문제다. 많은 레저스파업소에는 별도로 트레이너 또는 코치를 두지 않고 고객의 편의시설로서 헬스클럽을 운영하고 있다. 그러다 보니 안전사고의 빈발과 헬스장비의 마모 및 고장 등이 많을 뿐만 아니라 헬스라는 서비스시설을 통한 고객확보를 위한 영업전략이 전혀 이루어지지 않고 있다. 헬스라는 시설은 단순한 장비도 있지만 복잡하고 다양한 기구 등으로 구성되어 있고 운동을 하는 고객도 자기 신체에 적합한 운동을 해야 하는데 이를 지도하고 안내하는 트레이너의 지도와 관리가 있다면 당연히 단골고객이 늘어나게 된다. 그러므로 회원제 운영방식을 하려면 고객을 지도하고 관리하는 전문트레이너는 필수가 된다.

최근에는 단순 헬스센타 개념이 아닌 휘트니스센타 개념으로 발전하고 있다. 찜질방과 운동시설이 부대시설 개념이 아니라 동급시설로 발전하여 운동도 하고 스파도 즐기는 시대이다. 규모만 보더라도 부대시설의 개념인 운동시설이라면 50~100평 정도 규모를 가지는 경우가 대부분이나 동급 개념으로 발전한 운동시설은 규모만도 1,000여 평이 되고 골프연습장 30~50타석은 기본적으로 갖추고 있을 정도로 레저스파에서 운동시설이 차지하는 비중이 점차 커지고 있다.

이러한 레저스파에서 회원제 운영방식에는 3가지 방법으로 정리가 가능하다.

첫째, 월 회원방식으로 이 방법은 1개월, 3개월, 6개월, 1년 단위로 회원카드를 발급하고 이용하게 하는 방식이다. 일반적으로 이용 횟수와 관계없이 일정기간만 이용하는 경우로 고정 고객확보가 가능하며, 여름과 같은 비수기시 운영에 어느 정도는 도움이 되나, 회원을 위한 별도의 소형 사물함과 회원을 위한 별도의 부가 서비스가 제공되어야 회원가입이 원활하다.

둘째, 입장표 판매방식으로 10매, 20매, 30매 등 입장표를 미리 구매하여 사용하는 방식이다. 기간에 관계없이 입장표를 가지고 이용하는 것으로 어느 정도 고정고객 확보는 가능하나 지속적이지 못하다는 단점이 있다. 회원을 위한 별도의 소형 락커실이 필요 없으며, 가장 일반적인 운영 형태이다.

셋째, 복합방식이다. 월회원도 모집하고, 입장표도 팔고 하는 방식으로 대부분의 업소가 이 방식을 활용하고 있다.

이렇게 회원제 모집에 대한 내용이 설계 전에 미리 결정되어야 별도의 회원 락커공간을 확보한다든지 하는 사전작업이 될 수 있기 때문에 매우 중요한 부분이다.

직영업장과 임대업장 구분

과거 몇 년 전만 하더라도 굳이 직영없이 대부분의 부대시설을 용역이라는 이름으로 임대차 계약을 하는 것이 일반적이었다. 전체시설에 대한 영업이 가능했고 투자비 또한 임대보증금으로 어느 정도 조달이 가능하다라는 장점 때문에 이렇게 했지만 최근에는 공급과잉으로 인한 무한경쟁시대에 진입한 레저스파업계로서는 상기 방식으로는 경쟁에서 살아남기가 쉽지 않게 되었다. 무한경쟁에서 생존하기 위해 그 중에 가장 흔하게 사용하는 마케팅전략이 가격할인

전략이다. 가격할인은 정말 제살깎기식의 가장 좋지 않은 방법이나 지금까지의 레저스파 운영방식이 단순시설 이용형 장치산업으로 생각해왔기 때문에 이 방법밖에는 별도의 전략이 없었기 때문이다. 또한 과거 몇 년 전만 하더라도 부대시설 임대보증금이 아주 높아 굳이 직영하는 것보다는 임대보증으로 공사비 등에 충당하는 것이 금융비용 면에서 더 이익이었지만 최근의 공급과잉현상으로 임대 보증금 수준이 예전만 못하고 또한 임대수요자도 별로 없다. 그래서 마지못해 직영을 해야 한다면 문제가 있지만 장기적인 측면을 고려 할 경우 어느 정도 수익성이 있는 부대시설은 직영을 고려해야 한 다. 앞에서 언급했던 것처럼 레저스파업체의 가장 흔한 마케팅전략 이 가격전략이다. 이때 가격을 할인하여 많은 고객을 확보했다면 내 부적으로 수익을 확보해야 할인행사 등으로 떨어진 객단가를 어느 정도 보충할 수 있기 때문이다. 그래서 임대업장과 직영업장을 구분 하게 되면 동선이 달라진다. 왜냐하면 직영을 하게 될 경우 별도의 종업원 동선과 직영에 필요한 창고 및 기타 보급라인 등이 임대업장 이 있을 때와는 다르기 때문이다.

최근 무한 경쟁시대에 돌입한 대중형 레저스파업계에서 나타난 현상 중에 하나가 과거 4~5년 전에만 하더라도 부대업장을 임대받 으려는 수요가 매우 높아 소개업소 등에 웃돈을 주고라도 서로 들어 오려는 소비자가 많았지만, 무한경쟁에 진입한 현 시점에는 부대시 설 임대수요가 매우 낮아 임대업소를 채우지 못해 오픈을 못하는 경 우도 비일비재하게 발생하고 있는 실정으로 피임대자가 골라가면 서 임대업장을 선택하는 시대가 도래한 것이 지금의 현실이다.

그래서 최근의 피임대자가 임대를 받을 때 가장 신경을 쓰면서 임대업을 선택하는 기준에는 세 가지가 있다. 첫째는 레저스파가 입점해 있는 건물이나 땅 등의 소유여부다. 주인이 직접 운영하는 레저스파라고 한다면 어느 정도 안정성이 있다고 보는 것이다. 왜냐하면 문제가 발생했을 경우 채권확보 등이 가능하다. 소유주가 직접 임대를 한다면 등기부등본 등을 확인하여 근저당권 등을 확인한 후 문제가 없을 경우 임점하여 지상권설정 등을 통해 우선변제권을 확보할 수 있기 때문이다. 그러나 임대를 받은 레저스파업에서 다시 재임대를 받아야 한다면 아무래도 불안한 요소가 많고, 재임대방식은 상가임대차보호법에도 해당이 안 되기 때문에 문제가 많다.

둘째는 레저스파의 운영주체의 직영비율이 어느 정도인지를 파악한다. 최근에 공급과잉으로 인한 무한 경쟁시대에 돌입한 레저스파업계에서 차별화 및 마케팅전략으로 가장 많이 이용하고 또한 소비자에게 직접적으로 효과가 발생하는 전략이 가격전략이기 때문이다. 그런데 과거 몇 년 전만하더라도 운영주체는 입장료 수입만 가지고 사업을 한 경우가 많다 보니 가격을 함부로 내리고 올리고를 할 수가 없게 된 것이다. 수요가 없을 경우 가격을 내리는 것이 기본인데 가격을 내리자니 객단가가 떨어져 사업성에 어려움이 나타나기 때문이다. 그래서 수요가 없을 경우 가격을 내리더라도 문제없이 영업이 가능한 방법은 바로 운영주체에서 어느 정도는 부대업장을 직접 운영하면 입장료에 대한 부담이 크게 줄어들게 된다. 전부대업장을 직영하면서 레저스파 입장료를 무료 또는 1,000원으로 하여 영업하는 업소도 나타나 주변 경쟁업소로부터 지탄의 대상이 된 경우도 있다.

셋째는 독특한 운영컨텐츠가 있느냐 하는 점이다. 최근의 많은 찜질방과 같은 레저스파가 공급과잉현상을 보이다 보니 원활한 영업을 위해서는 뭔가 차별화된 시설이나 운영전략이 필요하다. 최소한 시설 규모가 타 업소에 비해 크다든지, 아니면 우리 업소만 할 수 있는 독특한 영업비장이 있다든지, 아니면 시설을 호텔 이상으로 고급화했다든지, 입장료가 무지하게 싸다든지, 여러 가지 운영컨텐츠가 있다면 영업에 어려움이 없다라고 판단되어지기 때문이다. 레저스파의 가장 중요한 요소는 고객이 얼마나 오느냐가 기준이 되기 때문이다.

넷째는 레저스파를 경영하는 경영자의 마인드를 본다. 사우나, 찜질방, 온천 등 레저스파업이 과거 장치산업으로 시설만 하면 고객이 알아서 들어오는 그런 사업으로 알려져 별도의 운영 노하우라든지 마케팅이라는 용어 자체가 필요없는 떼돈 버는 사업 아이템 중에 하나였다. 하지만 최근 공급과잉과 고당경쟁 체제에서는 더 이상 철밥통이 아니라 고도의 전략과 기술, 양질의 서비스 등의 마케팅전략이 필요한 사업이 된 것이다. 그러나 과거 목욕탕을 운영하던 목욕탕 주인 입장에서는 아직도 과거에 연연하면서 동네 작은 규모의 속칭 목간통 정도의 마인드만 가지고 있어 임대업소를 힘들게 하는 경우가 많기 때문에 임대를 받으려고 하는 사람 입장에서는 경영주의 마인드가 아주 중요한 요소가 된다.

기타 세탁실 설치 여부

찜질복이나 타올 등 세탁물이 다수 나올 수밖에 없는 사업이 입욕장 사업으로 세탁 방법은 중요한 요소가 될 수 있다.

세탁물 세탁 방법 중에는 자체 세탁실을 설치하여 운영하거나 외주를 주는 방식이 있는데 여건에 따라 결정하면 된다.

별도의 여유공간이 확보되어 세탁실을 둘 경우, 세탁을 위한 고정인력이 약 3~5명 정도가 필요하고 별도의 세탁기계 및 오염물처리시설을 설치하고 관계기관에 허가를 받아야 하는 등 다소 복잡할 수는 있지만 신속한 세탁물 처리와 세탁물 세탁관리 등을 철저하게 하고, 수건과 찜질복을 2배수만 있어도 원활하게 영업을 할 수 있다라는 장점이 있다.

외주처리 방법으로 세탁물을 모아두면 일정한 시간에 수거 및 배송을 해주기 때문에 편리하며, 별도의 고정인력이 필요 없으나 세탁비용이 들고 세탁물 배송 등에 차질이 생기는 경우가 있을 수 있다. 배송, 적치, 창고, 이용 등의 약 4단계의 절차를 거쳐가다 보니 수건 및 찜질복이 약 3배수 정도 있어야 어느 정도 원활하게 돌아갈 수 있어 수건과 찜질복 구입비용이 추가로 발생할 수도 있다.

▶세탁실 운영의 경우

−기계설치비 : 약 2억원(세탁기, 건조기, 각종 기자재, 오염처리설비 등 1식)
  월 300만원의 기회 손실

−기회비용 : 약 30평 정도 타시설로 임대할 경우 약 2억원 정도 월
  300만원의 기회 손실

−고정인건비 : 480만원(6명 80만원/인 기준)

−고정 재료비 : 150만원(물, 세제, 환경관련 분담금, 하수도료 등)

−총 비용 : 1,230만원 소요

▶외주처리 경우

※수건 1장 25~30원, 찜질복 1벌 200~300원

일일 평균 1,000명을 예상하게 될 경우,

−수건사용량 3.5장/인 , 찜질복 1,000벌

− 수건 1,000명×3.5장×25원×30일=2,625,000원

−찜질복 1,000벌×250원×30일=7,500,000원

−비용 합계=10,125,000원/월

세탁실을 설치하기로 결정했다면 세탁실 규모, 세탁기 및 건조기 용량 등에 어느 정도는 계획이 서야 한다. 그래서 세탁기의 용량 등을 산정해 보면 다음과 같다.

▶페이스 타올 120g 샤워타올 60g 정도며 일인당 사용량은 2.5장, 샤워타올 1장, 가운 350g

▶세탁물 1인당 사용량은 약 0.8kg 정도 예상됨

▶레저스파의 평균 입장객수를 약 2,000명이라고 가정할 때

2000명×0.8kg=1,600kg

세탁시간은 약 1시간 소요, 건조시간은 조건없이 1시간 소요

세탁실 가동시간을 약 10시간으로 볼 경우

세탁기 100kg 1대와 50kg 1대 정도 소요

건조기는 50kg 4대 소요

※세탁시간은 상황에 따라 조정이 가능하나 건조기는 건조하기 위해서는 절대 시간이 필요하기 때문에 세탁물을 빠르게 건조시키기 위해서는 용량이 적은 것을 많이 설치하는 것이 좋음.

세탁실 규모는 세탁실 위치에 따라 달라질 수 있다. 탈의실 밑층

에 세탁실이 있다면 탈의실에서 바로 세탁실로 세탁물을 떨어뜨릴 수 있는 슈트를 설치하게 되면 세탁물 이동 등에 아주 편리하게 사용할 수 있다. 그러나 세탁물을 수거하는 장소가 필요하게 되므로 세탁실의 규모가 조금 커지게 된다. 적정 세탁실 규모는 약 20 ~ 30평 정도면 어느 정도 세탁이 가능하다.

레저스파 건설 및 오픈

찜질방, 사우나, 온천장 등과 같은 레저스파를 개발하기 위해서 가장 먼저 준비되어야 할 사항이 바로 설계다. 과거에는 레저스파 개발시 설계와 시공을 일원화했다. 개발시에 설계비가 절감된다고 생각하여 설계와 시공을 통합 계약 후 프로젝트를 진행하였으나 최근에는 설계와 시공을 분리하여 진행하는 경우가 많아지고 있다. 왜냐하면 비록 설계비가 어느 정도 소요되기는 하나 완벽한 설계도가 작성되면 이를 기초로 다수의 전문시공업체에 견적을 의뢰하여 정확한 공사비를 추정할 수 있다. 게다가 경쟁입찰을 통한 계약방식으로 기존의 통합발주보다 설계비를 제외하더라도 공사비 원가가 크게 절감되는 등 그 기대효과가 높기 때문에 최근에는 설계와 시공을 분리 발주하는 경우가 많아지는 추세다.

설계시에는 운영 및 영업을 고려한 설계가 되도록 지속적으로 주시하고, 시공시에는 시공업체를 믿고 맡겨주는 것이 원칙일 수 있으나 시공 중 세부 마감재 결정, 운영에 필요한 부분, 부분 수정 등 사업주가 결정해야 될 사항들이 많다. 그렇다고 사업주가 현장에 상주하면서 직접 모든 것을 결정하는 것은 무리가 있고, 시공사와 사업주간의 원활한 업무협조와 신속한 업무처리, 시공사가 설계대로 자재를 사용하고 공법에 맞게 시공하고 있는지 등을 감독하고 관리하면서 사업주 업무를 대신해 줄 수 있는 전문 감리요원을 두어 관리하면 편하다.

준공에 임박하게 되면 오픈을 위한 준비가 필요한데, 각종 집기비품의 품목 및 재질, 규모 등을 꼼꼼히 살펴봐야 하며, 오픈을 위한 개업식 등 각종 이벤트 개최여부 등을 최소 오픈 1개월 전에는 완벽하게 수립되어 있어야 한다.

오픈 준비를 하면서 체크리스트를 만들어 놓으면 업무를 추진하

〈오픈 준비 체크리스트 예〉

· 시설 관련

구분	주요내용	진행상태	비고
인테리어 내방공사	시설마감, 시운전	진행중	
내부사인물	안내판, 시설소개(효능/효과), 주의사항, 요금표, 이용동선, 남녀탕 구분, 내부간판 등		시설소개 내용 전무한 상태
CC-TV 설치 키박스 및	약 16개소 설치, 케이블공사, 모니터설치 남녀락카 약 1,500개 키보관 설치		
귀중품보관함	후론트 귀중품 보관함		
어린이놀이방	놀이시설 및 장난감 등 설치		
방송/음향 설비	무대 공연 및 진행을 위한 마이크, 스피커, 노래방기기, TV 등		
후불제 POS 시스템	입장 및 후불정산, 회원 및 고객관리, 용역관리, 입장객 관리, 카드결재 등을 위한 POS 및 TR 설치 및 Cable 공사, 서버 설치 등	프로그램 개발중	
산소발생장치	산소방과 수면실 산소발생장치 선정 및 설치		

한식당	주방설치 및 메뉴 결정		주방장부터 선정 필요
이발소 집기	이발의자, 경광등 설치		
PC방 및 오락기	PC 약 15대, 책상/의자 설치, 코인노래방		

· 운영관련 준비

집기비품	종류 및 수량파악	수량 및 견적의뢰	
소나무 참나무	한증막용 숯가마용		
만유초	케르마늄만유탕 재료		
찜질복/수건	찜복 8,000장, 수건	발주	
TV/정수기 등	TV 5대 , 정수기 5대	발주	
스파상담실	체지방계, 혈압계, 신장계, 책상의자	구입예정	
소모품	물비누, 화장품(스킨, 로션, 스프레이, 젤 등)		
매점(남)	목욕용품, 음료 등 거래처 결정		여탕과 동일하게
홈페이지 제작			찜질방닷컴 의뢰예정
세탁업체 선정	외주 세탁을 위한 계약 조건 등		
금고 설치	카운터용/ 사무실용 금고		
안마의자			
핸드폰보관함 /풋행거	20구		

· 광고홍보 및 기타

전단지 등	전단지, 리플렛, 초대권, 할인권 등	시안작성 중	플러스광고
증정품 및 사은품	때밀이장갑 8,000개, 필플러스 3개	견적 의뢰중	
내외빈 사은품	고급비누세트	진행	
직원유니폼	후론트직원 및 운영요원, 용역자 등		
현수막 설치	지정게수대 및 임시게시 디자인 및 업체 결정		

오픈전	내외빈 초청 Tape Cutting, 시욕 및		그랜드오픈
시욕행사	식사접대		1일전
할인권 및 초대권 배포	주변 식당 및 업소 배포		오픈 3일전 배포
인력선발	캐셔 5명 포함 약 34명 선발 및 교육	선발 중	
서비스교육 실시	강사섭외 및 교육장소(빈사무실)	강사섭외 완료	스파연구소 실장
직원규정	출퇴근, 급여일, 업무규정 등	작성중	
근퇴기 설치			
대표번호 결정			
키폰공사여부	업장간 내부 연결 등		

는데 다소 편하게 할 수 있다.

체크리스트에는 상기 내용뿐만 아니라 조직 및 인사선발에 관한 사항도 포함되어야 한다. 각 부문에 적당한 인력을 선발하고 교육훈련에 관한 내용도 포함되어 준비하여야 한다.

오픈을 위해서는 인허가도 많은 신경이 쓰이는 부분이다. 간단하게 영업신고만 하면 될 것 같은 공중위생관리법이지만 자세히 보면 절차가 상당히 까다롭다.

우선 사업자등록을 해야 한다. 사업자등록은 주민등록과도 같은 것으로 모든 국민이 주민등록을 하듯이 사업을 하는 경우에는 그 규모나 업종에 관계없이 관할세무서에 사업자등록을 신청하여 사업자등록증을 발급받아야 한다. 사업자등록을 하면 사업자 등록번호가 나오게 되는데, 이 사업자 등록번호는 모든 상거래에 있어 그 사업체를 표시하며 거래시마다 사용되는 고유번호인 것이다. 영업개시를 위한 영업신고 및 기타 상수도, 전기, 가스 공급계약, 신용카드

가맹 등 여러 가지에 사업자등록번호가 들어가기 때문에 법인이든 개인이든 사업자를 지역관할 세무서에 가서 등록하여 사업자등록증을 받아야 한다.

레저스파업은 비록 공중위생관리법상 신고시설로 되어 있지만 영업신고 전에 사전검열 사항이 있는데 이 가운데 가장 부담이 큰 사항은 소방검열과 건축허가에 관한 검열사항이다. 일반적으로 건물이 준공이 되면 관할관청으로부터 준공검사를 받아야 하는데 필수조건이 건축물과 소방검열이 따르게 된다. 이때 사전 준공검사 전에 소방검열이 필요한데 최근 각종 안전사고가 빈발하여 소방검열을 강화하였기 때문에 소방문제로 준공검사를 받지 못해 오픈이 몇 개월씩 밀리는 경우가 많으므로 철저히 준비하여야 하며, 준공검사 후 준공필증을 받게 되면 입욕장 영업신고 및 각종 부대시설의 영업신고를 해 인허가 사항을 마무리한다.

쉬어가기

사업자등록에 대하여

1. 사업자등록의 신청과 접수

사업자등록은 사업을 시작한 날로부터 20일 안에 구비서류를 갖추어 관할세무서 〈민원봉사실〉에 신청하면 된다. 민원봉사실에서는 신청서를 선별하여 외판업, 중기, 화물, 용달, 택시사업자와 대리, 중개·주선업 등의 사업자에 대하여는 즉시 발급하고, 기타 사업자에 대하여는 해당과에서 신청사항을 확인한 후 발급하여 민원봉사실에서 우송 또는 직접 교부하게 된다. 이 경우 7일 정도 소요되며 97년부터 위장사업자를 구별하기 위하여 사업장 실사를 원칙으로 하고 있어 7일 이상 걸리는 경우도 있다.

2. 사업자등록 신청서류

사업자등록 신청서 1부(세무서 민원봉사실에 비치)

개인은 주민등록등본 1부, 법인의 경우에는 법인등기부 등본 1부

사업허가증 사본 1부(약국, 음식점, 개인택시 등 허가나 등록을 해야 하는 사업)

※법인설립등기 전 또는 사업허가 전에 등록을 하고자 하는 경우에는 법인 설립을 위한 발기인의 주민등록등본 또는 사업허가신청서 사본이나 사업계획서를 붙이면 된다.

3. 사업자등록은 사업장마다 하여야 함.

사업장이라 함은 사업자 또는 그 사용인이 상시 주재하여 거래의 전부 또는 일부를 행하는 장소를 말한다. 법인의 경우에는 본점, 지점 모두 사

업자등록을 해야 하고, 개인도 사업장이 여러 개 있는 때에는 사업장마다 사업자등록을 하여야 하며 직매장도 사업자등록을 하여야 한다.

4. 여러 가지 사업을 겸업할 때의 사업자등록

부가가치세가 과세되는 사업만 하는 경우에는 부가가치세법에 의한 사업자등록을 하여야 하고, 과세사업과 부가가치세가 면세되는 사업을 겸업할 때에는 과세·면세 별도로 사업자등록을 할 필요없이 「부가가치세법에 의한 사업자등록만 하면 된다.」

부가가치세가 면세되는 사업만 하는 경우에는 소득세법(법인의 경우에는 법인세법)에 의한 사업자등록을 하여야 한다.

5. 공동사업자의 경우 사업자등록을 하는 방법

2인 이상의 사업자가 공동으로 사업을 하는 경우 사업자등록신청은 공동사업자 중 1인을 대표자로 하고 공동사업자 전원의 주민등록등본을 붙여 대표자 명의로 신청하여야 한다. 이 경우에는 공동으로 사업을 하는 사실을 증명할 수 있는 동업계약서 등의 서류를 함께 제출하여야 한다.

6. 사업자등록을 하지 않았을 때의 가산세

사업자등록을 하지 않고 사업을 하면 사업개시일로부터 등록한 날이 속하는 예정신고기간(예정신고기간이 지난 경우에는 그 과세기간)까지의 공급가액에 대하여

－개인은 100분의 1(다만, 과세특례자는 1,000분의 5)

－법인은 100분의 2에 해당하는 금액을 가산세로 물게 된다.

또한 구입한 상품에 대한 세금계산서를 교부받을 수 없어 물건을 사지

못하거나, 구입시 부담한 세금을 공제받지 못하게 되어, 결과적으로 성실한 납세자에게 주는 각종 혜택도 전혀 받을 수 없게 된다.

7. 사업자등록을 발급받지 못하는 경우

남의 명의로 사업자등록을 신청한 경우, 허가를 받아야 하는 사람이 허가증사본을 붙이지 아니한 경우, 신청내용이 실제 사업과 다른 경우는 처리기간 내에 사업자등록증을 받을 수 없다. 이러한 경우에는 등록신청을 정정하거나 보완하여 신청하여야 하며, 신청한 내용이 조사한 사실과 다른 경우에는 그 조사한 사실에 따라 사업자등록증을 교부하되 이 경우 교부기간은 7일에 한하여 연장될 수 있다.

8. 사업자등록사항의 변동/정정방법

다음과 같은 변동사항이 발생하면 지체없이 사업자등록 정정신고서에 사업자등록증을 붙여 관할세무서 민원봉사실에 제출하면 된다.

- 상호, 법인의 대표자, 사업의 종류를 변경하는 때
- 사업자의 주소, 거소 또는 사업장을 이전하는 때
- 상속으로 인하여 사업자의 명의가 변경되는 때
- 공동사업자의 구성원 또는 출자지분의 변경이 있는 때

사업장을 이전하는 때에는 이전 후의 사업장 관할세무서장에게 이전사실을 신고하여야 한다. 사업을 휴업하거나 그만두게 되는 경우에도 지체없이(임시사업장 폐쇄시는 그날로부터 10일 이내) 관할 세무서장에게 휴업·폐업 또는 폐쇄신고서를 제출하여야 한다. 다만 부가가치세 확정신고서에 폐업년월일 및 사유를 기재하고 사업자등록증을 첨부하여 제출하면 폐업신고서를 제출한 것으로 본다.

9. 사업을 시작하기 전에 사업자등록을 할 수 있음

모든 사업자는 사업개시일로부터 20일 이내에 사업자등록을 해야 하며 등록시 부여받은 사업자등록번호를 사용하여 세금계산서를 주고 받아 납부 또는 환급세액의 계산도 하게 된다. 그러나 사업자가 사업을 개시하기에 앞서 상품을 구입하거나 시설투자를 하고자 하는 경우 매입시 부담한 부가가치세를 돌려 받으려면 사업을 개시하기 전에 사업자등록을 하여 매입세금계산서를 교부받는 것이 유리하다. 사업개시 전에 사업자등록을 한 후 사실상으로 사업을 시작하지 아니하게 된 때에는 지체없이 관할 세무서에 폐업신고를 하여야 한다.

10. 특별소비세·교통세 또는 주류판매와 관련된 사업자의 등록·신고

특별소비세 또는 교통세의 납세의무가 있는 사업자가 특별소비세법 또는 교통세법에 의하여 개업, 폐업, 휴업 또는 변경신고를 한 경우에는 부가가치세법에 따른 신고는 별도로 할 필요가 없다. 또한 유흥음식업소, 식품잡화점 등 주류판매를 해야 하는 사업자의 경우 사업자등록신청서에 주류판매사실을 기재, 관할세무서장에게 제출하여 사업자등록증을 교부받은 경우에는 주류판매 신고를 할 필요가 없다.

2. 레저스파 영업 및 투자수익성 검토

레저스파 운영 및 인력관리

과거에는 단순 레저스파의 경우 다른 점포에 비해서 상대적으로 영업장의 면적이 넓지만 운영에 대한 인건비가 거의 들지 않는 것이 특징이었다. 입욕장 안의 주요 편의시설로서는 이용실, 구두닦이, 목욕관리사(때밀이), 이중에서 통상적으로 이용실은 임대를 주고, 구두닦이는 탈의실 청소와 정돈, 목욕관리사는 탕내의 청소와 정돈을 하는 조건으로 임대를 하며, 카운터 1인과 매표부수에서 입장권 판매 1인 이외에는 특별한 인건비의 지출요인이 없었다. 그러나 최근 과잉공급으로 인한 경쟁이 매우 치열해졌음은 물론, 시설 또한 최고급을 지향하고 있다. 게다가 인적서비스가 레저스파의 이미지를 결정하는 중요한 요소가 되어 인적서비스를 무시할 수 없는 상황에 처해 있다. 그리고 최근의 레저스파는 찜질방 시설과 사우나시설이 복합화된 것이 특징이며, 이에 따른 부대시설도 매우 다양해졌다. 매점, 식당, 한방차, pc방, 노래방, 건강보조식품 및 기구코너, 네일아트, 피부관리, 스포츠맛사지 등 다양한 영업부대시설들이 생겨나 임대업소와 고객간의 분쟁이 다반사로 발생하고, 입욕장 사업주체의 영업에 대한 지향과 임대업자간의 영업지향이 달라서 오는 여러 가지 문제점과 24시간 영업을 하다 보니 이에 따른 부작용도 많이 발생한다. 그래서 그런지 몰라도 최근에는 이를 조정하고 관리하는 전문 총지배인 및 기타 하부조직을 두고 운영하는 것이 원칙으로 되어가고 있다. 그리고 과거 탕청소는 목욕관리사의 몫이었던 것이 최근에는 별도의 청소요원을 두고 있는 것도 바뀐 현상 중에 하나라서 과거 큰 인건비가 들지 않는다고 하던 입욕장 사업이 인건비가 치지하는 비율이 점차 높아지고 있는 실정이다. 그러나 인건비를 줄이기 위해 비용이 다소 낮은 인력과 법정 근로시간을 초과하는 2교대 근무를 강행하는 레저스파업소가 아직까지 존재하고 있는 것이 현실이다.

또한 레저스파업소의 인력운영에 있어서 가장 큰 문제점은 종업원들의 높은 이직율이다. 높은 이직율의 원인 중 대표적인 것은 저임금과 사업주와 종업원간의 불화가 제일 큰 원인이라고 한다. 2009년 현재 레저스파 종업원의 평균임금은 직종과 근무부서에 따라 차이는 있지만 100만원 내외다. 근무시간은 청소 등의 단순노무직은 12시간, 카운터는 8~9시간, 기관실은 2명이 24시간 맞교대 등이 일반적인 노동시간이다. 임금대는 업소마다 차이는 있지만 일반적으로 단순노무직 약 100만원, 카운터 100~120만원, 기관실 170~200만원 정도에서 근무하고 있고 일반적으로 약 1,500평의 규모에서 인력구성은 총지배인, 경리요원, 매표 카운터 6명, 청소미화 6~8명, 기관실 2명, 막장 1~2명, 주차관리 1~2명 등 적어도 25~35명 정도는 근무해야 운영이 가능하다. 더불어 고급 서비스 연출과 청결이미지 제공 등 다양한 대고객서비스 향상을 위해서라면 30~40명 정도의 인력은 확보되어야 제대로 된 레저스파를 운영할 수 있다고 판단된다.

그러나 수도권의 모찜질방 업소는 전체 규모가 약 1,800평 규모의 대형레저스파시설로 종업원수는 15명을 가지고 주야간 운영하고 있다. 그것도 인건비를 절약하기 위하여 고령의 인력들로 구성하고 있는 것이 특징이다. 이러다 보니 항상 나타나는 문제점은 대 고객서비스의 질 문제로 나타난다. 고객과 잦은 마찰, 알아서 하라는 고객 무시 등 다양한 형태로 불만사항이 접수되고 있고 또한 인터넷 등의 각종 매체에는 불평/불만으로 가득 찰 정도이다.

이런 반면 몇몇 잘 나간다는 국내 최대의 도시형 레저스파업소는 상식밖에 운영전략을 통해서 성공을 거두는 곳도 있다. 감히 상상도 해보지 못한 레저스파업소에 주 5일제 근무제를 도입한 양재동의 G사우나, 전체 인원이 3교대를 하면서 관리인원이 66명이나 되는 서울역 부근의 S건강랜드 등은 대표적인 레저스파업소이다. 입구부터 깔끔할 뿐만 아니라 내부시설에는 먼지 한톨 없을 정도로 청결을 최우선으로 한다는 공통점이 있다. 또한 고객을 위한 건강지향의 다양한 시설들이 있으며, 절대 할인행사를 하지 않는 것도 공통점이다. 그러나 차이점은 G사우나는 첨단시설을 도입하여 후불제를 통한 매출을 극대화시키고 있다. 주 5일제와 스스로 알아서 일하는 분위를 조성하였기에 능동적으로 일하고 고객에 대한 서비스도 잘 되고 있다. 반면 S건강랜드는 첨단과는 거리가 먼 현금제와 고령인력이 많다. 그렇지만 이용객은 젊은 고객이 많아 다소 마찰은 많은 편이지만 이를 극복하기 위하여 관리자교육에 많은 투자를 하고 있는 것이 차이점이다. 그래도 아직까지는 타업소 대비 두 업소는 장사가 잘 되는 대표적인 레저스파업소로 말 그대로 떼돈을 벌고 있는 레저스파업소이다.

한국스파산업연구소가 인터넷 게시판에 찜질방 등의 레저스파에 대한 고객 불만사항을 조사한 바에 의하면 약 70%는 종업원과의 마찰과 불친절이고 약 25%는 청결 및 청소상태, 음식 등의 위생관련 내용이었고 약 5%가 시설의 협소, 동선불량 등의 시설관련 불만으로 나타났다. 레저스파업소의 이미지를 결정하는 중요한 수단은 종업원의 서비스 수준에 따라 달라진다는 결론이 나왔을 정도로 종업원 관리가 중요한 요소가 된다.

레저스파 시설 투자와 수익성

서울의 경우 대형 레저스파는 통상적으로 2,000평 이상을 말하고, 중형급은 1,500평 전후를, 1,000평 미만 규모는 소형으로 분류하곤 한다. 이 기준은 2003년 전까지의 기준과는 확연히 다른 기준이다. 과거 500평만 되어도 대형에 속하던 규모가 지금은 1,000평도 작다고 할 정도이니 레저스파의 규모가 얼마나 커졌는지 실감이 안 갈 정도이다.

공사비의 경우도 소형급의 약 700평을 기준으로 평당 약 300~350만원 정도(탕내 남여 사우나시설과 찜질방, 욕장설비를 포함한 시설에 규모 및 수준에 따라 다소 차이가 있을 수 있음)로 약 20억~25억원(건물을 신축하거나 임대할 경우 비용은 제외된 비용임)의 시설비용이 소요되고 시설을 완성하고 부대시설에 대한 임대보증금으로 약 5~7억 정도 자금조달이 가능하기 때문에 입욕장 창업비용은 약 15~20억원 정도면 레저스파를 개장할 수 있었다고 한다. 여기에 건물

임대보증금 또는 신축비용까지 포함한다면 40~50억원 정도는 기본이 되기 때문에 과히 적은 투자비는 아니다. 이렇게 투자한 시설이 안정적인 수입을 올리지 못한다면 정말 큰 문제가 아닐 수 없다. 서울의 경우 평균 입장객수는 일일 평균 약 500명선으로 객단가 10,000원(입장료 5,000원에 찜질복1,000원, 부대업장 이용 4,000원)로 하면 일일 약 500만원 정도의 일 매출액이 발생하고 월 매출은 1억 5000만원/월 정도로 이것에 비용을 약 60~70%(인건비, 각종 경비 등 포함) 정도하여 마진율은 약 30~40%로 평균수익은 월 4,500~6,000만원 선이 된다. 여기에 감가상각 및 투자비 대비 금융비용 년 리 약 7%을 감안하게 되면 수익금액은 더 떨어져 2,200~3,000만원 정도가 예상되므로 투자비 대비 순수익률은 보수적으로 볼 경우 최소 7% 이상 나오게 되므로 어느 정도는 안정적인 사업임에는 틀림없다.

이렇게 가상에 수익분석을 해보았지만 정작 중요한 것은 방문고객이 시설을 이용하고 다시 찾을 수 있는 재 방문력을 높이는 것이 사업의 성폐를 결정하게 된다는 사실을 명심하고 운영컨텐츠 개발에 정말 많은 노력이 필요하다.

레저스파의 원가 구성

　　　　찜질방 등의 레저스파를 운영하면서 투입되는 원가구성을 보면 크게 재료비, 인건비, 경비 등으로 구성되는데, 재료비에는 각종 욕장에 필수재료인 연료비, 상하수도비, 전기비 등이다. 경비에는 각종 소모품비, 각종 분담금, 출장비, 일반관리비 등이 포함되며, 인건비는 직원급료와 복리후생비 등이 있을 수 있다.

연료비

원가구성에서 가장 큰 비중을 차지하는 것이 연료비로 일반적으로 사용연료 종류에 따라서 원가 차이가 난다. 과거 대부분 벙커C유나 보일러 등유를 사용하던 것이 점차 가스 등의 청정연료로 사용하는 비율이 높아지고 있다. 서울특별시, 수도권지역(인천, 수원 등 지역) 부산광역시, 대구광역시 등은 청정 연료인 가스나 보일러등유를 사용하며 그 외 지역은 벙커 C유를 사용하는데 점차 청정연료로 전환되고 있다. 일반적으로 가장 많이 사용하는 연료가 도시가스로 약 1,500~2,000평 정도의 중형 레저스파의 경우 겨울 성수기의 연료비가 약 3,500만원에서 4,000만원 정도가 나올 정도로 지출비용에 큰 비중을 차지하고 있다. 그렇다고 비수기에는 연료비가 적게 나오는 것도 아니기 때문에 연료비를 줄이는 것도 운영에 중요한 사업 변수가 된다. 더구나 최근의 무한 경쟁체제에서 수익성 악화로 가스 사용료를 체납하는 업소가 많이 나타나고 있어 가스업체에서는 가스체납시 보증보험회사에서 대납을 조건으로 하는 가스료완납보증보험에 가입해야만 가스를 공급하겠다고 할 정도이다.

최근에는 서울근교 교외에 대형 레저스파가 건설되고 있는데, 이는 상대적으로 토지비가 저렴하기 때문에 대규모의 부지확보로 주차장을 확보할 수 있어 교외지역에 대형 레저스파가 많이들 생겨나고 있다. 문제는 도시가스가 설치되어 있지 않아 청정연료인 가스 공급이 어렵기 때문에 별도의 가스설비를 설치하거나 아니면 화석연료인 경유나 등유를 연료로 사용해야 하기 때문에 연료비 부담은 더욱 증가된다.

2006년 초에 오픈한 서울 근교의 대형 S건강랜드의 경우, 규모는 수영장 포함하여 약 3,500평 규모로 노천탕이 유명하다고 소문이 나 많은 고객이 방문하고 있다. 문제는 노천탕이 약 30가지가 있고 옥외 수영장까지 있다 보니 겨울에는 연료비가 월간 약 1억원에 가까울 정도로 연료비 부담이 크게 작용하고 있다.

최근 연료비를 약 20~30% 절감시키는 개선책으로는 여러 가지가 개발되고 있다. 태양열을 이용하여 온수 온도를 높임으로써 버너에 의존하는 온도를 줄이는 태양열시스템, 효율적인 폐열회수기를 통하여 15℃ 이상의 온도를 높임으로써 연료비를 줄인다는 폐열회수시스템, 기타 히트펌프, 열교환기 등을 통해 실질적으로 연료비 원가가 절감이 되고 있다. 또한 기술력의 발전으로 새로운 열료절감시스템들이 개발되고 있어 사업주는 관심 있게 지켜봐야 한다. 처음 레저스파를 운영하는 단계에서 이런 연료 절감장치는 시설비 부담 때문에 채택하지 않는 경우가 많다. 최근에는 심야전기를 사용하면서 연료비의 부담을 줄이려는 경우도 있을 정도로 연료비는 레저스파를 운영하는데 있어서 큰 부담이 아닐 수 없다.

상하수도료

일반적으로 욕장에 사용하는 물은 수도료에 대한 비용부담으로 일반 시상수보다는 지하수 개발을 선호하고 있다. 지하수 개발시 보조탱크를 설치하여 물량에 따라 지하수 양이 부족할 경우 사용할 수 있어 효율적이다. 지하수 개발처럼 아주 저렴한 가격으로 물을 사용하는 방안을 많이 시용하고 있으나 이것도 도심지에서는 어려움이 있어 도시외곽지역일 경우에 가능하다.

상하수도요금은 지방마다 다소 차이는 있으나 서울시의 상수도 요금의 경우 가정용이 m³당 평균 570원, 대중목욕탕은 430원, 업무용(공공시설 등)은 630원, 영업용은 1,100원이다. 하수도요금의 경우 월 20m³를 배출하는 가정의 경우 요금이 1,800원, 영업용(월 100m³ 사용기준)은 2만7500원, 대중목욕탕(월 1,400m³ 사용기준)은 17만2000원, 산업용(월 430m³사용기준)은 6만2600원이다.

> 일반적으로 구경이 50mm인 레저스파의 2개월 사용용량이 7,973톤이었다고 가정하면 월평균 사용 양은 7,973톤/2개월=약 3,986.5톤이 된다. 상수도값은 약 300만원 정도가 나오게 된다. 하수도료의 경우에는 3,986.5톤일 때 1,833,250원 정도 예상되고, 여기에 물이용부담금으로 톤당 140원을 적용하게 될 경우 1,116,220원이 되므로 상하수료는 월 5,937,860원 정도의 비용이 들어가게 된다.

최근 샤워기에 대하여 정수기 부착이 의무사항으로 물 사용량이 전체적으로 약 5~10% 정도 절감되었다는 보고가 있다.

전기료

최근 공중위생관리법의 개정으로 영업제한 없이 연중무휴 24시간 영업이 필수가 되어 상대적으로 전기사용량이 급증하고 있다. 특히 찜질방과 사우나가 복합화되어 각종 부대시설들이 다수 개발되다 보니 전기사용량은 급증할 수밖에 없는 실정이다.

도시형 찜질방의 경우 겨울이 여름보다 전기료가 더 많이 나올 것으로 보이나 실질적으로는 여름이 전기료가 더 많이 나오는 경우가 많다. 전열기 사용보다 냉방기 가동이 더욱 많기 때문이다. 더욱이 여름철에는 외부공기가 매우 덥기 때문에 소비자인 고객은 시원한 찜질방을 원하는 고객이 많아 냉방기를 지속적으로 가동해야만 한다.

경기도의 중급 규모의 도시내 레저스파로 규모는 약 2,000평 정도의 찜질방의 경우 실질적으로 전기는 약 겨울 800~1,200만원 여름에는 1,000 ~1,500만원까지 전기료 고지서가 나온 경우도 있다.

인건비

앞에서 언급했던 것처럼 과거에는 인건비가 차지하는 비율이 적은 사업 중에 하나로 인정하고 있었으나, 최근에는 인건비 비중이 점차 증가하고 있는 실정이다. 그렇지만 아직까지는 인건비가 차지하는 비율이 적은 사업중에 하나고, 사업을 추진하면서도 인건비에 대해서는 보수적으로 생각하고 있는 것도 사실이다.

그러나 최근 거리제한 폐지, 여신금지업종 폐지 등으로 인해 공급과잉현상이 나타나 경쟁이 매우 치열해졌고, 시설은 최고급을 지향하고 있다. 시설도 시설이지만 인적서비스가 입욕장의 이미지를 결정하는 중요한 요소가 되어 인적서비스를 무시할 수 없는 상황이 도래했다.

과거 기계실에 근무하는 기관장 1명, 카운터 1명 정도면 충분히 운영이 가능했지만 지금은 24시간 운영에 따른 총지배인 1명, 남여 사우나관리 2~4명, 헬스요원 1명, 카운터 요원 3명, 기계실 2명, 경리요원 1명 등 많은 인력이 필요하게 되었다.

예를 들면 최근의 입욕장은 찜질방시설과 사우나시설이 복합화된 것이 특징이며, 이에 따른 부대시설도 매우 다양해졌다. 매점, 식당, 한방차, pc방, 노래방, 건강보조식품 및 기구코너, 네일아트, 피부관리, 스포츠맛사지 등 다양한 영업 부대시설들이 생겨나 임대업소와 고객 간의 분쟁 등이 다반사로 발생하고 있다. 입욕장 사업주체의 영업에 대한 지향과 임대업자 간의 영업지향이 달라서 오는 여러 가지 문제점과 24시간 영업을 하다 보니 이에 따른 부작용도 많이 발생하고 있다. 또한 과거 탕청소는 목욕관리사의 몫이었던 것이 최근에는 별도의 청소요원을 두고 있는 것도 바뀐 현상 중에 하나이다. 게다가 큰 인건비가 들지 않는다고 하던 입욕장 사업이 인건비가 차지하는 비율이 점차 증가하고 있는 실정이다. 이러한 현상은 공급과잉으로 인한 경쟁이 치열해졌기 때문이다.

법정 교육비

공중위생시설을 운영하기 위해서는 공중위생관리법 상의 법정교육을 받아야 한다. 그러므로 이에 따른 교육비 등이 원가로 들어가게 되고, 또한 막대한 설비투자가 이루어지다 보니 각종 설비기구에 대한 정기 검사 등이 필요하게 되어 이에 따른 비용이 들어가게 된다.

법정교육비는 누구나 업소를 운영하려면 50~60만원을 지불해야 하는 것이며 본인의 재산 및 재해방지책인 안전관리 및 시설유지 보수 교육차원에서 영업정지를 당하지 않기 위해서도 꼭 필요하다. 검사비는 대행업체를 위탁하기보다는 기관장이나 업주들이 기술 습득을 해 근거리업소 또는 친한 업소끼리 서로 기술 교환을 하면 다소나마 별도의 검사비용은 줄어들 것으로 본다.

법정교육비는 목욕업 운영시 꼭 받아야 하는 교육비 및 기계검사비를 말하는 것으로 다음과 같다.

· 위생교육비 : 신규 및 보수교육별 10,000~30,000원

· 소방교육비 : 1회 24,000원

· 에너지교육비 : 1회 24,000원

· 가스운전자 교육 : 1회 200,000원 정도

· 가스안전검사 대행료 : 대형 100만원 정도, 소형 20만원

· 고압보일러 검사비 : 31,800원

· 온수보일러 검사비 : 42,300원

소모품비

목욕업을 하면서 고객의 불편을 없애기 위해서는 각종 소모품이 들어가는 것은 필수조건이지만 그 중에서도 비누, 수건 등이 원가에 많은 영향을 초래하고 있다. 특히나 수건의 경우는 남여를 차별하게 되는데 이유는 사용량의 차이와 도난이 많기 때문이다. 그래서 일반적으로 남탕은 수건과 비누를 제한없이 사용하도록 하고 있지만 여탕의 경우에는 입장시 2~3장 정도를 미리 지급한 후 사용토록 하고 있다. 이것 때문에 여성단체에서 남여차별이라는 이유로 소비자보호원에 고발한 적도 있었으나 모 온천탕에서 조사한 바 어쩔 수 없다는 결과가 나와 지금까지도 이런 방식으로 하고 있는 경우가 대부분이다.

일반적으로 입욕장에서 사용되는 소모품비는 청소 및 서비스에 사용되는 품목의 비용으로 면봉, 휴지, 화장품, 청소용세척제, 청소용구, 대야 및 깔판, 수건 및 세탁비, 비누, 소독약, 청관제, 쑥 및 생수, 휴게실 위생복 등이 있으며, 순수한 입욕요금 이외의 비용이면

서 원가반영시 절대적 위치를 차지하는 부분이라 할 것이다. 보통 소모품 비용은 1인당 300~500원 정도로 추산하고 있으나 최근에는 고급을 지향하는 성향이 높아지면서 질을 많이 높여 그 비용은 점점 증가하고 있는 실정이다.

수선비(시설 감가상각비)

대수선비는 하절기 휴무시의 시설교체에 따르는 비용으로 욕조 내 부대시설, 보일러, 배관, 발한실의 수선 및 전기시설 등이며 건물 및 시설물의 감가상각은 신축 및 개조의 시기가 불규칙하므로 산정이 곤란하다.

과거 시설 개보수하는 주기가 대략 5~6년 주기였으나 최근에는 입욕장 관련 재료 및 자재의 발달과 급한 성격의 국민성으로 인한 라이프사이클의 단기성으로 인해 개보수 주기가 짧아졌다. 2~3년에 개보수를 하는 경우를 많이 볼 수 있으며, 비용 또한 수억이 넘는 돈이 들어가는 경우가 비일비재하다.

일반적으로 개보수에 들어가는 비용은 어느 정도 개보수를 하느냐에 따라 달라질 수 있지만 전면개보수를 하게 되면 초기 시설개발시보다 더 많은 비용이 투입되는 경우도 있으며, 부분 개보수의 경우에는 일반적으로 초기투입 시설비에 약 30% 정도를 보면 된다.

보험료 외

입욕장 시설은 뜨거운 물과 증기를 이용하는 시설로 각종 안정사고가 빈발하는 경우가 많다. 심지어는 치명적인 결과를 초래하는 경우도 많이 발생하곤 한다.

대표적인 안전사고로는 미끄럼사고가 전체의 80% 정도이고 심혈관질환에 의한 사고는 약 15%, 기타 5% 정도라고 소비자보호원이 발표한 적이 있다. 최근 많은 입욕장이 개발되면서 입욕인구도 증가하여 사망사고도 늘어나고 있다. 이와 관련하여 상해보험에 가입하는 것은 기본이기보다는 필수사항이으로 인명 재해시 가입하지 않으면 안될 아주 중요한 사항이다.

보험료는 임차료가 많을수록 또 부대시설이 많을수록 재해시 보험료는 많아진다. 초기 가입 보험료는 다소 비싼 감이 있지만 사업 실적과 계약기간이 길수록 보험료율은 낮아지게 된다.

대표적인 보험으로 배상 책임보험이 있는데 입욕장 내의 안전사고를 대비한 배상책임보험이다. 이 보험은 저축성과 소멸성의 두 가지가 있는데 형편에 따라 선택할 수 있다. 이 보험을 꼭 들어야 안심하고 영업을 할 수 있다.

※목욕장 안전사고와 책임한계(법률근거)

민법 제750조(불법행위)

① 불법 또는 과실로 인한 위법행위로 타인에게 손해를 가한 자는 그 손해를 배상할 책임이 있다.

민법 제758조(공작물의 점유자, 소유자의 책임)

① 공작물의 설치 또는 보존의 하자로 인하여 타인에게 손해를 가한 때에는 점유자가 손해를 배상할 책임이 있다. 그러나 점유자가 손해방지에 필요한 주의를 해태하지 아니한 자에는 그 소유자가 배상할 책임이 있다.

③ 전항의 경우에 점유자 또는 소유자는 그 손해의 원인에 대한 책임있는 자에게 대하여 구상권을 행사할 수 있다.

민법 제393조(손해배상의 범위)

① 채무불이행으로 인한 손해배상은 통상의 손해를 그 한도로 한다.

② 특별한 사정으로 인한 손해는 채무자가 그 사정을 알았거나 알 수 있었을 때에한하여 배상의 책임이 있다.

민법 제396(과실상계)

① 채무불이행에 관하여 채권자에게 과실이 있는 때에는 법원은 손해배상의 책임 및 그 금액을 정함에 이를 참작하여야 한다.

법률상의 배상과 입증책임

욕실에서 비누조각을 밟고 미끄러지는 작은 사고라도 업주는 피해자에 대한 손해를 배상할 의무가 발생한다. 이때의 손해는 손해를 주장하는 자가 입증해야 하므로 피해자는 손해를 발생시킨 가해자의 불법행위(업주의 시설안전관리 위반사실)와 손해를 업주에게 입증할 책임이 있다.

　　—과실입증방법은 사고현장의 사진이나 목격자 진술서, 증인, 관련법규상의 위반사실 등을 통해 할 수 있으며

　　—손해입증은 치료비 영수증, 향후 치료비 견적서, 상실 수입이 있으면 수입 자료,장애 발생시 장애 진단서 등이다.

손해배상 책임은 채무자(시설물 점유자 또는 소유자 등 사고발생에 대하여 책임질 지위에 있는 사람)의 고의·과실이 있음을 전제하고 있지만 아무리 사고가 중대하고 피해자가 큰 부상을 당했다 하더라도 채무자에게 사고 발생에 대한 고의·과실이 없는 경우에는 사고의 책임을 지지 않는다. 예를 들어 업주가 탈의실 또는 여러 벽면에,

　　—탈의실에 나올 때는 물기를 깨끗이 닦고 나옵시다.

　　—시설물은 유익하고 안전하게 사용합시다 등의 표어를 부착했음에도 불구하고 이용객의 부주의로 넘어져 상해를 입거나,

　　—한증실 안팎에 고혈압 환자·심장병 환자·노약자 및 음주자의 출입을 금합니다. 등의 발한실입욕 주의사항과 온도계를 부착하고 한증실 온도를 자동조절 장치에 의해 일정하게 유지하고 있음에도 불구하고 본인의 부주의로 인해 상해를 입거나 사고를 당했을 경우에도 피해자는 사고에 대한 고의·과실이 업주에게 있음을 입증해야 한다

손해배상 범위

손해액 산정에서 주의해야 할 점은 손해배상 책임의 범위이다. 피해자가 주장하는 손해액 전부가 모두 채무자가 배상할 금액이라 볼

수 없다 민법 제393조 1,2항에서 손해배상의 범위를 통상의 손해로 한정하고 있는 것같이 피해자가 상급병실에 병실 차액을 청구하는 경우 , 파출부를 사용할 정도의 상해가 아님에도 파출부를 고용한 경우에 대한 비용배상 요구는 통상적인 손해가 아니므로 배상할 채임이 없다.

과실상계

손해의 공평한 분담을 위해 민법은 과실상계 규정을 두어 피해자가 손해발생에 기여한 정도에 따라 불법행위자의 손해배상 책임을 상계하고 있다. 예를 들어 이용객이 욕실바닥에 떨어진 비누조각을 밟아 넘어 졌을 경우 업주의 과실이 인정되지만 이용자도 욕실바닥에 항상 물기가 있는 점에 주의를 기울려 혹시 바닥에 미끄러운 물체가 있는지에 대한 자기안전의무를 지켜야 하므로 발생된 손해 액에서 이용자의 과실율 만큼을 공제한 손해액만 업주의 손해배상 책임이 된다.

사고예방과 책임한계

시설물의 안전관리

－욕실바닥을 미끄럽지 않은 자재를 사용한다

－비누조각 · 삼푸 · 오일 등으로 미끄럽지 않도록 수시로 청소한다.

－빈병 · 병뚜껑 · 유리조각 · 면도기 · 칫솔 등을 수시로 제거한다.

－수도꼭지 · 샤워기 등 이용객이 손이 자주 가는 시설물에 대한 안전점검을 수시로 한다.

－안전사고 우려가 있는 시설물은 즉시 개, 보수한다.

—목욕장 이용자 주의사항을 붙인다(발한실 주의사항 등).

이렇게 철저하게 관리하는 과정에서 발생하는 사고의 경우, 법은 피해자의 과실을 크게 하고 업주의 과실을 작게 판단할 수 있다. 그러나 이것은 부득이 제소되었을 때 업주의 책임면제 내지 경감할 수 있는 방법이며 무엇보다 피해자는 우리 이웃이거나 고객이라는 점에서 사소한 분쟁에 따른 손해를 서비스제공 차원에서 감수 내지 양보하는 것도 고객관리를 위한 한 방법일 것이다.

영업배상 책임보험 가입

—목욕장의 영업보상 책임보험은 언제 발생할지 모르는 안전사고를 대비해 소유자 · 점유자가 시설상의 하자나 운영상의 과실로 인해 발생하는 사고로 타인에게 신체상 장애를 입히거나 재물을 훼손하는 법률상의 책임을 보장하는 것으로 보험에 가입하게 되면

—피보험자는 보험회사가 피보험자의 법률상 배상책임 발생여부와 손해액 산정에 필요한 사항을 협조해 주고,

—사고에 대한 피보험자의 법률상 배상책임이 없는 경우, 보험회사는 이런 사항을 피보험자에 알려주고 피해자가 피보험자를 상대로 손해 배상청구소송을 제기하면 피보험자를 대신하여 소송방어와 소송비용도 지급 하게 되며,

—사고에 대한 피보험자의 법률상 배상책임이 발생하는 경우, 보험회사는 적정한 합의 한도액을 산정해 피해자와 합의할 수 있도록 안내한다.

—보험에는 소멸성 · 저축성보험 등 업주의 부담능력에 따라 다양

한 상품이 선보이고 있으며, 영업배상 책임보험에 가입하는 것
도 안전사고를 대비하는 좋은 방법일수 있다.

사고사례

사례 1

사고일시: 1999. 12. 28 사고경위

사고자가 탈의실에서 탕으로 들어가려고 욕실출입문을 여는 순간
출입문 상단에 유리가 깨져 청 테이프로 붙여 놓았던 유리조각이 떨
어지면서 안면에 부상을 당함. 배상책임위험시설을 방치한 시설소유
자 책임 인정 과실상계사고 발생이나 손해확대에 피해자 과실이 없
어 적용 안함 합의금액

443,940원 지급보험금 343,490원(자기부담금 10만원 공제)

사례 2

사고일시 1999. 12. 8 사고경위

사고자가 온탕에서 나와 열탕으로 들어가는 순간 바닥에 있는 비
누거품 등으로 미끄러워 넘어지며 열탕 칸막이 벽에 부딪친 사고 배
상책임 욕실내 안전유지 부실과 피해자 부주의와 경합 과실상계 욕실
내에 비누거품 등 미끄러운 조짐이 있으면 이를 조심 해야할 의무가
있음에도 이를 게을리한 피해자 본인의 과실을 60% 인정 합의금액

450,000원(치료비와 위자료 합산액의 40% 산정) 지급보험금 350,000원

사례 3

사고개요 사고일시: 1999. 10. 8. 오전8시경 사고장소

여탕내 찜질방 사고개요

목욕장 내에 설치된 찜질방에서 손님이 대나무자리 위에 수건을 깔아 놓은 곳에 누워 있다가 일어나면서 잠시 옆 자리에 앉는 순간 양측 둔부가 찜질방 바닥에 화상을 입은 사고로 사고원인은 찜질방 내의 온도조절을 적절하게 하지 못한 것이 사고의 원인으로 조사됨

배상책임 피보험자 과실

시설물의 안전관리를 소홀히 한 과실 피해자 과실

찜질방과 같이 고온이 유지되는 시설에서는 피해자도 자신이 눕거나 앉을 자리가 적절한 온도인지를 살펴야 하는 의무를 다하지 않은 본인의 과실을 10%인정 피보험자(목욕장)의 법률상 배상책임

자신이 소유·관리하는 시설에 대하여 안전관리를 소홀히 하여 타인을 부상케 하였으므로 민법 제758조의 손해 배상책임이 발생됨.

합의과정

피해자와 피보험자는 금600,000원을 지급하는 조건으로 피해자에 대한 위자료, 치료비, 휴업손실로 원만히 합의함.

사례 5

사고개요 사고일시 1999. 12. 5. 오후 2시 50분 사고장소

자화수 목욕장 남탕내 열탕 사고개요

손님이 열탕안에 쓰러져 있는 것을 주변 입욕객들이 119로 연락, 병원으로 긴급 이송하였으나 병원도착 시 엔 이미 사망한 것으로 확인된 사고임

병원검사 내용 검안내용

병원도착 시 호흡, 맥박, 심박동, 동공반사 등 일체의 활력징후가

없어 사망한 것으로 확인됨 사망원인

목욕탕 내에서 의식이 없어 이송하였으나 구체적 원인은 미상임

외상흔적

일체의 외상 흔적 없음

관할 경찰서 변사처리 내용

관할 경찰서는 피해자가 목욕탕 내에서 사망하였으나 현장사항이나 목격자 진술, 유족진술 등으로 보아 타살혐의가 없는 것으로 종결함

사망자 가족 면담

사망자의 처, 장남, 차남의 진술에 따르면 사망자는 신체 건장 하고 건강한 상태였으나 혈압이 높아 부근 한의원에서 혈압관련 약물을 계속 복용하여 혈압을 정상적으로 유지하고 있었다고함 이것으로 인해 사망한 것으로 추정됨.

목욕장 업주(피보험자) 면담 내용

업주진술에 따르면 피해자의 입욕시간, 사망 등에 대해 일체 아 는 바 없었고, 119구급차와 함께 병원에 이송됐음. 사고당시 목욕장 각 시설물은 물론 온·습도관리 등에 아무런 하자가없었 다고 진술함

목격자 조사용

목격자(입욕객)자가 처음 발견했을 때는 사망자가 열탕 안에 누운 상태로 물에 잠겨 있었으며 사고 당일 목욕탕내 20-25명 정도의 입욕객도 목욕탕 시설물의 하자나 온·습도에 이상 없 었다는 진술을 청취함

조사의견 및 결론

—피해자 사인

피해자가 목욕할 당시 목욕탕시설상의 하자나 안전관리상의 부주의가 있었음을 발견할 수 없었고 당시 피해자는 71세의 고령으로 평소 고혈압 치료를 받고 있었으며 사고 당일 혼자 열탕에서 목욕 중이어서 특별히 가해한 사람도 없었음, 피해자 유족 및 목격자 진술, 검안병원 진료기록, 관할경찰서 변사사건 처리내용 등을 종합하여 순간적으로 의식을 잃고 사망한 것으 로 추정됨

-피보험자(목욕장 업주) 측의 법률상 배상 책임

피보험자 측으로서는 피해자 사망사고에 대해, 시설상의 하자나 관리상의 부주의가 없었으며 오히려 본인의 지병 악화에 의해 사망한 것으로 추측됨으로 법률상의 배상책임은 발생하지 않을 것으로 판단됨

도난사고와 책임한계

법률근거

상법152조(공중접객 업자의 책임)

① 공중접객업자는 객으로부터 임치를 받은 물건의 멸실 또는 훼손 에 대하여 불가항력으로 인함을 증명하지 아니하면 그 손해를 배상 할 책임을 면하지 못한다.

② 공중접객업자는 객으로부터 임치를 받지 아니한 경우라도 그 시 설내에 휴대한 물건이 자기 또는 그 사용인의 과실로 인하여 멸실 또는 훼손된 때에는 그 손해를 배상할 책임이 있다.

③ 객의 휴대물에 대하여 책임이 없음을 게시한 때에도 공중접객 업 자는 전2항의 책임을 면하지 못한다.

상법 153조(고가물에 대한 책임)

화폐, 유가증권 기타의 고가물에 대하여는 객이 그 종류와 고가를 명시하여 임치하지 아니하면 공중접객업자는 그 물건의 멸실 또는 훼손으로 인한 손해를 배상할 책임이 없다.

상법 154조(공중접객업자의 책임의 시효)

① 전2항의 책임은 공중접객업자 임치물을 반한하거나 객이 휴대물을 가져간 후 6월을 경과하면 소멸시효가 완성한다.

② 전항의 기간은 물건이 전부 멸실한 경우에는 객이 그 시설을 퇴거한 날로부터 기산 한다.

③ 전2항의 규정은 공중접객업자나 그 사용인이 악의인 경우에는 적용하지 아니한다.

맡긴 물건에 대한 책임

업주는 고객이 맡긴 물건의 멸실 또는 훼손에 대해 그것이 불가항력에 의해 이루어 졌음을 증명하지 못하면 손해배상의 책임을 져야 한다.

맡기지 않은 물건에 대한 책임

-법은 고객이 업주에게 맡기지 않은 경우라도 시설내에 휴대한 물건이 업주 또는 사용인의 과실로 인해 멸실 또는 훼손한때도 그 손해를 업주가 배상하도록 규정하고 있고

-맡기지 않은 물건에 대해 책임 없음을 게시한 때라도 업주 또는 사용인의 과실로 인해 멸실 또는 훼손되었을 경우에는 업주는

그 책임을 면하지 못한다고 규정하고 있다.

고가물에 대한 책임

-고객이 화폐, 유가증권, 기타의 고가물을 그 종류와 가액을 명시
하여 업주에 맡기지 않았을 경우 , 업주는 그 물건의 멸실 또는
훼손으로 인한 손해를 배상할 책임이 없다.

-그러나 고객은 업주 또는 사용인이 악의(업주 또는 사용인이, 직·
간접적으로 절도행위, 방조행위 등 고의로 고가물건을 멸실 또는 훼손
하는 일)가 있음을 입증하는 경우에는 고객은 업주에게 손해배상
책임을 물을 수 있다.

책임시효

손님의 휴대물에 대한 업주의 책임은 맡긴 물건을 손님이 찾아간
날부터, 맡기지 않은 물건은 손님이 그 휴대물을 가져간 후 6월이 경
과되면 소멸시효가 끝나게 되어 이후 업주에게 손해배상은 청구할
수 없다.

※상기 내용은 한국목욕업중앙회 교육자료를 참고하였음

3. 떼돈 버는 맛있는 레저스파 운영전략

원리부터 이해하면 고객에게 감동을 준다.

　　　　　맛있고 유명한 소문난 맛집에 가서 보면 그 업소는 몇 가지 특징이 있는데 그중 하나는 주방장이나 업소사장님은 자기 집의 메뉴에 대해서는 박사급 이상이 된다는 사실이다. 주요 재료의 성분부터 조리법, 먹는 법까지 모르는 것이 없다. 항상 친절하게 고객을 리드하면서 자기 업소의 메뉴의 특징부터 주요 영양소, 맛있게 먹는 법 등을 사장님이 직접 또는 종업원들이 손님에게 가르쳐주는 것을 알 수 있다. 그냥 먹어도 맛있는데 여기에 먹는 법, 소스를 어떻게 해서, 김치를 싸서, 살상추를 싸서, 소스를 찍어서 등 완성된 요리에 이어서 손님이 나온 요리에 또 다른 처리법이 있는 것을 알 수 있게 된다. 그리고 같은 재료를 가지고 요리를 하더라도 어떤 업소는 손님이 몰리는 데 보기에 똑같은 요리에 어떤 업소는 속칭 파리만 날리는 경우가 있다. 이것은 바로 조리에 따른 나만의 독창적인 요리법 노하우가 있어 맛을 내기 때문이다. 여기서 바로 맛을 내는 방법을 필자는 소프트웨어라고 표현을 한다. 맛을 내는 방법에는 먼저 재료의 성질을 완벽하게 이해하고 가장 좋은 재료로

만 쓰고, 독특한 배합비율과 숙성기간 등 기타 여러 가지가 있다. 그 중에서도 가장 기본이 되는 재료의 성질과 원리의 이해가 가장 중요한 요소이다.

레저스파도 마찬가지이다. 지금까지는 목욕을 한다는 것이 별도의 지침이나 방법 없이 시설만 해놓게 되면 손님이 알아서 이용하고 가는 경우가 대부분이었다. 그러므로 시설에만 많은 관심을 가졌지 목욕요법에는 전혀 관심이 없었던 것이 사실이다. 아무리 맛있는 음식이라도 매일 먹는다면 맛이 없어지는 법이다. 지금까지는 목욕탕과 똑같은 모양과 시설로 맛을 내다보니 질리게 되고 맛을 잃어버리는 경우가 많았다. 그러다 보니 손님은 새로운 맛을 찾기 위해 새로운 시설을 찾게 되고 인근에 새로운 시설이 들어서게 되면 그 이후부터는 영업에 어려움을 겪는 것이 레저스파업소였다. 그리고 지금까지 목욕탕과 같은 레저스파를 이용하면서 맛을 느끼는 경우가 극히 드물기 때문에 이제는 맛으로 고객을 감동시켜야 한다. 레저스파에서 맛을 내는 방법에는 음식을 요리하는 것과 마찬가지로 원리부터 이해하면 된다. 지금까지 목욕탕을 운영하는 경영자나 지배인들은 가장 기초적이고 기본인 목욕의 원리에 대하여 들어본 적도 없고 관심을 가져본 적도 없었기 때문에 자연히 고객은 목욕하면 겨우 씻는다는 개념밖에는 없었다. 그러므로 고객에게 우리 레저스파의 메뉴를 소개하고 그 원리와 맛을 소개하게 되면 고객은 자연 감동하게 되고 단골이 된다. 이미 필자가 M대형온천시설과 지역형 찜질방업소에서 스파상담실이라고 하여 별도 공간을 마련하고 이곳에서 고객들에게 스파에 대한 상담을 시행한 경험이 있다. 그 결과 단골을 확보하는데 성공을 했지만 아쉽게도 전문인력을 양성하는데 실패

하여 지속적으로 행해지지는 못하였다. 전문인력을 양성하려면 그만큼의 인건비가 부담스러웠기 때문에 하려고 하는 사업주가 없었다. 그러나 시험삼아 해본 결과는 정말 좋았다. 고객이 자기 신상정보에 대하여 전혀 의심없이 자세히 알려주는 등 평소에 꺼리던 개인신상정보에 대하여 상담을 하다보니 그 벽이 자연스럽게 무너지고 결국은 단골이라는 열매로 돌아올 수가 있다는 사실을 알아야 한다. 그러나 상담을 하려면 전문지식이 있어야 하고, 전문지식을 습득하기 위해서는 경영주가 열린 마음으로 종업원이나 자신이 배울려고 해야 하지만 그렇지 못하다는 것에 다소 어려움이 있다.

우리 업소가 전문적인 맛을 내려면 스파에 대한 전문지식은 기본이다. 우리 업소에는 독특한 탕이나 찜질방이 있는데 어떻게 이용하고 어떻게 해야 맛있는 목욕이 된다는 것을 고객에게 소개해 주면 되는데 이에 따른 테크닉이 필요하다. 그래서 필자는 전문상담요원을 양성해야 한다고 수년 전부터 외치고 다녔으나 아직까지는 '쇠귀에 경읽기' 라고나 할까! 아직까지도 어려움을 겪고 있는 것이 사실이나 지금과 같이 경쟁이 심화되고 어려움을 겪는 업소가 많아지면서 이제는 작은 음직임이 나타나고 있다. 비록 현재는 임의단체지만 한국찜질방중앙협의회에서는 관리자의 중요성을 이해하고 '레저스파전문관리자 양성과정' 을 개설하여 전문교육을 시행하고 있다.

기획 및 설계단계부터 운영컨텐츠(S/W)를 생각하여야 한다.
　　　　　　　　운영컨텐츠라는 말에 다소 생소할 수 있으나 쉽게 말하면 영업전략 중에 구체적인 내용을 말한다. 다시 말하면 레저스파의 운영방향 및 컨셉이 결정되면 이에 다른 실행 내용을 구체적으로 옮겨야 한다. 이것을 필자는 운영컨텐츠라고 했고 주로 하드웨어(시설)를 결정하기 전에 소프트웨어인 운영컨텐츠를 확정하여야 시설개발시 시행착오를 줄일 수 있다. 예를 들어 공연 및 이벤트를 해야겠다고 운영방향이 결정되면 이에 따른 시설이 결정되어야 하는데 공연 등의 이벤트를 하려면 무대시설을 설치해야 한다는 것이 도출되게 된다. 에어로빅 등 운동프로그램을 하겠다고 결정이 되면 당연히 다용도 운동방이 필요하게 되고, 독특한 약초탕을 체험하는 코너를 넣어야겠다고 판단되면 독탕을 만들 것인지를 미리미리 사전에 결정해야 한다. 여기서 각종 공연, 에어로빅, 약초탕이 운영컨테츠에 해당되는 것으로 이러한 운영컨테츠를 사전에 준비하고 기획/설계 단계부터 언급하여 시행착오를 줄이도록 해야 한다.

그러나 지금까지는 찜질방 등의 레저스파를 개발할 때 이러한 과정을 무시한 채 무리하게 공사를 진행하다 시행착오를 많이 겪어온 것이 사실이다.

운영컨테츠 개발은 지역의 특징과 시설규모, 시설의 특징, 장점 등 기타 사업환경을 분석하여 적합한 운영컨테츠를 개발하게 되고 어려움이 있을 경우 전문가에게 의뢰하는 것도 하나의 방법이라고 할 수 있다.

지금은 경쟁이 치열한 무한경쟁 시대이다. 레저스파 산업 또한 기술력 발전에 따라 생산성이 향상됐다. 공급자들은 원하는 대로 레저스파 상품을 공급할 수 있게 되었다. 따라서 레저스파 산업도 공급이 수요를 초과하였다. 한 지역에 한 개만 있어야 할 레저스파가 두 개, 세 개씩 생겨났다. 그러므로 가격 경쟁은 치열해지고 기업의 이익은 감소됐다. 레저스파가 추구하던 하드웨어인 시설들은 점점 보편화되었다.

과거 시설만 해놓으면 영업이 잘 되던 시대는 지나갔다. 이제는 철저히 기획하고 준비하고 성공할 수 있는 전략을 수립해야 하는 시대가 도래하였기 때문이다.

사업계획 작성시 운영계획도 생각해서 작업한다.

사업계획서란 말 그대로 사업을 하기 위한 계획서이다. 그렇다면 당연히 사업계획을 수립하려면 사업내용이 자세하게 들어가게 되고 사업여건 등을 파악하여 시설의 컨셉 및 타깃을 설정하게 되며 이에 다른 시설계획이 나오게 되는데 전체 시설에 대한 계획은 많은 고민과 자료를 수집하여 설정하게 되는데 아쉽게도 시설계획만 있지 실질적인 운영계획은 없는 경우가 많다. 무엇을, 어떻게, 차별화해서 운영을 하여 돈을 벌겠다라는 차별화 운영전략이 꼭 필요하게 된다.

다음은 사업계획 전략수립에서 세 가지 기본적인 질문에 관심을 가져야 한다.

첫째 우리가 판매할 상품은 무엇인가?

둘째 타깃 고객은 누구인가?

셋째 경재업체와 경쟁 전략은 무엇인가?

기본적인 질문이지만 심도있게 생각하고 구체적으로 실행할 수 있는 기획을 해야 한다. 우리가 판매할 상품은 단순한 목욕과 휴식보다는 고객의 건강과 에너지충전, 영혼을 편안하게 하는 휴식이라고 생각할 수 있다. 타깃 고객은 전 국민이라고 말하는 업주도 있으나 주요 타깃을 정하여 전력을 집중할 수 있어야 한다. 경쟁전략은 거대한 시설과 가격할인, 인건비절감 등으로 경쟁할 것이 아니라 가치혁신과 창의적인 차별화를 통해서 고객가치를 제공하고 고객만족을 추구해야 한다.

연구하고 노력한 스파시설은 분명히 티가 난다는 것을 명심한다.

시설을 보면 당연한 시설이 있고 뭔지 궁금한 시설도 있다. 특히 건강을 지향하는 레저스파시설은 고객입장에서 모르는 것이 너무 많아 궁금한 사항들이 많다. 예를 들면 황토찜질방에 풋행거(발걸이)를 설치한다든지, 온천장 탈의실에 건조실을 설치한다든지, 기타 사소한 것이지만 연구하고 노력하면 반드시 티가나고 고객은 이것으로 인해 만족도가 높아지게 된다. 레저스파가 건강과 편안함과 에너지 충전 그리고 즐거움이라면 거기에 맞는 아이디어는 매우 많다. 따라서 고객에게 주고자 하는 것을 확실히 하고 철저히 준비한다면 고객의 만족도는 높아지게 되고 단골고객으로 발전하게 된다.

나만의 독특한 맛을 내어 중독시켜라.

레저스파를 운영하는 경영주나 관리자들은 우리 업소만 있는 독특한 시설이나 서비스를 만들고 싶어하지만 결과는 모든 것이 평범해지는 경우가 대부분이다. 나만의 시설이었던 것이 나중에 보면 경쟁자는 나보다 더 좋게 만들어 내놓는다. 이는 독특한 맛을 시각적으로 보이는 시설중심으로 만들었기 때문에 모방이 가능해서 그런 결과를 가져온 것이다. 중독을 시키려면 눈에 보이지 않는 손맛이 필요하다. 같은 음식인데 맛이 다른 것처럼 다 같은 레저스파라고 하더라도 맛을 내면 달라지게 된다.

상품화 및 패키지화시켜야 한다.

상품화란 말 그대로 가치를 부여하여 판매용으로 만든 제품을 말하며 그중 레저스파의 경우는 시설과 서비스를 주요상품으로 한다. 과거 위생개념의 목욕탕이 아닌 건강지원시설과 이를 보다 안락하고 편안하게 즐길 수 있도록 도와주는 서비스를 말하는데 이를 상품화하여 소비자에게 판매되어야 한다. 패키지화란 묶음 상품을 의미하는데 단순히 목욕으로 패키지화는 어려울 수 있으므로 다양한 상품을 개발하여 묶음식의 상품이 가능하도록 하여야 한다. 예를 들면 상품화는 '건강 참숯가마 온천 체험상품' 또는 '게르마늄참숯가마 체험상품', '유황온천 피부미인 만들기 패키지' 등과 같이 다양한 상품들과 엮으면 보다 높은 부가가치를 창출하는 상품이 만들어진다. 이렇게 객단가가 높아지는 효과와 함께 질 높은 서비스를 동반하면 고객의 재방문율을 높일 수 있다.

자기 장점을 바로 알고 고객에게 바로 알려줘라.

우리가 영업하는 시설을 자세히 살펴보면 다양

하고 자기도 모르는 새로운 자원들이 많다. 이러한 자원들을 찾아내거나 발굴, 개발하여 이를 고객에게 알려주게 되면 고객은 새로운 사실에 대하여 만족하고 새롭게 보게 되는 경우가 많다. 예를 들면 최근에 오픈한 R게르마늄광천수를 이용한 레저스파시설인데 솔직히 광천수를 이용하면서 "물이 좋다"라는 느낌은 별로 없었다. 그런데 스파니스트(스파상담사)가 설명을 통해 찜질방 이용하는 법과 입욕장을 이용하는 법을, 그리고 게르마늄수를 어떻게 이용해야 좋은지 설명이 있었다. 결과는 바로 나타나 처음에는 물이 좋은지 몰랐던 고객이 목욕을 끝내고 나오면서 "물 좋다"를 연발하면서 "게르마늄물이 이렇게 좋은지 몰랐다"며 이용소감을 말했다. 바로 우리 업소에 좋은 약탕이나 광천수, 입욕제 등을 사용하고 있다면 '고객 세뇌(최면) 효과'를 사용하면 중독이라는 결과는 당연히 따라오게 된다.

큰 것보다 사소한 것부터 챙겨라.

사실 레저스파를 운영하다 보면 고객은 큰 것에 감동을 받는 경우도 있지만 사소한 친철, 서비스 하나가 고객에게 큰 감동을 주어 단골을 만드는 경우가 많다. 예를 들어 갓난아기를 데리고 방문한 고객이 있다면 지배인이나 관리자는 관심을 가지고 접근하여 아기에게는 바닥이 딱딱하니 부드러운 매트나 대타올을 가져와 고객에게 건네주는 센스를 발휘하게 된다면 당연히 고객은 감동을 받을 수밖에 없다. 이렇게 작은 친절 하나하나가 고객을 중독시킬 수 있는 방법이 된다.

아는 척해라.

　　　　　　마지막으로 아는 척해라라는 의미는 두 가지다. 고객에게 친밀감을 줄 수 있도록 고객을 아는 것처럼 행동하라,라는 의미와 관리자나 운영자는 고객보다 레저스파 분야에서 많이아는 전문가라는 이미지를 주도록 노력해야 한다는 의미다.

　전자는 모든 고객에게 친밀감을 주어 부담없이 우리 업소에 방문하도록 하는 전략이다. 예를 들어 우리나라 성씨 중 김이박씨가 가장 많기 때문에 중년 남성고객이 방문하게 되면 무조건 인사하면서아는 척하는 것이다. "어서오십시오 김사장님" "요즘 잘 안 보이시네요"와 같이 진작 아는 것처럼 하면 혹시 처음 온 고객이라 하더라도 친밀감을 느낄 수 있다.

　후자의 경우는 아직까지 우리나라 고객들이 목욕에 대하여는 잘모르는 경우가 많아 사소한 것이지만 목욕법 등을 논리적으로 알려주면 정말 좋아하는 경우가 많다. 예를 들어 "찜질방 내에서는 자세를 누워서 다리를 거치하는 것이 좋습니다. 왜냐하면 항상 서서 있기 때문에 혈액이 다리에 몰려 있고 뜨거운 곳에 가면 모세혈관의확장으로 혈액이 몰려들어 아래로 향하는 성질 때문에 누워 있게 되면 혈액순환이 더욱 활발해집니다"와 같이 설명을 하게 되면 정말고객은 감동을 받게 된다.

4. 레저스파의 고객 만족을 높이는 기본 운영전략

레저스파의 첫인상은 SQC

레저스파가 창업을 하게 되면 본격적으로 고객의 방문이 시작된다. 최고의 홍보문구와 광고, 방송, 신문매체를 통해서 찾아온 고객이 업장 근처에서 간판을 보는 순간 고객의 마음속에 업장의 이미지가 형성되게 된다. 그런데 업장에 들어서는 순간 고객이 레저스파에 부정적인 느낌을 받는다면 고객의 재방문은 없을 것이다. 여기서 SQC는 고객과의 첫 만남에서 고객에게 보여주는 아주 기본적인 레저스파의 이미지이다.

그렇다면 SQC는 무엇인가? S는 서비스Service로 스피드한 서비스와 고객접객 서비스 등이다. Q는 품질Quality은 항상 새로운 것 같은 품질의 유지와 관리인 것이다. C는 청결함Cleanness. 청소와 위생은 물론 고객의 마음까지 청결한 느낌이 들도록 하는 것이다. 이 세 가지는 고객에게 주는 레저스파의 기본적인 상품이며 이것을 '매장 운영 수준'이라고 한다. SQC의 수준에 따라 고객의 만족도는 차이가 난다. 만약 SQC가 제대로 전달되지 못하면 고객은 업장의 부정적인 느낌으로 다시는 오지 않을 것이다.

첫 인상은 3초에 결정난다. 고객과의 첫 접점은 매표소일 수도 있고 주차장일 수도 있다. 바로 첫 접점에서 고객에게 보여줄 수 있는 최고의 매력은 바로 SQC로 보여줘야 한다.

매출을 높이는 기본기를 강화해야 한다.

레저스파의 사업주는 매출을 높이기 위해서 많은 노력을 한다. 그래서 고객수 늘리기와 객단가 높이기를 통해서 매출향상에 필요한 전략을 기획한다. 그러나 본격적으로 고객을 모셔 오기 전에 SQC가 강화되지 않으면 많은 고객 유치는 오히려 역효과만 발생한다.

예를 들어서 K회사의 엄청난 이벤트와 광고를 통해서 핸드폰을 구입했는데 기본적인 통화, 품질과 디자인, 서비스가 좋지 않을 경우 두 번 다시 K회사 핸드폰을 구매하지 않을 것이다.

SQC는 바로 레저스파의 가장 기본이 되는 기본기이다. 이런 기본기를 무시하고 차별화, 경쟁력강화, 각종 프로모션은 무의미한 것이다.

그러나 안타깝게도 레저스파의 SQC 현실은 비관적이다. 서비스 교육은 거의 없고 간혹 있을 경우 형식적인 교육에 그칠 뿐이다. 청결함은 인건비를 줄이기 위해서 최소 인원으로 한다. 레저스파의 품질유지는 소극적인 편이고 사계절 변화에 맞춰 업장의 작은 이미지 디스플레이도 매우 인색한 편이다.

그렇다면 고객은 무엇을 중요하게 생각하는가?

다음의 표에서 보듯이 청결함Cleanness이 매우 중요한 것으로 나

〈고객이 매장을 찾는 이유〉

순위	내용
1	청결성
2	모든 상품에 가격 라벨 부착(정찰 표시제)
3	저렴한 가격
4	정확한 가격 표시
5	신속하고 정확한 계산과 친절한 서비스
6	선명한 유효기간 표시와 신선함
7	품질
8	다양한 이벤트 실시
9	할인이나 세일의 빈도
10	품절상품의 원활한 보충
11	접근성이 좋은 입지
12	통일된 가격표시
13	짧은 대기시간
14	정육코너의 장점
15	고객의 편의를 위한 레이아웃

〈출처: 마케팅 어드벤처, 프로그레시브 〉

타났고 10위 안에 서비스와 품질이 고객이 매장을 찾는 중요한 이유라 말하고 있다. SQC 강화는 광고, 홍보, 각종 프로모션, 이벤트 등 고객을 모으는 모든 방법 중에 가장 중요한 마케팅전략이다. 업장의 매출증대의 최고 방법은 긍정적인 이미지와 신뢰를 형성하는 것이다. 좋은 이미지는 SQC가 결정하게 되고 상품의 가치까지 높인다.

'진실의 순간' 15초에 평생 단골과 원수가 결정난다.

고객이 업장에서 여러 시간을 머문다 해도 고객과 접점 시간은 짧다. 바로 그 접점에서 최고의 서비스를 하는 것

이다

MOT는 moment of truth의 약자로 '진실의 순간' 이란 뜻이다. 투우에서 투우사와 소가 최후의 결전을 한다. 투우사는 소를 죽이기 위해 긴 창으로 급소를 찌르려는 그 마지막 순간이다! 이 순간은 소에게는 '피하려 해도 피할 수 없는 순간' 투우사에게는 '실패가 허용되지 않는 매우 중요한 순간' 이 바로 진실의 순간이다.

스칸디나비아 항공의 사장인 얀 칼슨이 MOT를 기업 마케팅에 적용하였다. 얀 칼슨은 2년 연속 적자 상태에 있는 회사를 흑자로 만들었다. 그는 "기업의 직원이 고객을 만나는 15초 동안이 진실의 순간" 이라고 한다. 단 15초가 고객을 평생 단골과 원수로 결정짓는다는 말이다. 그는 승객이 기내에서 제공되는 음식을 받았을 때 접시가 불결하다면 승객은 그 순간 비행기 전체가 불결하게 느낀다고 한다.

얀 칼슨은 15초간의 짧은 접점이 기업의 성공과 실패를 결정한다고 했다.

그리고 MOT는 곱셈의 법칙이 적용된다. 이는 직원이 고객과 만나는 모든 순간마다 최선을 다했지만 단 한명에게 0점의 서비스를 받는다면 그 동안의 모든 서비스가 0이 된다는 것이다. 레저스파에는 많은 직원과 용역이 있다. 단 한명도 실수가 없도록 하는 것은 업주의 강력한 의지가 필요하다.

반대로 고객 접점인 진실의 순간에 좋은 이미지가 고객에게 전달되면 기업에 대한 평가가 긍정적인 효과를 낳을 수 있다.

수원의 H레저스파에서 있었던 일이다. 불 한증막을 즐기는 주부들의 모임이 있었다. 그들은 H레저스파에 불 한증막을 체험하려고 주차장에 주차를 하는데 주차가 서툴러서 다른 차량의 주차에 방해가 됐다. 이에 화가 난 주차요원이 그들에게 여자들이 대낮부터 돌아다닌다고 말하였다. 이 소리를 들은 그들은 그 자리에서 차를 타고 가버렸다. 그리고 그들은 다시는 오지 않았다. 문제는 그 후 H레저스파의 부정적인 소문이 많은 고객에게 알려졌다는 사실이다. 이는 첫 접점인 주차요원에게 전혀 교육이 없었고 접점에 대한 중요성을 모르기 때문이다. 기업은 짧은 순간 고객을 대하는 방법을 알아야 한다. 얀 칼슨이 말하는 '진실의 순간'이 성공과 실패의 갈림길인 접점의 순간이다.

5. 레저스파의 판매촉진과 이벤트 프로모션

피터 드러커는 사업이란 "과거에는 이윤창출이었지만 현대에는 고객을 만드는 것이다"라고 하였다. 레저스파가 만들어지고 가격이 책정되고 직원을 선발하였다 해도 고객이 알지 못하면 소용이 없다. 프로모션은 고객에게 알리고, 구매를 하도록 유도하고 설득하는 것이다.

프로모션의 목적은 첫째 고객에게 상품정보를 제공하고 인지하도록 알리는 것이다. 둘째는 고객이 제품에 대하여 긍정적인 이미지와 호감을 갖도록 만드는 것이다. 셋째는 고객이 상품을 구매하도록 하는 것이다. 넷째는 고객이 만족할 수 있도록 관리하는 것이다. 다시 말해 고객을 만드는 것이 고객을 창조하는 것이다.

레저스파의 판매촉진

판매촉진이란 상품이 고객에게 주는 기본적인 편익 이외에 추가되는 고객의 이익을 제공함으로 고객의 구매 욕구를 구매행위로 만드는 활동이다.

많은 기업이 판매촉진의 사용을 늘리고 있다. 공급 과잉으로 인해서 기업은 치열한 경쟁을 하게 되었다. 기술의 발달은 상품의 질에 차이가 없고 차별화가 어려워졌다.

따라서 고객은 판매촉진을 통해서 기본적인 상품 이외에 얻어지는 혜택에 민감하게 반응하여 효과가 커지고 있다. 광고는 비용과 제작과정에서 많은 지출이 있다. 반면 판매촉진은 효과가 즉시 나타나고, 비용이 적게 들고 쉽게 제작할 수 있다는 장점이 있다.

판매촉진은 단기적으로 분명한 효과가 있다. 그러나 판매촉진이 끝난 후에도 효과가 계속 지속되는지는 의문이다. 보통 판매촉진 행사 뒤에는 고객이 할인 가격으로 많은 양을 구매하였기 때문에 매출이 줄어든다. 하지만 하락기간 후에 매출이 증가하면 장기적으로 효과가 있는 것이다.

1) 쿠폰coupon

쿠폰은 미국에서 고객 인기가 제일 높은 세일즈 프로모션이고 고객이 구매시점에 인하된 가격으로 구매할 수 있는 티켓이다.

쿠폰은 가격차별에 효과적이며 차별적으로 배포가 가능하다. 또한 소비자에게 직접 전달되는 장점이 있다.

레저스파의 쿠폰 활용 방법은 다음과 같다.

가장 흔히 사용하는 방법은 전단지에 인쇄하여 신문에 삽입하는 방법이다.

둘째는 전단지 쿠폰이나 할인쿠폰을 직접 고객에게 전달하는 것이다.

셋째는 비경쟁자들 끼리 소책자를 만들고 광고와 쿠폰을 만들어

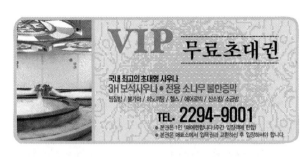

쿠폰 앞면

서 배포한다.

넷째는 CRM을 통한 고객정보를 이용 DM을 발송하여 타깃 고객을 공략하는 것이다.

다섯째는 잡지에 광고하고 쿠폰을 삽입하는 방법이다.

여섯째는 카드회사나 전기 영수증에 쿠폰을 첨부해서 보내는 방법이다.

일곱째는 인터넷이나 핸드폰으로 쿠폰을 발행하는 것이다.

여덟째는 일정한 금액을 소비했거나 패키지 상품을 이용했을 경우 쿠폰을 제공하는 것이다.

그 외 레저스파 주변의 제휴업체에서 쿠폰을 나눠주는 방법이 있다.

2) 콘티뉴이티continuity

자사의 상품을 여러 번 구매할 경우 고객에게 이익을 돌려주는 방법이다. 콘티뉴이티는 '연속 모으기'라고도 하며 상품 간에 특별한 차별점이 없고 가격이나 시설이 비슷할 경우 사용한다. 콘티뉴이티는 고객의 충성도를 강화하는 좋은 방법이다. 이 프로그램은 항공사에서 많이 사용한다. 주로 카드 형식으로 발행하는 마일리지 제도로 일정거리를 여행하였을 때 무료 항공권을 주는 판매촉진 방법이다. 마일리지를 원하는 고객은 출발 전에 가입하게 되고 업체는 고객의 정보를 얻을 수 있다. 항공회사뿐만 아니라 호텔, 렌터카회사, 레스토랑, 신용카드사와 조그마한 소매상인 슈퍼, 중국집, 퀵 서비스 등에서도 많이 사용하고 있다.

레저스파에서도 많이 사용하는 방법으로 10회 이용시 1번을 무료 이용하는 서비스가 있다. 레저스파 콘티뉴이티는 회원가입을 유도하고 회원 카드를 이용해서 마일리지를 적립해 주어 단골고객의 이탈을 막고 충성도를 더욱 강화하는 방법으로 유용하게 활용되고 있다.

3) 경품과 콘테스트

경품은 당첨자가 추첨에 의해서 결정된다. 당첨 고객은 운에 의해 경품을 가져간다. 경품은 제품의 구매자나 비구매자가 참여할 수 있다. 장점으로 넓은 범위의 참가자 층을 확보할 수 있고 고객의 참가 방법이 쉽다.

레저스파에서도 경품은 다양한 방법으로 진행된다.

경품 참가양식을 주고 기입 후에 무작위로 추첨하는 방법이 있다. 다른 형태로는 행운의 숫자를 정하고 참가자는 업체에서 준비한 숫자 뽑는 기계에서 숫자를 뽑는 방식이다. 즉석 경품은 스크래치 카드를 긁어서 당첨여부를 바로 확인할 수 있다. 그 외 전화나 인터넷을 이용하는 경우도 있다.

콘테스트는 업체에서 제시하는 과제를 해결하고 참가 조건에 따

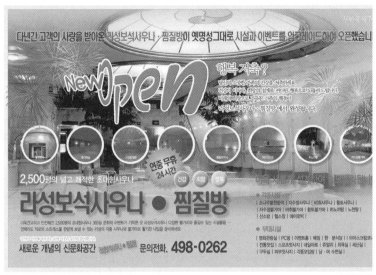

라 당첨자를 결정하는 것이다. 따라서 어느 정도의 지식이나 노력이
필요하다.

그리고 콘테스트는 경우에 따라 구매를 요구할 수 있고 경품보다
는 프로모션에 집중도가 높으며 고객의 관심과 흥미를 유발한다. 왜
냐하면 고객들은 콘테스트의 결과를 노력을 하면 당첨될 수 있다는
생각에 완벽하게 만들려고 정성을 다하기 때문이다.

레저스파의 대표적인 콘테스트는 스파 노래자랑과 건강 체험 수
필쓰기 등이 있다. 직원을 대상으로 판매왕 또는 서비스왕을 선발해
서 해외여행을 보내주는 것도 콘테스트이다.

경품과 콘테스트는 단기적으로 매출증가와 고객 관여도 증가에
도움이 된다. 장기적으로는 업장의 긍정적 이미지와 인지도 향상에
기여한다. 단점으로는 프로모션을 위해서 광고와 함께 동반해서 실

행하기 때문에 비용이 많이 든다.

레저스파의 이벤트

이벤트는 사건, 행사 등으로 고객과의 커뮤니케이션을 통해서 대중을 동원하고 상품이나 서비스 등을 알리는 행위이다.

고객들의 욕구가 다양한 상황에서 고객의 관심을 유발하는 행사를 함으로 소비자가 직접 참여하고 체험함으로 만족을 느낀다. 또한 이벤트는 많은 대중을 동원할 수 있는 좋은 방법이다.

1) 이벤트의 효과

─이벤트는 대중매체를 이용하기 어려운 제품판촉에 효과적이다.

─고객과의 공감대 형성이 커뮤니케이션을 통해서 가능하다.

─새로운 유통경로를 만들어 매출증대에 기여할 수 있다.

─중소기업은 마케팅이 취약하기 때문에 이벤트를 판매촉진의 수단으로 사용하면 유용하다.

─특별한 이벤트를 통해 입소문 마케팅이 가능하다.

─이벤트는 재고소진과 시장 점유율을 늘릴 수 있다.

─장기적으로 고정고객 확보가 가능하다.

─고객의 반복구매 유도와 고객명부를 데이터화할 수 있다.

─다양한 욕구의 고객에게 체험과 긍정적 서비스를 통해서 좋은 이미지를 전달할 수 있다.

2) 레저스파의 이벤트 프로모션의 10가지

－고객사은행사 왕대박 대잔치: 경품 추첨 방식으로 누구나 응모 가
능하다. 고객을 위한 선물과 기념품을 준비한다. 응모기간을 일
정기간을 정한다. 모여진 데이터는 중복된 자료를 선별한 후 예
정된 기일에 발표한다.

－고객 콘테스트: 고객 노래자랑, 댄스경연대회, 장기자랑 등 다양
한 콘테스트가 있다. 정기적인 상설행사 기획을 통해서 고객의
지속적인 관심과 커뮤니케이션이 가능하다.

－내 띠를 말하라: 1년을 12간지로 나누고 매월 돌아오는 띠와 같은
띠의 고객에게 행운을 드린다. 이 행사는 매월 30일간 매일 실
시하는 것이 아니다. 이 행사는 게릴라 이벤트로, 예를 들어 두
째주 하루 중에 오전 10시부터 12까지 입장하는 고객 중 띠가
같은 분에게 혜택을 주는 행사이다.

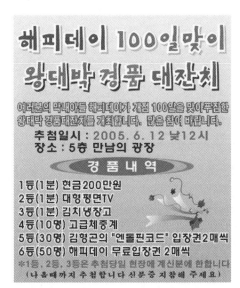

왕대박 경품대잔치

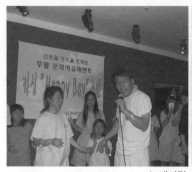 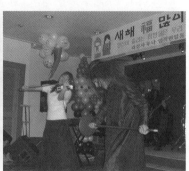

노래자랑   마술공연

- 주말 상설공연: 주말에는 많은 고객이 방문한다. 고객의 즐거움을 위해서 가수, 댄스, 마술, 마임 등의 공연행사를 준비한다. 사회자는 진행 중에 레저스파의 주요 장점을 홍보하고 고객의 체험을 유도한다.

- 어린이 이벤트: 어린 자녀가 있는 부모들은 어린이에게 필요한 놀이시설과 목욕시설이 있는 곳을 좋아한다. 그래서 어린이를 위한 편의시설과 함께 이벤트를 준비한다. 주요 이벤트는 영어뮤지컬, 페이스페인팅, 캐리커쳐, 쿠키만들기, 레고조립 등 다양한 행사가 많이 있다.

- 행운의 숫자를 잡아라: 업체에서 의미 있는 행운의 숫자를 지정한다. 고객은 매장 앞에 설치한 숫자 뽑는 기계에 손을 넣어 숫자를 뽑는다. 또는 다트를 이용해서 숫자를 맞추면 선물을 주는 행사이다.

- 기념일 이벤트: 생일, 결혼기념일, 레저스파를 찾은 고객에게 특별 선물을 주는 행사이다. 기념일 이벤트는 매월 실시하며 신분증과 고객카드 확인 후 선물을 준다.

- 명절/특별한 날 이벤트: 구정, 추석, 크리스마스, 또는 어린이 날이
  나 발렌타인, 빼빼로데이와 수능, 입학, 졸업 등 매월 컨셉에 맞
  는 이벤트를 미리미리 준비한다. 명절/특별한 날은 많은 고객이
  방문하기 때문에 서비스를 강화하고 즐겁고 긍적적인 이미지를
  보여 줄 수 있는 좋은 기회다.
- 전시회: 레저스파의 계단, 기둥 등 필요 없는 공간을 활용한다.
  고객의 감성을 자극하고 안정을 줄 수 있는 것이 좋다. 정보나
  캠페인이 될 수 있는 것도 있다. 전시회는 그림, 사진, 조각, 영
  화포스터, 옛날 장난감 등 종류는 매우 다양하다.
- 공헌이벤트: 기부와 레저스파를 연결하는 공헌행사는 고객이 지
  불한 금액 중 일부가 기부를 위해 쓰여지기 때문에 고객의 호감
  을 상승시키는 좋은 방법이다. 또한 레저스파 주변의 독거노인
  을 매월 1회씩 무료 입장 행사와 고아원이나 소년소녀 가장을
  초청해 레저스파를 즐길 수 있도록 하는 이벤트는 홍보활동에

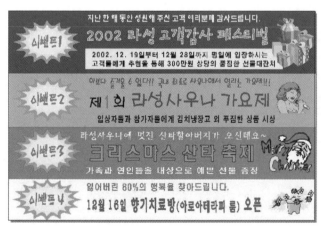

신년 이벤트

아주 좋은 방법이다.

〈1월 중 이벤트 계획안(예)〉

일자	행사명	내용
14	쥐띠 무료입장	게릴라 깜짝이벤트(1/14일 수요일 오후 1시~5시)
10	사우나 가요제 결산	매주 사우나 노래자랑에 참가했던 고객들 중 대상/금상을 수상한 분들을 한자리에 모아 펼치는 신나는 경연대회 및 축하공연
22	신년감사 사은이벤트	새해를 맞아 고객에게 감사의 선물을 증정(머그잔 3600원 약 300개)
21~23	민속의 날 행사	민속의 날 사우나에 오신 고객과 함께 즐기는 민속놀이 한마당과 토정비결, 가훈쓰기, 캐리커쳐 (제기 차기, 투호 놀이, 풍선 터트리기, 고리 던지기, 윷놀이 등등)
	기타 행사	1. 각설이행사 2. 농수산물축제 3. 에어바운드 4. 민속의 날 노래자랑 5. 팔씨름대회, 우유먹기대회

한국 레저스파
관련 기업 소개

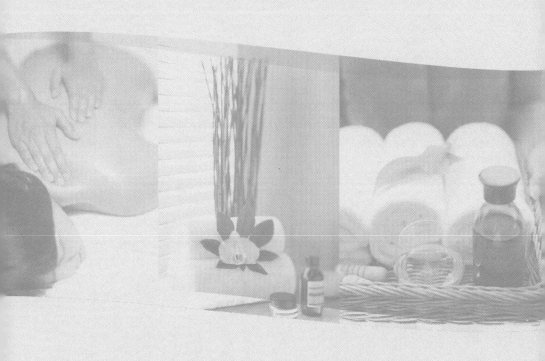

스파그린랜드

퇴촌 스파그린랜드는 10만평 대지 위에 조각공원으로 둘러싸인 특급호텔 분위기를 풍기는 워터파크이다. 수도권 최고의 청정지역 퇴촌에 나무숲으로 둘러싸인 노천에서 까운을 입고 족탕과 허브를 즐길 수 있도록 설계되어 있다.

스파그린랜드를 '작은 미술관'이라고 부르는 데 탕내부, 노천탕, 현관, 로비, 식당 등 스파그랜랜드의 구석구석에는 세계적인 명화 및 조각품이 설치되어 있어 스파를 즐기면서 자연스럽게 예술작품을 접할 수 있다.

퇴촌 스파그린랜드는 전문 수水치료 바데풀, '실내 버블탕'과 '노천 아쿠아탕' 그리고 어린이들을 위한 키즈워터가 있다.

노천탕의 천국이라고 할 수 있는 일본의 대형 스파시설에서나 볼 수 있었던 폭포 노천탕 시설은 퇴촌 스파그린랜드의 자랑이다. 노천탕은 자연에서 목욕을 하는 효과가 매우 높은 시설로서 수승화강水昇火降, 두한족열頭寒足熱의 원리를 지키는 대표적인 입욕시설이다. 노천욕을 한 후 자연풍에 몸을 건조시키면 빠르게 온천의 유익한 성분이 피부에 흡수되어 매우 효과가 좋으며, 특히 봄 가을의 노천욕이 최고로 좋다. 겨울에도 눈을 맞으며 노천욕을 하게 되면 자연스럽게 두한족열을 이루게 되어 매우 좋다.

유황탕인 폭포 노천탕은 무려 1,000톤의 자연석으로 꾸며지고 다양한 조경수로 이루어진 이국적인 전경을 선사해 자연과 함께하는 진정한 노천탕의 진수를 보여준다. 또한 각종 테마 이벤트탕 시설을 찾는 이용객들에게 남녀 대욕탕 시설에서 바로 출입이 가능해 편리함을 가져다준다.

전통 불한증막, 참숯황토방, 소금방, 피라미드 보석방, 얼음냉방 등의 후레쉬존 찜질시설을 이용할 수 있다. 높이 7m로 한국 최대의 크기를 자랑하는 불한증막의 경우 국내 최초의 석조건축기능장이 설계, 시공한 것으로 한국의 전통 불한증막의 효과를 직접 체험할 수 있게 되어 있다.

　퇴촌 스파그린랜드 별관에 있는 허브체험관은 도자기와 각종 허브를 이용한 재료 만들기 등의 체험을 할 수 있어 일상생활에 필요한 허브용품을 구입할 수도 있다. 또한 허브 식물원에서는 직접 만지고 느낄 수 있는 허브식물들이 있어 아이들의 체험 학습장으로도 손색이 없다.

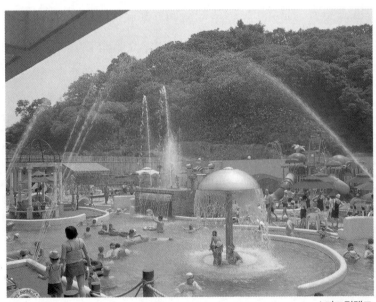

스파그린랜드

스파인 가든파이브

스파인 가든파이브는 서울시 송파구 문정동에 위치한 최고급 시설을 자랑하는 스파 찜질방이다.

2000여 평의 넓은 공간은 로마시대 컨셉 디자인으로 고객을 맞이한다. 50억원의 공사비를 들인 스파인 가든파이브는 창밖으로 서울공항과 남한산성을 바라보며 실내에는 로마시대 분위기의 이탈리아산 대리석에 럭셔리한 분위기를 만끽할 수 있다.

주요 고객은 주변상권의 특성상 워킹고객들도 많지만 가든파이브의 명성을 듣고 멀리서도 찾아올 만큼 다양한 고객층을 이루고 있다.

스파인 가든파이브는 고객의 편익을 위해서 다섯 가지의 장점을 자랑한다.

첫째는 지하 찜질방의 답답함이 없이 앞뒤가 탁 트이고 막힘없는 시원함을 자랑한다. 마치 공항의 스카이라운지와 같은 경치를 보는 듯하다.

둘째는 지상 8층에 떠 있는 하늘정원 아뜨리움이 고객의 마음을 편안하게 하며 실내 공원의 역할을 톡톡히 해낸다.

셋째는 많은 찜질방의 고민인 주차난을 해결했다. 7000여 대를 주차할 수 있는 주차시설이 고객을 위해 자리하고 있다.

넷째는 대중교통의 편리함이다. 지하철 8호선과 직접 연결이 되어 있어 장지역에서 스파인 가든파이브까지 편리하게 들어올 수 있는 통로가 고객을 반긴다.

다섯째는 고객을 위해서 세심한 부대시설 준비를 했다. 최신 음향시설과 150인치 대형스크린의 영화 감상실, 프라이버시를 지킬 수 있는 다양한 문화공간, 여성고객을 위한 부츠 신발장과 특별한 공간

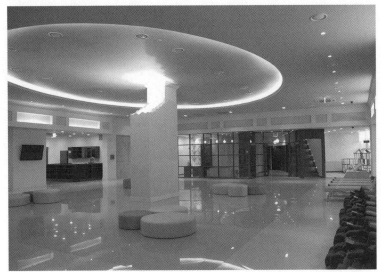

스파인 가든파이브 내부

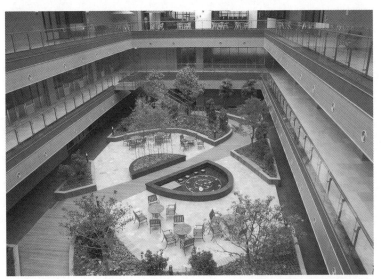

스파인 가든파이브 하늘정원

VIP룸을 만들어 고객을 위한 준비된 시설을 만들었다. 또한 소나무로 직접 때는 전통 불한증막은 꼭 한번 체험하기를 권한다.

세계적인 찜질방에 새롭게 도전하는 스파인 가든파이브는 스파의 명소로서 업계를 리드하고 있다. 업장을 찾는 고객들은 고객만족 서비스에 긍정적인 생각을 갖고 있으며, 누구나 한번쯤 찾아 가서 스파인 가든파이브의 서비스를 받아보는 것도 좋을 듯하다.

찜질방 닷컴

찜질방 닷컴은 찜질방 관련 다양한 정보를 네티즌에게 알려주는 사이트이다. 2002년 2월에 만들어져 지금까지 많은 사랑을 받아온 찜질방 닷컴은 국내 유일의 찜질방 포탈 사이트이다.

비수기 1일 트래픽이 2만 번이고, 1개월에 60만이나 된다. 성수기 1일 5만이며, 1개월 150만 이상의 네티즌이 이용을 한다.

회원수는 일반회원이 11만이며, 업체회원이 1700명으로 가입을 하여 꾸준히 활동을 하고 있다. 전국의 찜질방 1600여 업체가 가입을 하였으며, 찜닷컴은 홈페이지 제작, 마케팅지원, 구인구직 서비스, 부대시설 임대, 직거래장터, 찜질방 컨설팅 등 다양한 활동을 하고 있다. 찜질방을 찾는 사람들의 최고의 정보 제공처이며, 찜질방을 오픈하는 사람들이 필수로 찾아오는 국내 유일의 찜질방 전문 포탈 사이트이다.

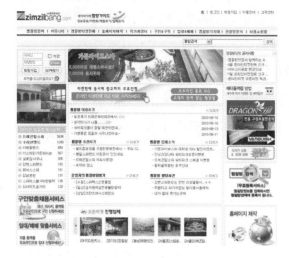

찜질방닷컴 홈페이지

한국스파산업연구소www.mokgantong.com

　　　　국내 레저스파(찜질방, 사우나, 온천장, 워터파크, 스파휘트니스센타 등) 산업의 발전을 위한 연구/개발/조사 활동을 수행하는 동시에 국내외 레저스파 업체들을 위한 운영켄텐츠 개발 및 사업계획 수립, 사업타당성 검토Feasibility Study, 레저스파 관련 전문 도서 발간 등을 목적으로 설립되었다.

　레저스파산업이 지속적으로 성장, 발전할 수 있도록 레저스파 산업연구 및 레저스파 문화상품 개발에 전념하고 있으며 레저스파 사업주들에게 새로운 정보와 의식개혁을 위해 한국목욕업중앙회와 한국찜질방중앙협의회 의뢰로 다수의 강의 및 전문인력양성(레저스파 관리자 양성교육)을 진행하였으며, 국민들의 목욕수준 향상을 위해 문화센터 및 지역정보센터 등에서 건강목욕법 강의를 진행하고 있다.

　이에 본 한국스파산업연구소에서는 그동안 레저스파산업을 연구하면서 축적된 자료/정보를 가지고 대중사우나, 불가마, 찜질방, 온천장, 고급보양형 수영장, 휘트니스센타 등의 레저스파 사업운영컨텐츠개발 및 사업계획수립, 사업타당성 검토(F/S), 위탁운영, 오픈대행 및 프로젝트파이넨싱(P/F) 등을 수행하고 있다. 동시에 국내 레저스파산업이 건전하게 성장, 발전할 수 있도록 정부에 대한 정책건의도 꾸준히 해 나갈 계획이다.

◆주요 업무

01. 레저스파 운영 컨텐츠 개발 및 사업계획 수립

02. 레저스파 컨설팅(개발/기획/설계/운영관리/오픈대행)

03. 첨단 레저스파(건강)상품 연구/개발

04. 시장조사/경영정보/경제성 분석/타당성 검토/입지분석

05. 경영/홍보(이벤트)마케팅 전략수립

06. 레저스파 프렌차이즈 기획/상담

07. 국내 유일한 레저스파 운영요원 서비스 교육

08. 운영정보/용역/관리/위탁

09. 외국인관광객 유치/창업지원

10. 전문 스파지도사(스파니스트) 양성/교육

11. 레저스파 관련 경영혁신 지도 및 기타 아이템 개발

12. 신개념 마케팅 전략수립

13. 전문도서 발간

◆ 주요 업무실적

〈연구실적〉

1999.12 〈목욕도 관광상품이다〉 집사재

2002.11 〈재밌는 목욕 맛있는 목간통〉 집사재

2004.11 〈반신욕 제대로 즐기기〉 형설출판

2010.10 〈레저스파 개발과 운영전략: 찜질방, 사우나, 온천장, 스

　　　　파랜드 창업 및 운영〉 (출간 예정)

〈컨설팅 및 기타실적〉

1997 대전 유성 스파우드리조트 대온천장 및 휘트니스센타 기획

1998 충남 당진 대호해수탕 개발 컨설팅

1999 영주소백산 온천 사업타당성 검토

2000 의정부 금강기사우나 타당성 검토 및 기획/설계/시공,

　　　중림동 실로암사우나 자문용역

2001 부산 태종대온천 개발기획 및 운영 및 SGP 시스템 제작

2002 천안 스파위스 건강랜드 운영 및 시설 기획

2002 이천 스파플러스 운영 및 SGP시스템, 스파지도사 양성

2003 부산 농심호텔 대온천탕(허심청) 운영활성화 방안 제안,

　　　부천 목간통 24시 불가마사우나 사업계획 수립, 운영계획

　　　수립, 의정부 장암온천 셀파인 사업계획 수립

2004 제주 용두암 해수랜드 사업계획 및 운영계획 수립,

　　　퇴촌 그린스파랜드 사업타당성 검토 2004,

　　　월곡 건강랜드 문화컨텐츠 및 고객관리

2005 부산 피프존 외국인전용 스파 사업계획 수립,

　　　부산 동래 세띠앙 전문입욕시설 사업계획수립

주요 집기비품 내역

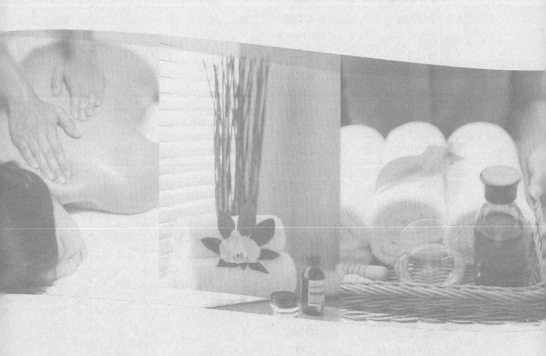

No	품명	규격	수량	단위	단가	금액	비고
	A. 현관, 로비용품						
1	자동우산포장기	스텐 장,단 2구	1	ea			
2	자동우산포장비닐(장)	6,000매/BOX	1	box			
3	자동우산포장비닐(단)	6,000매/BOX	1	box			
4	방진매트	900×1800	2	ea			
5	비상약품구급함	내용물셋팅	3	ea			
소계							
	B. 탈의실, 파우더, 휴게실						
1	구두주걱통	원목	2	ea			
2	구두주걱	프라스틱	10	ea			
3	체중계	CAS 150Kg	2	ea			
4	벽시계	원목	10	ea			
5	선풍기	한일, 탁상용 14″	8	ea			
6	화장품 진열대	원목, 체리색	10	ea			
7	일자빗	아이보리	100	ea			
8	롤브러쉬	고급	50	ea			
9	평브러쉬	고급	50	ea			
10	도끼빗	고급	50	ea			
11	면봉	100×20p×25/BOX	1	BOX			
12	헤어드라이기	선보	10	ea			
13	자외선 살균기	아시아	2	ea			
14	옷걸이	프라스틱	2,600	ea			
15	화장실 휴지통	프라스틱, 팔랭이 20L	20	ea			
16	화장실용슬리퍼		20	ea			
17	파우더실 휴지통	프라스틱 30L	4	ea			
18	평상	1200×1800	4	ea			
19	흡연실의자	프라스틱	4	ea			
20	흡연실재떨이	스텐	2	ea			
21	탈수매트	900×1200, 순면	10	ea			
22	분리휴지통	45L, 4개1조	16	ea			
23	연속비닐지		2	ea			
24	선베드	프랑스산	9	ea			
25	스툴의자	락카사이 수입품	34	ea			

	품명	규격	수량	단위			
27	타올수거함	프라스틱	11	ea			
28	캔바스트롤리	방수회색	4	ea			
29	수건다이	스텐	2	ea			
30	전광시계		8	ea			
소계							
C. 탕내부 및 찜질방							
1	탕입구매트	1200×12,000 회색	1	롤			
2	방수매트	1200×12,000 회색	1	롤			
3	샤워의자	일반	90	ea			
4	바가지	일반	150	ea			
5	대야	일반	200	ea			
6	방수 시계	아이보리	2	ea			
7	치약소금다이	스텐	2	ea			
8	소금통	목재	2	ea			
9	꽃소금	20Kg/포	2	포			
10	젖은타올수거함	국산,센스	14	ea			
11	탕내쓰레기통	아이보리	14	ea			
12	도크매트	450×1500	10	ea			
14	모래시계	5분	5	ea			
15	세신침대	1830×700×680 50ℓ	5	ea			
16	세신카바		5	ea			
17	세신물통	국산	5	ea			
18	아기욕조		3	ea			
19	탕전용청소기	14″	2	ea			
20	청소기솔	야자솔	5	ea			
21	수중펌프	0.5hp	2	ea			
22	수중펌프 HOSE	50m/Roll	2	Roll			
23	진공청소기	국산보흥	3	ea			
24	봉걸레셋트	국산	4	ea			
25	먼지걸레 셋트	국산	4	ea			
26	바닥 대솔 셋트	국산	4	ea			
27	쓰레받기	뚜껑형	4	ea			
28	갈대비		4	ea			
29	PVC빗자루		4	ea			

30	통 변기솔			9	ea		
31	철수세미			100	ea		
32	장죽수세미			100	ea		
33	락스	유진락스20L		20	ea		
34	물비누	하이롱 18L		10	ea		
35	가루비누	스파박사 10Kg		10	box		
36	쓰레기봉투	대, 소, 검정		4	box		
37	고무장갑			100	켤레		
38	목장갑			100	켤레		
39	랜턴	충전식		4	ea		
40	목침	나무		30	ea		
41	옥잠화매트	1400×2000		10	ea		
42	참숯매트	900×1800		100	ea		
43	참숯베개			200	ea		
44	수면타올	청색		100	ea		
45	멍석	2000×3000		8	ea		
46	가마니			10	ea		
47	불가마 마대			50	ea		
소계							
	D. 화장품류						
1	미스쾌남 밀크	300ml×20BTL/BOX	60	BTL			
2	미스쾌남 스킨	300ml×20BTL/BOX	60	BTL			
3	바이탈 밀크	310ml×30BTL/BOX	90	BTL			
4	바이탈 스킨	310ml×30BTL/BOX	90	BTL			
5	이브비누	140g×80EA/BOX	800	ea			
6	메디안 치약	170g×32EA/BOX	96	ea			
7	나노젤	410ml×40BTL/BOX	80	ea			
8	헤어스프레이	300ml×20BTL/BOX	80	ea			

참고자료 Ⅲ

・・・

가칭)타이거스파 프랜차이즈 사업계획(안)

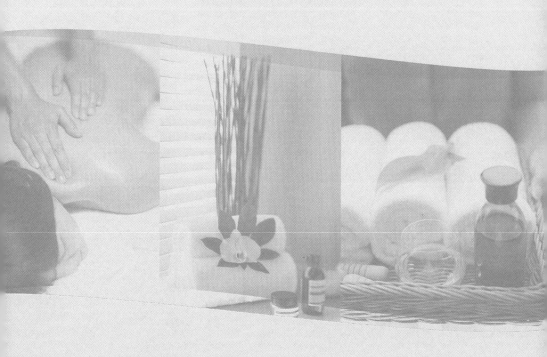

가칭)KOREAN LEISURE SPA
〈타이거스파〉 프랜차이즈
사업계획서(안)

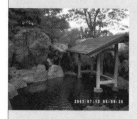 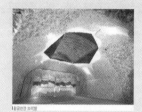 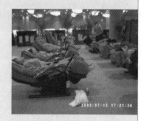

주) Tiger Spa: One Source Multi Use 의 개념을 가진 한국형 대중 스파 의미의 신개념
레저스파 브랜드로 불황을 호랑이처럼 헤쳐나간다라는 의미

 목 차

Contents

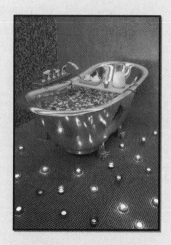

▷ 프롤로그
▷ 사업배경 및 목적
▷ 사업 환경 분석
▷ 시설개발 구상
▷ 차별화 시설 ITEM
▷ 원가절감 방안
▷ 사업추진 방안
▷ 관리운영 방안
▷ 사업수지 분석
▷ 향후추진 일정
▷ 에필로그

프롤로그

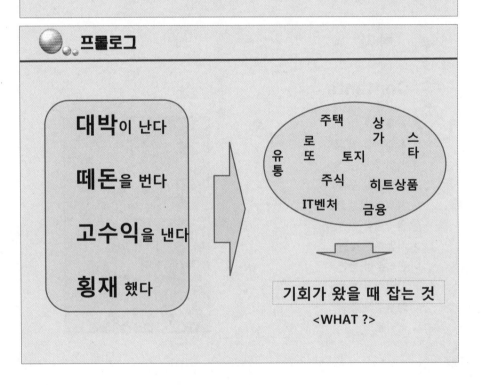

프롤로그

대박이 난다

떼돈을 번다

고수익을 낸다

횡재 했다

주택   상   가   스
로   타
유통   또   토지
        주식   히트상품
IT벤처   금융

기회가 왔을 때 잡는 것

<WHAT ?>

프롤로그

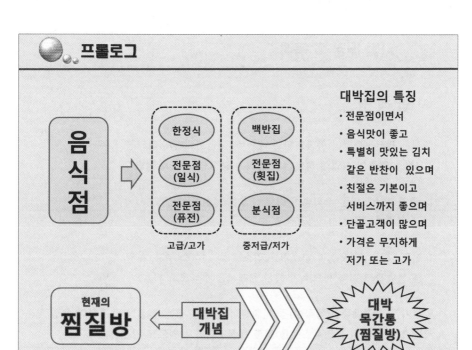

대박집의 특징
- 전문점이면서
- 음식맛이 좋고
- 특별히 맛있는 김치 같은 반찬이 있으며
- 친절은 기본이고 서비스까지 좋으며
- 단골고객이 많으며
- 가격은 무지하게 저가 또는 고가

사업 배경 및 목적

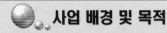

사 업 배 경

▷최근 레저스파업이 공급과잉과 대형화, 고급화되면서 다양한
  서비스 연출이 사업에 성패를 결정하는 중요한 시기에 직면

▷ 공급과잉에 따른 수익성 악화로 새로운 시설 및 차별화 서비
  스 욕구가 증가하고 있는 추세

▷최근 양질의 레저스파 업소가 관리소홀 및 서비스 부재, 운영
  및 용역관리 미숙 등으로 부동산 경매시장에 나오고 있음

일정기준의 경매물건(찜질방)을 낙찰받아 수익성 있는 찜질방 개조하여 운영 후,
국내 최고의 스파 운영시스템을 갖춘 프랜차이즈 사업으로 발전시킴

투자자와 회사와의 Win-Win 전략

국내 최초 스파안내 시스템 도입
다양한 기능형 시설과 운영시스템
재미 / 건강 / 편안함 / 가족형 레저스파

투자자 → 투자 → **한국 스파산업 연구소**

- 사업기획
- 운영/마케팅
- 지속적 운영 및 관리

사업 환경 분석

 사업 환경 분석

▷ 소득수준에 따른 트랜드 변화

GNP 규모	$10,000 미만	$10,000 ~ 20,000	$20,000 이상
산업군	생계유지형산업군	삶의질향상형산업군	미래지향형산업군
주요산업	생산도구재산업	교육산업	정신건강충족형산업
	먹거리 산업	건강/레저산업	생명공학적 산업

▷ 소비문화 trend

양극화 소비

(2000년대 이전)

MASSTIGE 소비

(2000년대 이후)

MASSTIGE : 대중을 뜻하는 매스(Mass)와 고급품을 뜻하는 프레스티지(Prestige)의 합성어로 명품(名品)
에 속하지만 비교적 값이 저렴한 상품을 매스티지(Masstige)상품이라고 한다.

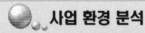

▷ 건강 문화의 trend 변화

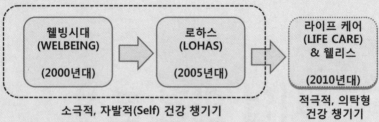

| 웰빙시대 (WELBEING) (2000년대) | → | 로하스 (LOHAS) (2005년대) | → | 라이프 케어 (LIFE CARE) & 웰리스 (2010년대) |

소극적, 자발적(Self) 건강 챙기기 　　　적극적, 의탁형 건강 챙기기

▷ 스파문화의 변화

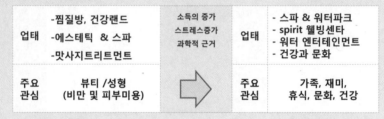

업태	-찜질방, 건강랜드 -에스테틱 & 스파 -맛사지트리트먼트	소득의 증가 스트레스증가 과학적 근거	업태	- 스파 & 워터파크 - spirit 웰빙센타 - 워터 엔터테인먼트 - 건강과 문화
주요 관심	뷰티 /성형 (비만 및 피부미용)	⇨	주요 관심	가족, 재미, 휴식, 문화, 건강

▷불황기에 나타나는 소비심리와 전략

제일기획 불황타개 전략

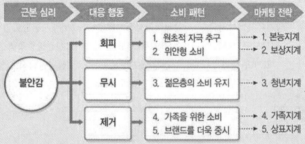

| 근본 심리 | 대응 행동 | 소비 패턴 | 마케팅 전략 |

불안감

회피	1. 원초적 자극 추구 2. 위안형 소비	▶ 1. 본능지계 ▶ 2. 보상지계
무시	3. 젊은층의 소비 유지	▶ 3. 청년지계
제거	4. 가족을 위한 소비 5. 브랜드를 더욱 중시	▶ 4. 가족지계 ▶ 5. 상표지계

1. 본능지계(本能之計:원초적 본능을 자극하라)
2. 보상지계(補償之計:보상심리를 채워 주는 위안형 마케팅을 활용하라)
3. 청년지계(靑年之計:젊은 층을 공략하라)
4. 가족지계(家族之計:가족 마케팅을 적극 활용하라)
5. 상표지계(商標之計:브랜드를 더욱 강화하라)

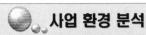

사업 환경 분석

▷ 불황에 성공 대표적인 사업

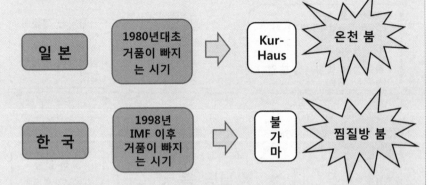

| 일 본 | 1980년대초 거품이 빠지는 시기 | ⇒ | Kur-Haus | 온천 붐 |
| 한 국 | 1998년 IMF 이후 거품이 빠지는 시기 | ⇒ | 불가마 | 찜질방 붐 |

인간의 원초적인 감정을 자극하는 물을 기본 매개체로 한 건강/휴식/가족/즐거움을 주는 복합레저시설

사업 환경 분석

▷ 일본의 쿠어하우스(Tiger spa) 사례

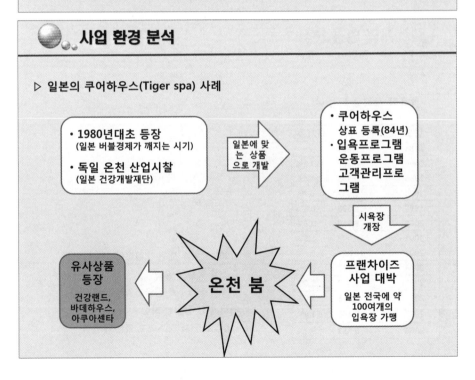

- 1980년대초 등장
  (일본 버블경제가 깨지는 시기)
- 독일 온천 산업시찰
  (일본 건강개발재단)

일본에 맞는 상품으로 개발

- 쿠어하우스 상표 등록(84년)
- 입욕프로그램 운동프로그램 고객관리프로그램

시욕장 개장

유사상품 등장
건강랜드,
바데하우스,
아쿠아센타

온천 붐

프랜차이즈 사업 대박
일본 전국에 약 100여개의 입욕장 가맹

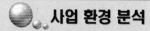 **사업 환경 분석**

▷ 한국의 찜질방 상품 사례

- **1999년초 등장**
  (한국의 버블경제가 깨지는 시기)

  불가마체험실 등장

- **목욕탕에 찜질시설 도입**
  (사우나 + 찜질)

 상품으로 개발

- **원적외선 체험실**
  녹주 맥반석
  (약 300여개 가맹)
- **찜질방에 목욕탕 설치**

다양성

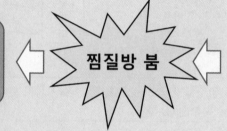 **찜질방 붐**

점차 복합 시설화

각종 이벤트
24시간 운영
다양한 재료
등장

새로운 시설에 고객 집중

2000년 이후 급속
적으로 증가
(목욕탕과 찜질방
이원화)

 사업 환경 분석

▷ **목욕장 등록업소 추이**

년도	업소수	증가율
1985	3,807	-
1990	8,266	117.1%
1995	9,453	14.4%
1998	9,952	5.2%
1999	9,868	△0.8%
2000	9,950	0.8%
2001	10,098	1.5%
2002	10,087	△0.1%
2003	9,997	△0.9%
2005	9,502	△5.0%
2006	9,315	△2.0%
2007	9,146	△1.8%
2008	8,852	△3.2%

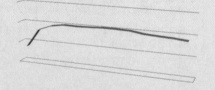

- 2000년 이후 대형 찜질방이 나타나면서 중소형 목욕탕 감소
- 2005년 이후로 공급과잉에 따른 경쟁에서 밀린 찜질방 퇴출
- 이후로 점차 감소하고 있는 추세임

사업 환경 분석

▷ 찜질방 경매 등록 현황

구 분	경매 건수	감정평가액	낙찰예상금액	비고
수도권	48건	9 ~ 156억원	전반적으로 약 40~50%선에서 낙찰 예상됨	
부산/경남권	25건	6 ~ 61억원		
대구/경북권	4건	4~ 54억원		
대전/충남권	13건	3 ~ 76억원		2008.8.28 현재 경매 /부동산채널 자료
광주/전남권	8건	6~73억원	EX> 남양주 G찜질방 감정가 65억원 낙찰가 16.5억원 (27%) (2008. 7.21)	
강원권	9건	3 ~ 57억원		
충북권	4건	3 ~ 143억원		
전북권	2건	4 ~ 11억원		
제주권	5건	2~143억원		
합 계	118건			

▷ 레저스파(찜질방) 경매시장 여건

· 찜질방 등의 장기불황에 대한 투자심리 저하
· 운영에 대한 막연한 불안감(경험이 없음)
· 찜질방 시장 밑바닥장세 형성,
· 새로운 아이템 부재 – 4~5회 유찰은 기본

 투자 → 영업 정상화 → 재평가 → 영업상 현상 유지 부동산 가치 상승 → 고수익

 ## 사업 환경 분석

▷ 고수익 실현 전략

매출 극대화
· 많은고객 유치
· 고부가가치 상품 개발 및 판매
· 틈새시장 개척

원가 절감
· 수도광열비
· 인건비
· 소모품비
· 금융비용 최소화

잠재가치 상승
· 영업의 정상화
· 100% 이상 투자 대비 부동산 가치 상승

시설개발 구상

 시설개발 구상

▷ **기존 찜질방의 문제점**

1. 차별점이 전혀 없는 시설 구성(전국 어디 가나 똑같음- 유사성)
2. 내부시설의 지루함 (TV와 잠밖에는 할 일이 없다- 무료함)
3. 찜질방 입장 후에는 나 몰라라(고객에게 관심이 없다-무관심)
4. 서비스! 있을 필요가 없다. (고객 알아서 다 한다- 자발성)
5. 주말에는 애들 때문에 정신이 하나도 없다. (어린이시설 부재)
6. 쾌적한 휴식장소는 하나도 없고 함께 즐길 수 있는 재미있는 시설은 전혀 없이 건강만 좋단다
7. 누가 누군지 모르겠고 종업원이 상전이어서 부탁하기가 부담스럽다(종업원의 노후화).
8. 도난사고에 나 몰라라 한다. (상법 어쩌고 하면서 신고만 하면 끝, 잃어버린 사람이 바보!)
9. 음식이 모두 똑같고 특별한 맛도 없으면서 가져온 음식은 압수
10. 화장실 및 기타 시설이 불결하다(위생불량).

🔵 시설개발 구상

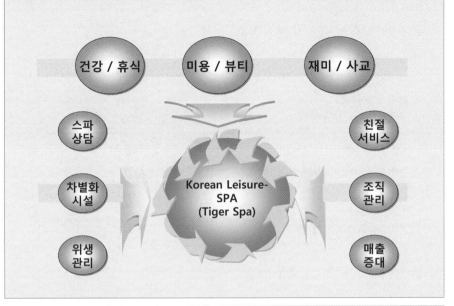

🔵 시설개발 구상

▷ **Korean Leisure Spa (Tiger spa) 개발 방향**

- ^{가칭)} Family Tiger spa (Public형 스파) – 대중형 레저스파
   기존 시설을 최대한 활용하여 투자비를 최소화 함
- ^{가칭} Premium Lion spa (M/S형 VVIP SPA) (회원제)
   회원들만 이용하는 시설로 이용시 Prestige를 느낄
  수 있도록 시설을 설치함

▷ **Korean Leisure Spa (Tiger spa) 기준**

- 입지여건 : 인구수, 강남/북, 신도시 등
- 시설규모 : 500평, 1,000평, 1,500평
- 기타 마케팅 여건 등을 고려해 결정

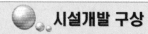

시설개발 구상

▷ **Korean Leisurespa (Tiger spa) 공간구성**

▸ **건강 만들기 존**
  - 건강을 챙기는 시설 존

▸ **건강가이드 존**
  - 건강을 안내하고 지도하는 존

▸ **건강관리 존**
  - 고객(회원)을 의 모든 것을 관리 존

건강 만들기
(Experience)

찜질방
사우나
헬스센타

스파
테라피

Tiger spa

건강
안내
(Guidence)

핼스
파크

건강
관리
(Management)

차별화 시설 ITEM

차별화 시설 ITEM ▷Korean Leisurespa (Tigerspa)

차별화 포인트	시설개발방향

차별화 포인트

○세신보다는 휴식 및 최적의 수면 효과가 있는 휴게시스템 도입

○양질의 고급 밀착 서비스 제공 및 독특한 시설 도입

○분위기의 차별화를 통한 고객에게 Prestige 제공

○One- stop 서비스 제공이 가능하도록 시설 구성

○재미와 화재성 높은 시설 도입

○어린이와 단체유치가 가능한 시설도입

○청결 이미지 제공 및 운영요원의 관리 용이

시설개발방향

⇒ 기능탕과 SGP시스템 및 스파 지도사 시스템 도입, 파우더실 및 탕 내부에 바디 및 발 드라이어실 설치, 사우나 도크의 高기능화, 찜질발걸이, 수면실의 고기능성화 (휴게의자 및 공간 확보)

⇒ 별도로 수치료 맛사지실 및 자연적 분위기 공간연출 비즈니스 및 사교를 위한 별도 공간 마련(헬스 카페 개념) 신개념 다이어트 운동방(Spa & Athletic & Esthetic)

⇒ 첨단 휴게텔 기능 및 사교를 위한 비즈니스실 운영 독특한 건강보양식의 식음료 기능, 수면실 모닝 콜서비스, 최첨단 수면의자 시스템,

⇒ 대중형 및 VIP형 스파테라피 도입, 여명약탕, 족탕과 반신욕장, 기능성 보행탕, 마이크로버블스파, 피부관리

⇒ 어린이 목욕탕/찜질방 체험교육, /호굴(虎窟) 체험교실(허브비누, 허브쿠키 만들기 등)

⇒국내 최초 탈의실(락카) 살균장치 도입 순환공급식 수처리 설비 도입, 찜질방 살균시스템 및 타올 살균기, 위생팬티 도입

 차별화 시설 ITEM

스파지도사 & 스파상담실

• 스파지도사

건강스파서비스 기능으로 스파에 대한 전문지식을 습득하고 SGP스파안내시스템을 활용하여 이용객에게 스파 및 사우나. 운동요법 등을 안내하고 지도하는 임무를 수행하는 스파 전문가

• 스파상담실

이용객이 자기 체질이나 질병, 증상 등에 대해 스파지도사(Spanist)와 상담을 한 후 스파 방법을 안내 받게 되는 장소, 운동처방실(TDS)과 겸하게 됨

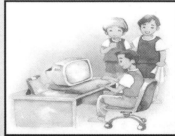

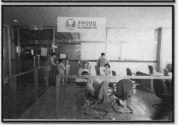

차별화 시설 ITEM

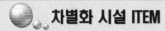

SGP(Spa Guidence Program) 시스템

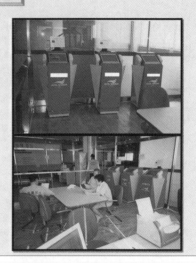

- S·G·P 시스템은 사고를 미연에 예방할 뿐만 아니라 목욕을 통한 건강만들기를 수행 해 나가는 시스템
- 개인의 신체상태를 컴퓨터에 입력하게 되면 자기신체에 적합한 스파방법을 제시해 주는 스파안내 프로그램
- 자신에 적합한 오늘의 음양오행 스파요법 제시
- 기타 궁합/운세/사주 등도 서비스로 봐 주게 됨

차별화 시설 ITEM

헬스파크 (Health Park)

- 스파와 운동요법을 중심으로 고객이 신체 상태를 체크한 후 적합한 스파요법, 찜질요법, 운동요법 등을 전문가에게 안내받고 시행하는 원스톱 맞춤형 건강 파크 및 찜질방
- M/S시설의 경우 휘트니스 시설(P/T)은 필수
- 스포츠스파로 발전시킴

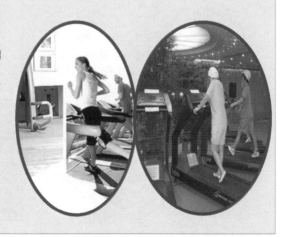

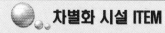 **차별화 시설 ITEM**

사주(四周)음양오행(陰陽五行) 스파

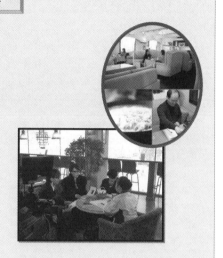

- 체질(사상의학) 및 음양오행 및 그날
  의 운수나 기분 등을 종합적으로
  파악하여 자기신체에 최고로 적합한
  스파방법을 제시함
- 목욕 및 찜질방법, 섭생 (먹거리) 등을
  종합적 으로 안내하게 됨
- 전문 교육을 이수한 스파니스트가
  전문시스템을 가지고 하기 때문에
  모방이 불가능하며 아주 독특한 경험
  을 하게 됨

차별화 시설 ITEM

 여명약탕

- 최고의 입욕제로서 목욕을
  하게 되면 후끈후끈한 느낌이
  바로 확인가능하기 때문에 효
  과가 바로 나타남
- 본 Korean Leisure spa프랜
  차이즈에서만 독점 공급

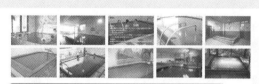

현재 일본에서 여명약탕을 사용하고 있는 건강 센터 -20개소

삿포로 키요타 건강 센터	http://kiyota-yakutou.co.jp
삿포로 모에레 건강 센터	www.moere.co.jp
홋카이도 하코다테 건강 센터	reimei.dishbit.jp/
후쿠오카 갓빠 천국 이야시노사토점	kappatengoku.com
도쿄 갓빠 천국 아카바네점	www.kappatengoku.jp
화악의 시골	www.tk.mesh.ne.jp/waraku
호쿠리쿠 건강 센타아라피아	www.arapia.jp/bath/index.htm
오카야마 이나리야마 건강 센터	www.sim-net.jp/leisure/kenkou/inari.html
시코쿠 건강마을	www.kenkou-mura.com
후쿠오카 야쿠오지 온천해락장	www.5a.biglobe.ne.jp/~onsen

* 홈페이지가 있는 곳만 소개합니다.

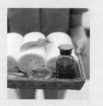

차별화 시설 ITEM

마이크로나노 버블스파

• 초미니의 마이크로나모 거품이 인체의 피부 깊숙이 침투하여 노폐물과 피부의 노화예방 등에 효과를 주는 신개념 스파

• 버블이 너무 작아 탕내 물이 우유빛으로 변하게 되어 우유탕이라고도 하며, 약 5~10분 정도 스파를 하게 되면 물에 이물질이 부양할 정도로 효과가 큼

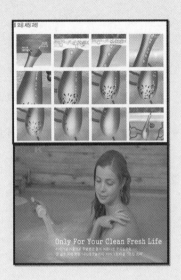

Only For Your Clean Fresh Life

 ## 차별화 시설 ITEM

호보(虎步)건강방(호굴(虎窟))

• 하루5분, 호랑이처럼 어슬렁어슬렁 네발로 기는 호보건강법
• 사람의 병은 직립보행으로부터 온다는 근거에서 출발
• 똑바로 서서 걷는 자세에서 벗어나 호랑이처럼 네발로 어슬렁거리고 걷는 것만으로 온몸 운동이 됨
• 하루200m만 네발로 걸으면 어지간한 고질병은 다 고칠 수 있다고 함
• 네발로만 기어서 들어갈 수 있게 통로와 굴을 만들어 운동 및 재미를 줌

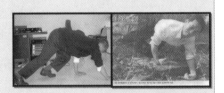

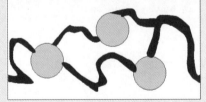

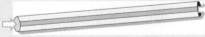

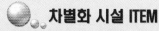 **차별화 시설 ITEM**

스파테라피 (에스테틱)

- 그동안 고가여서 특정계층만 이용하는 것으로 알려진 고급 애스테틱스파를 레저스파에 접목시켜 중저가로 이용할 수 있도록 함

- 다양한 애스테틱 스파 프로그램으로 부분관리와 전체관리, 다이어트 등에 효과적으로 이용할 수 있도록 함

- 여성이 가장 받아 보고 싶은 서비스 중 하나

- Masstige 트랜드 시설

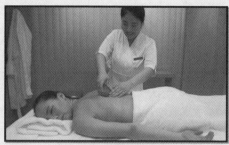
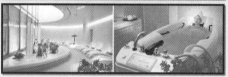

 차별화 시설 ITEM

스파 다이어트 운동방

- 인체는 고유한 음파진동에너지가 있어 인체의 주파수와 일치하게 되면 건강한 삶을 유지할 수 있는데. 이러한 음파를 이용해 운동/건강 및 재미를 동시에 주면서도 운동효과도 뛰어남

- 아로마 및 음악 치료까지를 유기적으로 활용해 인체에 건강을 유지하고 도와주는 운동시스템

- 마이크로나노 버블을 통한 피부의 노폐물과 지방제거를 시스템을 동시에 활용하는 시스템으로 목욕(스파)과 운동을 동시에 추구하는 신개념 스파 다이어트 운동방

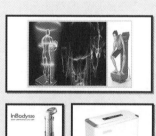

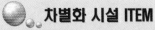

심치(心治)방 (Mind Contral Room)

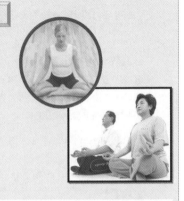

- 마음을 다스리고 치유하는 방
- 컴퓨터 화면으로 실시간 심장리듬 패턴과 감정을 다스리는 훈련을 통해 몸과 마음의 균형 유지토록 하는 방
- 집중력 향상으로 수험생의 경우, 시험 전날 스트래스 해소 및 집중력 향상을 받게 되면 놀라운 효과를 보게 됨
- 찜집방이 시험 때는 공부방으로 변경됨 집중력 향상 패키지를 만들어 공부에 도움을 주는 건전한 장소로 변모하게 됨

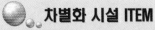 **차별화 시설 ITEM**

최첨단 수면 휴게실 도입

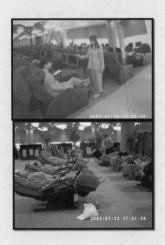

- 수면실을 최첨단화하여 아주 편안하게 수면을 취할 수 있도록 함
- 첨단수면 및 휴게 체어를 도입하여 집에서 자는 것보다도 더욱 편하게 잠을 잘 수 있도록 함
- 개인간의 수면 프라이버시를 지켜 주기 위한 별도 칸막이 시스템을 도입
- 내부에 수면에 필요한 아로마 또는 산소 등을 지속적으로 공급하여 수면의 질을 높임

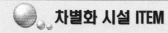 차별화 시설 ITEM

게임형 운동시설 설치

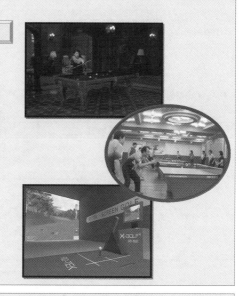

- 가볍게 가족이나 친구 등이 부담 없이 이용할 수 있는 운동 기구 설치
- 당구장, 탁구장, 스크린 골프장 시중에서 자주 찾게 되는 운동시설을 간이형태로 설치
- 당구대 2~3대, 탁구대 2~3대 스크린골프 2대 공간 및 규모 에 따라 설치
- M/S시설- 골프퍼팅연습장, 주 식장세, 각종 토지정보 등 제공

차별화 시설 ITEM

게임을 통한 부대시설 이용권 제공

- 보드게임 또는 스크린 게임 등을 통해서 부대시설을 무료로 이용할 수 있는 이용권 지급(회원권 발급 1인 1회)

- 식당 또는 스낵코너 옆에 게임을 할 수 있도록 게임장비 설치하여 고객이 식당 이나 스낵을 이용시 부담 없이 게임을 하고 입장할 수 있도록 함

- 양구공 넣기/ 표창던지기/화살쏘기 /가위바위보 등 다양한 게임을 준비하여 성 공시 무료 이용권을 지급하게 됨

- 술값/밥값 내기 게임 , 가족게임 등

차별화 시설 ITEM

기타 영업 활성화 전략

- 가족 허브쿠키(케익) 만들기 체험 교실
- 유치원 공동시설 에티켓 교실
- 어르신 스파 체험 (건강 만들기)
- 스파로 건강 챙기기 강좌 개최
- 건강 미용강좌 시행
- 기타

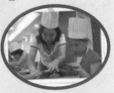
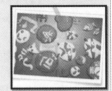
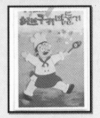

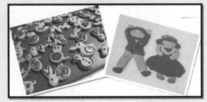

 차별화 시설 ITEM

음식물 반입 허용

- 찜질방에서 가장 많은 고객불평이 나오고 , 입장한 고객에게 난감한 일- 음식반입문제
- 찜질방 내부 식당을 아무리 맛있게 해도 소비자를 만족시킬 수 없는 것이 고객심리
- 음식물 반입문제로 고객과 항상 다툼의 원인이 되어 다른 시설까지 이미지에 영향을 미침
- 고객 입장시 음식물 반입할 경우 청소비 등의 명목으로 가족당 음식물 반입량에 따라 1,000원 ~2,000원 정도 징수함
- 찜질방 내부 식당규모는 최소로 하고 스낵과 배달 주문 위주로 운영함
- 중/소규모 (약 700평 미만) 찜질방에 적용

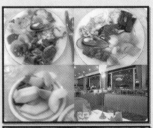
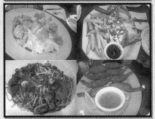

차별화 시설 ITEM

음식 배달 서비스

- 가족이나 단체가 입장했을 때 내부에서 즐길 수 있는 음식물은 한정되어 있음
- 피자, 치킨, 보쌈, 탕수육 등 중식 등은 찜질방 내부에서 만들기가 곤란하므로 외부업체와 제휴로 배달서비스 실시하여 다양한 음식을 경험할 수 있도록 함
- 가격은 시중가격 또는 약 10% 인상된 규모로 고객의 부담을 줄이고 업체간 제휴를 통해 마진을 확보함 (카드 수수료 제하고 지급)
- 주문은 스낵 또는 별도 공간을 마련하여 주문토록 함

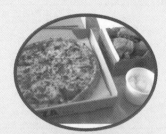
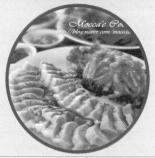

 ## 차별화 시설 ITEM

기타 차별화 ITEM

- 안구 건강방
- 키드(kid)사우나 / 찜질방
- 칼라 닥터피쉬 / 여명약탕
- 패밀이 물 맞이방
- 스파 건강보양식

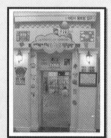
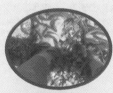
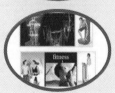
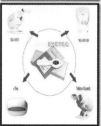
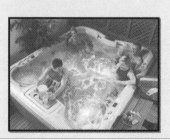

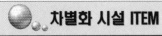
도입시설	소형/중형 (800평 미만)	대형 (1,000평이상)	회원제시설	비고
스파니스트 스파 / 상담실	△	○	●	
헬스파크 (휘트니스)	×	○	●	
여명 약탕	●	●	●	
나보 버블스파	○	○	○	
호 굴	△	●	△	
스파 테라피	×	○	●	
다이어트 운동방	△	△	△	
심치방	△	○	○	
첨단 수면실	△	○	●	
운동기구	△	○	×	
체험교실	△	○	×	
음식물 반입/배달	●	△	×	
키드 찜질방	×	●	×	

원가 절감 방안

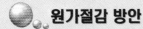

원가절감 방안

비용 절감 방안

- **Energy Saving**
  - 찜질방 도크 온도조절
    (수분비율을 높임)
  - 에너지 절감형 전구 교체
    (전기세 약 10% 절감)
  - 가스자동 조절기 설치
    (가스비 약 20% 절감)
  - 관리자의 에너지 절감활동 강화
    (약 10% 절감)
  - 히트펌프 설치
    (가스비 약 50% 절감)

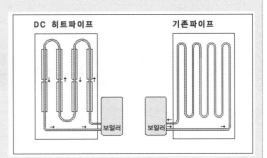

원가절감 방안

비용 절감 방안

- 수도비 절감
  - 고효율 여과기 사용,
  - 샤워 1번 줄이기 운동 전개
    (3~4회 샤워)
- 인건비 절감
  적재적소 인력배치

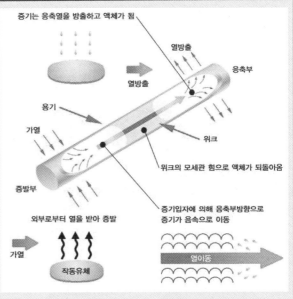

사업추진방안

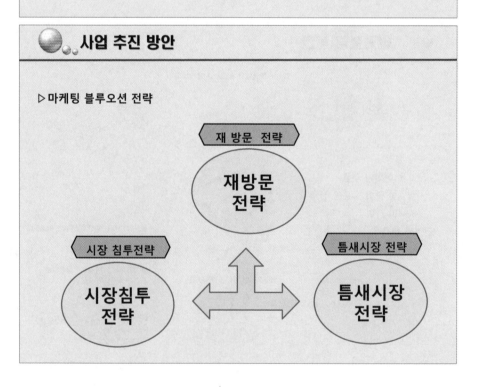
▷ 마케팅 블루오션 전략

재 방문 전략

재방문 전략

시장 침투전략

시장침투 전략

틈새시장 전략

틈새시장 전략

398

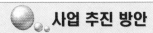

사업 추진 방안

┌─────────────────────────┐
│ **붐 조성 및 투자자 유치** │
└─────────────────────────┘

투자자 MOU 체결 → 언론홍보 → **기사화 작업** → 목적법인(spc)설립 → **우량물건 확보(경낙)** → 리노베이션 → **운영/정상화**

침체된 한국의 찜질방 시장에 OO 기업이 진출한다.

차별화된 시설과 신개념 운영시스템과 선진 서비스기법을 가미한 새로운 스파 프랜차이즈를 만들 예정이다.

향후 유럽과 미주시장까지 진출할 예정이다.

국내 파트너는 "OOO(대표 OOO)"이 함께할 예정이다

차별화 시설
신개념 운영시스템
선진 서비스 기법

프랜차이즈 상품 개발
(철저한 시스템화)

운영 원가
최소화/마케팅활동

붐 조성 및 고부가가치 실현

사업설명회

프랜차이즈 모 집

사업 추진 방안

┌─────────────────────────┐
│ **사업개시를 위한 사전 준비사항** │
└─────────────────────────┘

○ 투자비
  ▸ 사업 준비 운영비 및 기타 경비
  ▸ 경낙비용 (계약금)
  ▸ 법인설립 (경낙재산 법인소유)
  ▸ 투자유치 활동비

○ 준비물
  ▸ 업무를 볼 사무 공간 및 사무용품 (기존 사무실에서 활용)
  ▸ 조직 – 팀장 1명, 팀원 2~3명

○ Launching
  ▸ 경매물건 탐색 및 사업/운영계획 수립
  ▸ 운영 컨텐츠 및 상품 개발

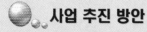 **사업 추진 방안**

▷ **Korean LeisureSpa (Tiger spa) 시설 탐색 활동**

▸ 적정 입지 여건
- 서울 등 대도시 외곽지역 또는 인구 200만 이상의 대도시지역
- 접근성이 좋고 주차여건이 양호한 지역
- 복합상가내 찜질방 보다는 독립형 찜질방
- 채권/채무 관계가 비교적 단순한 찜질방

▸ 사업장 규모 (전용면적 기준)
- 서울지역 및 수도권 지역(신도시) : 약 800 ~ 1,500평 이상
- 대도시 부도심 지역 : 약 1,000평 이상
- 대도시 근거리(1시간 이내 지역) : 1,500평 이상
- 대도시 원거리(1시간 이상 지역) : 2,000평 이상

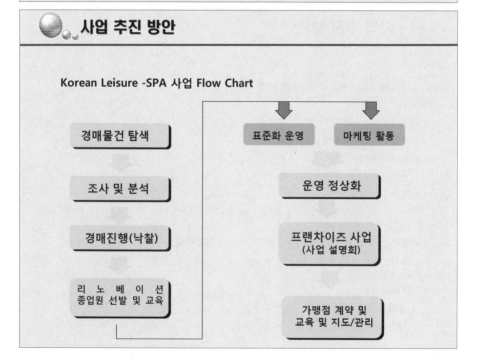

사업 추진 방안

▷ **Korean Leisure -SPA 투자 및 배분계획**

▸SPC설립 : 자본금 1억원 (회사보유 70%, 투자자 20%, 기타 10%)

(자산 60~80억원: 향후 감정평가를 통해 재평가)

▸초년도 매출액 년간 약 28억원 (년간 10% 이상 증가 예상)

경상이익 약 10억원 (이익율 약 35%)

▸초년도 투자자에 대한 배당금 약 2.8억원 (투자비 대비 약 14%)

프랜차이즈사업을 동시에 하게 될 경우 배당금은 증가가 예상됨

▸개별 투자는 사업개시 5년후 희망자에 한하여 투자금 회수 가능

사업 추진 방안

▷ **Korean LeisureSPA (Tiger spa) 프랜차이즈의 특징**

▸ 기존 레저스파운영시스템과는 완전히 차별화된 신개념 상품

▸ 첨단 풀서비스형 S/W 상품으로 시설비 및 추가 공사비 등의 별도

의 추가 비용이 낮음

▸ 고정고객을 확보할 수 있는 중독성 상품

▸ 타 경쟁업소에서 모방이 불가능함

▸ 지속적인 연구개발과 관리로 Up-Grade가 쉽고, Up-Grade를

위한 별도의 추가 비용이 들어가지 않음

▸신규 및 기존 레저스파에 쉽게 설치가 가능함

관리운영방안

 관리 운영 방안

▷ 주요 운영 방침

- 투명관리를 통한 매출 및 수익구조 확보

- 적정규모, 적정인원 이용 원칙

- 현실적인 이용요금과 고객만족 서비스 제공

- 철저한 교육을 통한 서비스의 표준화 실현

- 이용객의 편리한 이용을 위해 스파를 도와주는 보조시설 설치

- 스파 방법 등을 상담할 수 있는 스파 상담실 운영

- 고급서비스 연출을 위해 스파니스트 실전 배치

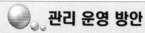 **관리 운영 방안**

▷ 조직도

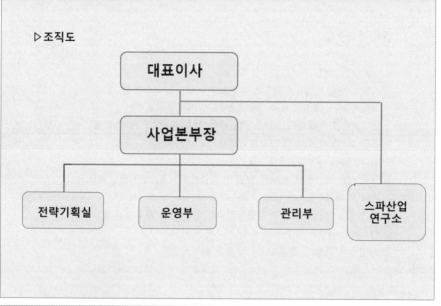

관리 운영 방안

 주요사업 내용

○ 스파 안내 및 고객관리시스템 개발 및 공급

○ 스파 상담실 운영 및 지도 사업

○ 기타 부대사업

  - 레저스파 개발/기획/ 컨설팅 등

  - 레저스파 컨텐츠 개발 및 상담

  - 레저스파 설계/시공/오픈/ 위탁관리

  - 각종 스파 관련 제품 제조 및 유통

   . 레저스파 마감자재

   . 레저스파 소비제(소모품 및 집기 비품류(OEM방식)등)

   . 전문 입욕제 (여명약탕) , 살균 락카, 디지탈전자키,

   . 건강보조식품 (사우나드링크류, 기타)

   . 기타

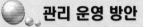

▷ 주요 수익모델

▸프랜차이즈 수입
- 식음료 시설 직영을 원칙으로 하나 차후 직영을 원칙으로 함
  직영 예상시설 (한식당, 남/녀 탕매점, 안마의자, PC방, 오락기 등)
- 임대보증금 수입 (남녀 세신, 이발, 세화, 좌욕, 아이스크림, 매점 등)
- 표준 설계도서 및 브랜드/컨설팅 수입
- 스파상담사(Spanist) 교육수입
- 기타 각종 집기비품, 소모품, 찜질복, 종업원 유니폼, 식자재, 판매용
  자재 등 제공수입,
▸스파 상담실 운영수입 (물품 유통수입 (화장품,입욕제, 목욕용품 등)
▸프랜차이즈 가맹비 및 관리비 수입
 스파상담사 교육비, 경영지원비, 보증금, 관리비 등

사업 수지 분석

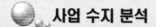 **사업 수지 분석**

Korean Leisuire Spa

Family Tiger spa
(대중형 레저스파)

 사업 수지 분석

소요자금 및 자금조달

투자비 총33억원	• 찜질방 경낙비용: 약 20억원 (감정금액 약 50 ~60억원) • 개보수 비용 :약 7억원 • 기타 부대비용 및 운영경비 :약 6억원
자금조달	• 경낙비용 대출 : 약 16억원 (경낙금액의 약 90% 대출 가능) 이자율 약 9 ~14%) • 임대보증금 : 약 1억원 • 펀드모집 : 약 10억원 • 자체자금 : 약 6억원

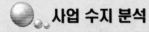

사업 수지 분석

세부 투입비용 및 기타

시설 투입 비용	• 내부시설 개선비 : 약 4~6억원 • 장비 도입비 : 약 5~7억원 • 운영 및 마케팅 비용 : 1억원 **총 투자비 9 ~ 13억원**
특기사항	• 법인설립(SPC) : 회사 70% 투자자 30% • 수익율 : 년 약 10% 이상 보장

사업 수지 분석

시욕장 운영

○ 레저스파 이용객 추정
  ▸ 예상 이용객수 추정
  일일 평균 약 800명 , 공휴일 약 1,300명 / 일, 주중 약 550명
  으로 예상
  ※ 주말/공휴일수는 국경일 일요일 포함하여 약 120일로 산정

○ 입장료 객단가 결정
  - 전시설 이용고객 : 대인 8,000원 소인 5,000원, 야간 10,000원
  - 목욕만 이용고객 : 대인 6,000원 소인 4,000원
  ▸ 객단가 결정
  - 평균 예상 객단가 : 6,700원/인 (상기 구성비를 기준으로 산정)
  - 식음 객단가 : 3,500원/인(보수적인 기준으로 본 객단가)

사업 수지 분석 (연간 추정손익)

구 분	1차년도	2차년도	3차년도	4차년도	5차년도	6차년도	7차년도	8차년도	9차년도	10차년도
매출액	3,008	3,159	3,317	3,483	3,657	3,840	4,032	4,233	4,445	4,667
입장수입	1,956	2,054	2,157	2,265	2,378	2,497	2,622	2,753	2,890	3,035
업장수입	1,022	1,073	1,127	1,183	1,242	1,304	1,370	1,438	1,510	1,585
판매수입	18	19	20	21	22	23	24	25	27	28
용역임대수입	12	13	13	14	15	15	16	17	18	19
매출원가	1,904	1,988	2,077	2,170	2,266	2,369	2,477	2,590	2,708	2,832
재료비	308	323	340	357	374	393	413	433	455	478
인건비	624	655	688	722	758	796	836	878	922	968
경비	150	158	166	174	183	192	202	212	222	233
수도광열비	602	632	663	697	731	768	806	847	889	933
감가상각비	220	220	220	220	220	220	220	220	220	220
매출이익	1,104	1,170	1,240	1,313	1,390	1,470	1,555	1,643	1,737	1,834
일반관리비	150	158	166	174	183	192	202	212	222	233
영업이익	954	1,013	1,074	1,139	1,207	1,278	1,353	1,432	1,514	1,601
영업외비용 (대출이자)	330	330	330	330	330	330	330	330	330	330
경상이익	624	683	744	809	877	948	1,023	1,102	1,184	1,271
법인세	193	212	231	251	272	294	317	342	367	394
순이익	430	471	513	558	605	654	706	760	817	877

 사업 수지 분석 현금흐름분석(Cash Flow)

구 분	건설년도	1차년	2차년	3차년	4차년	5차년	6차년	7차년	8차년	9차년	10차년
현금유입	–	3,228	3,379	3,537	3,703	3,877	4,060	4,252	4,453	4,665	4,887
입장수입	–	1,956	2,054	2,157	2,265	2,378	2,497	2,622	2,753	2,890	3,035
업장수입	–	1,022	1,073	1,127	1,183	1,242	1,304	1,370	1,438	1,510	1,585
판매수입	–	18	19	20	21	22	23	24	25	27	28
용역임대수입	–	12	13	13	14	15	15	16	17	18	19
감가상각비	–	220	220	220	220	220	220	220	220	220	220
현금유출	3,300	1,974	2,098	2,187	3,270	2,377	2,479	3,577	2,700	2,818	3,933
재료비	–	308	323	340	357	374	393	413	433	455	478
인건비	–	624	655	688	722	758	796	836	878	922	968
경비	–	150	158	166	174	183	192	202	212	222	233
수도광열비	–	602	632	663	697	731	768	806	847	889	933
금융비용	–	290	330	330	330	330	330	330	330	330	330
투자비	3,300	–	–	–	990	–	–	990	–	–	990
사업수지	- 3,300	1,254	1,281	1,350	433	1,500	1,581	675	1,753	1,847	954
사업수지차(누계)	- 3,300	- 2,046	- 805	545	978	2,477	4,058	4,732	6,486	8,332	9,286

IRR = 35.2 %, NPV = 3,9539백만원, PBP = 3년차에 투자비 완전회수

Korean Leisuire Spa

Premium Tiger spa
(회원제 전용 클럽스파)

 사업 수지 분석 < Premium Tiger spa >

투자비 및 자금조달

조 건	• 입지여건 : 서울 강남, 수도권 내 신도시(분당/일산) 　　　　　　광역시 (중심지) • 규모 : 약 700 ~ 1,000평 (중규모) • 휘트니스 시설 필수
투자비 총45억원	• 찜질방 경낙 비용: 약 30억원 (감정금액 약 80억원) • 개보수 비용 : 약 8억원 • 기타 부대비용 및 운영경비 : 약 7억원
자금조달	• 경낙비용 대출 : 약 20억원 　(경낙금액의 약 90% 대출 가능) 이자율 약 9 ~14%) • 회원모집 : 55억원 　회원모집금 으로　금융비용 부터 우선　공제 • 자체자금 : 약 7억원

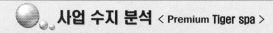

사업 수지 분석 < Premium Tiger spa >

회원모집 및 시설투입

| 회원모집 금액 | • 개인(1인) 500구좌 : 500만원 /구좌 = 25억원
• 부부(2인) 200 구좌 : 900만원/구좌 = 18억원
• 법인 (3인) 100구좌 : 1,200만원/구좌 =12억원
총 800구좌 = 약 55억원 (년회비 별도)
5년 후 부터 요구시 전액 보증금 반환 |

| 시설 투입 비용 | • 내부시설 개선비 : 약 8 ~10억원
• 장비 도입비 : 약 7 ~8억원
• 운영 및 마케팅 비용 : 2억원
총 투자비 17 ~ 22억원 |

사업 수지 분석 < Premium Tiger spa >

시욕장 운영

○ 회원시설 이용객 추정
  ▶ 예상 이용객수 추정
  일일 평균 약 100명(비회원 20명) ,
  공휴일 약 200명/일(비회원 40명), 주중 약 150명(비회원 30명)예상

○ 회원 이용
  - 회원 입장료: 무료 (비회원 입장 불가, 단 회원동반 고객 이용가능)
  회원동반 비회원 : 대인 20,000원 소인 10,000원, 야간 25,000원
  - 목욕만 비회원 이용고객 : 대인 10,000원 소인 5,000원
  - 연회비 :
  개인회원 60만원/년, 부부회원 110만원, 법인회원 150만원

사업 수지 분석 < Premium Tiger spa >　(연간 추정손익)

구 분	1차년도	2차년도	3차년도	4차년도	5차년도	6차년도	7차년도	8차년도	9차년도	10차년도
매출액	1,473	1,547	1,624	1,705	1,790	1,880	1,974	2,073	2,176	2,285
입장수입	292	307	322	338	355	373	391	411	431	453
업장수입	409	429	451	473	497	522	548	575	604	634
판매수입	102	107	113	118	124	130	137	144	151	159
연회비	670	704	739	776	814	855	898	943	990	1,039
매출원가	1,272	1,323	1,380	1,437	1,498	1,562	1,629	1,700	1,773	1,852
재료비	89	93	98	103	108	114	119	125	131	138
인건비	624	655	688	722	758	796	836	878	922	968
경비	44	46	49	51	54	56	59	62	65	69
수도광열비	295	309	325	341	358	376	395	415	435	457
감가상각비	220	220	220	220	220	220	220	220	220	220
매출이익	201	222	244	268	292	318	344	373	402	433
일반관리비	74	77	81	85	90	94	99	104	109	114
영업이익	128	145	163	182	202	224	246	269	294	319
영업외비용(대출이자)	325	325	-	-	-	-	-	-	-	-
경상이익	-197	-180	163	182	202	224	246	269	294	319
법인세	-	-	51	57	63	69	76	83	91	99
순이익	-	-	113	126	140	154	170	186	203	220

사업 수지 분석 < Premium Tiger spa >　(현금흐름분석)

구 분	건설년도	1차년	2차년	3차년	4차년	5차년	6차년	7차년	8차년	9차년	10차년
현금유입	2,750	3,343	2,867	1,844	1,925	2,010	2,100	2,194	2,293	,396	2,505
입장수입	-	292	307	322	338	355	373	391	411	431	453
업장수입	-	409	429	451	473	497	522	548	575	604	634
판매수입	-	102	107	113	118	124	130	137	144	151	159
회원모집금액	2,750	1,650	1,100								
연회비	-	670	704	739	776	814	855	898	943	990	1,039
감가상각비	-	220	220	220	220	220	220	220	220	220	220
현금유출	4,760	1,312	1,104	1,160	2,118	1,278	1,342	2,309	1,480	1,554	2,532
재료비	-	89	93	98	103	108	114	119	125	131	138
인건비	-	624	655	688	722	758	796	836	878	922	968
경비	-	44	46	49	51	54	56	59	62	65	69
수도광열비	-	295	309	325	341	358	376	395	415	435	457
금융비용	260	260	-	-	-	-	-	-	-	-	-
투자비	4,500	-	-	-	900	-	-	900	-	-	900
사업수지	-1,750	2,031	1,763	684	-193	732	758	-115	813	842	-27
사업수지차(누계)	-1,750	281	2,044	2,728	2,536	3,268	4,025	3,910	4,722	5,565	5,538

IRR = 85.6 %,　NPV = 15,438백만원,　PBP = 1년차에 투자비 완전회수

Korean Leisuire Spa

Family Tiger spa 프랜차이즈 사업
〈10개 업소 가맹점〉

 사업 수지 분석 〈 대중형 프랜차이즈〉

▷ 향후 프랜차이즈사업을 함께 할 경우

○ 전제조건

▸ 운영 수입 (약 10개 가맹점이 개설되는 것을 전제)

▸ 레저스파 수입 및 지출비용은 1안의 기준을 적용함

▸ 프랜차이즈 가맹비 수입 : 3억원

▸ 스파상담실 운영수입 추정

(스파상담실 운영수입에 따른 유통수입 추정)

▸ 본사 관리비 징수:

운영본부에 소요되는 관리비용으로 입장수입의 약 2%

사업 수지 분석 < 대중형 프랜차이즈>

사업수지분석

구 분	1개 가맹점	10개 가맹점	비고
수입 합계	2,840	6,120	
입장수입	1,752	1,752	320명 입장 기준
업장수입	730	730	스파객중 50% 가 5000원 상당 사용
용역임대수입	60	60	임대금액 5억원 환산할 경우
F/C수입	298	3,578	가입금,본사관리비,유통마진 포함
지출 합계	1,579	3,626	
인건비	390	390	10명에 대한 인건비 및 복후비
재료비	254	254	레저스파 내의 소모품비
경비	79	79	레저스파수입 약 3%
수도광열비	316	316	레저스파의 약 12%
일반관리비	142	306	매출액의 5%
금융비용	160	160	투자비의 년리 10%
F/C 지출	238	2,120	인건비,홍보비,교육비, 상담실 설치비 등
수지차	1,261	2,494	

 # 사업 수지 분석 < 대중형 프랜차이즈>　　(연간 추정손익)

구 분	1차년	2차년	3차년	4차년	5차년	6차년	7차년	8차년	9차년	10차년
매출액	2,840	3,389	4,432	6,119	5,959	6,107	6,261	6,423	6,594	6,773
입장수입	1,752	1,840	1,895	1,933	2,029	2,131	2,237	2,349	2,467	2,590
업장수입	730	767	789	805	846	888	932	979	1,028	1,079
F/C 수입	60	63	65	66	69	73	77	80	84	89
용역임대수입	298	719	1,683	3,315	3,015	3,015	3,015	3,015	3,015	3,015
매출원가	1,327	1,618	2,374	3,602	3,479	3,652	3,834	4,051	4,219	4,427
재료비	254	267	280	294	309	324	341	358	376	394
인건비	90	410	430	451	474	498	523	49	576	605
경비	79	83	87	92	96	101	106	111	117	123
수도광열비	316	332	349	366	384	404	424	445	467	490
감가상각비	45	45	45	45	45	45	45	45	45	45
F/C 비용	238	476	1,178	2,349	2,166	2,275	2,388	2,538	2,633	2,765
매출이익	1,512	1,771	2,059	2,516	4,645	4,730	4,818	4,910	5,008	5,110
일반관리비	142	169	222	306	298	305	313	321	330	339
영업이익	1,375	1,607	1,842	2,215	4,353	4,429	4,510	4,594	4,683	4,776
영업외비용	160	160	160	160	160	160	160	160	160	160
경상이익	1,210	1,442	1,677	2,050	4,188	4,264	4,345	4,429	4,518	4,611
법인세	375	447	520	636	1,298	1,322	1,347	1,373	1,401	1,429
순이익	835	995	1,157	1,415	2,889	2,942	2,998	3,056	3,117	3,182

사업 수지 분석 ⟨ 대중형 프랜차이즈⟩ (현금흐름분석)

구 분	건설년도	1차년	2차년	3차년	4차년	5차년	6차년	7차년	8차년	9차년	10차년
현금유입	–	2,890	3,439	4,482	6,169	6,009	6,157	6,311	6,473	6,644	6,823
입장수입	–	1,752	1,840	1,895	1,933	2,029	2,131	2,237	2,349	2,467	2,590
업장수입	–	730	767	789	805	846	888	932	979	1,028	1,079
F/C 수입	–	298	719	1,683	3,315	3,015	3,015	3,015	3,015	3,015	3,015
용역임대수입	–	60	63	65	66	69	73	77	80	84	89
감가상각비	–	50	50	50	50	50	50	50	50	50	50
현금유출	4,000	1,437	1,728	2,484	4,912	3,589	3,762	5,142	4,161	4,329	5,737
재료비	–	254	267	280	294	309	324	341	358	376	394
인건비	–	390	410	430	451	474	498	523	549	576	605
경비	–	79	83	87	92	96	101	106	111	117	123
수도광열비	–	316	332	349	366	384	404	424	445	467	490
금융비용	–	160	160	160	160	160	160	160	160	160	160
F/C 지출	–	238	476	1,178	2,349	2,166	2,275	2,388	2,538	2,633	2,765
투자비	4,000	–	–	–	1,200	–	–	1,200	–	–	1,200
사업수지	4,000	1,453	1,711	1,998	1,257	2,420	2,395	1,169	2,312	2,315	1,086
사업수지차	4,000	△ 2,547	△ 837	1,162	2,419	4,838	7,233	8,402	10,715	13,029	14,114

IRR = 41.58 %,   NPV = 6,389백만원,   PBP = 3년차에 투자비 완전회수

향후 추진일정

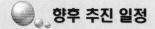

향후 추진 일정

▷ **Korean LeisureSPA (Tiger spa) 향후 추진일정**

▸ 사업파트너(국내) 결정 및 사무소 확정

▸ 설립회사 조건 확정 및 국내외 투자자 모집 : 약 3개월 이내

▸ 회사설립(조직구성) 및 대상물건 탐색 : 약 2~3개월 소요

▸ 경매물건 경낙 및 인수 / 리노베이션　: 약 3~ 6개월 소요

▸ Korean Leisure 스파 오픈 및 운영 : 약 3~6개월

▸ 프랜차이즈 관련 사업계획 수립 및 가맹조건 확정 : 약 3개월

(주요 협력업체 확정(시설/서비스/용품 등))

▸ 가맹점 모집 관련 사업설명회 개최

▸ 가맹대상 업소 분석 및 가맹점 계약 : 1개월 소요

에필로그

▷ 목욕문화의 변천사를 보면서....

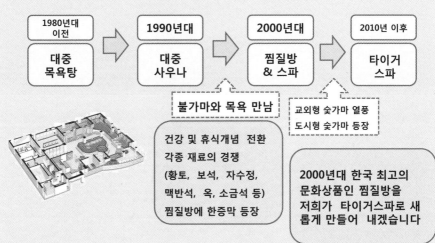

1980년대 이전	1990년대	2000년대	2010년 이후
대중 목욕탕	대중 사우나	찜질방 & 스파	타이거 스파

불가마와 목욕 만남

교외형 숯가마 열풍
도시형 숯가마 등장

건강 및 휴식개념 전환
각종 재료의 경쟁
(황토, 보석, 자수정,
맥반석, 옥, 소금석 등)
찜질방에 한증막 등장

2000년대 한국 최고의
문화상품인 찜질방을
저희가 타이거스파로 새
롭게 만들어 내겠습니다

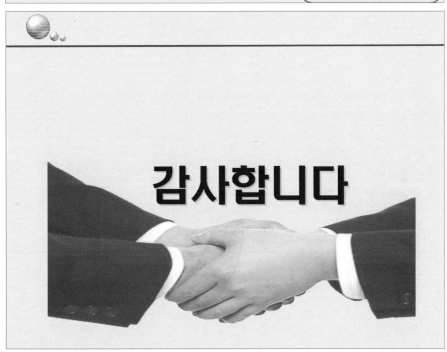

감사합니다

레저스파 개발과 운영전략

: 찜질방, 사우나, 온천장, 스파랜드 창업 및 운영

초판 1쇄 인쇄일 | 2010년 11월 15일
초판 1쇄 발행일 | 2010년 11월 20일

지은이 | 한영준 · 김진완
발행인 | 유창언
발행처 | **이코노믹북스**
출판등록 | 1994년 6월 9일
등록번호 | 제10-991호

주소 | 서울시 마포구 서교동 377-13 성은빌딩 301호
전화 | 335-7353~4
팩스 | 325-4305
e-mail | pub95@hanmail.net / pub95@naver.com

ISBN 978-89-5775-140-4 03510

값 32,000원

※ 잘못 만들어진 책은 교환해 드립니다.